CLIMATÉRIO

MANUAL SOGIMIG

MANUAL SOGIMIG

CLIMATÉRIO

Carlos Henrique Mascarenhas Silva

Especialista em Ginecologia e Obstetrícia com áreas de atuação em Medicina Fetal e Ultrassonografia em Ginecologia e Obstetrícia pela FEBRASGO.
Research Fellow em Medicina Fetal no King's College Hospital – London-UK. Coordenador dos Serviços de Medicina Fetal/Ultrassom e Ginecologia e Obstetrícia do Hospital Mater Dei – Belo Horizonte/Brasil.
Membro da Câmara Técnica em Ginecologia e Obstetrícia do Conselho Federal de Medicina/CFM.
Presidente da SOGIMIG – Associação de Ginecologistas e Obstetras de Minas Gerais.

Ana Lúcia Ribeiro Valadares

Pesquisadora e Professora colaboradora do Curso de Pós-Graduação em Tocoginecologia da UNICAMP.
Doutorado e Pós-Doutorado em Ginecologia pela UNICAMP.

Márcio Alexandre Hipólito Rodrigues

Professor Adjunto de Ginecologia da UFOP. Doutorado em Ginecologia pela UNESP-Botucatu.
Pós-Doutorado na Unidade de Ginecologia Endócrina do Hospital Universitário Cochin – Universidade Paris V, França.

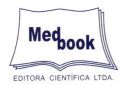

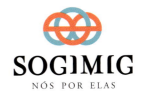

Manual Sogimig de Climatério
Direitos exclusivos para a língua portuguesa
Copyright © 2019 by MEDBOOK – Editora Científica Ltda.

Nota da editora: Os autores desta obra verificaram cuidadosamente os nomes genéricos e comerciais dos medicamentos mencionados, assim como conferiram os dados referentes à posologia, objetivando fornecer informações acuradas e de acordo com os padrões atualmente aceitos. Entretanto, em virtude do dinamismo da área da saúde, os leitores devem prestar atenção às informações fornecidas pelos fabricantes para que possam se certificar de que as doses preconizadas ou as contraindicações não sofreram modificações, principalmente em relação a substâncias novas ou prescritas com pouca frequência.

Os autores e a editora não podem ser responsabilizados pelo uso impróprio nem pela aplicação incorreta de produto apresentado nesta obra. Apesar de terem envidado esforço máximo para localizar os detentores dos direitos autorais de qualquer material utilizado, os autores e a editora estão dispostos a acertos posteriores caso, inadvertidamente, a identificação de algum deles tenha sido omitida.

Editoração Eletrônica: ASA Editoração e Produção Gráfica
Capa: Tom Comunicação

Reservados todos os direitos. É proibida a duplicação ou reprodução deste volume, no todo ou em parte, sob quaisquer formas ou por quaisquer meios (eletrônico, mecânico, gravação, fotocópia, distribuição na Web ou outros), sem permissão expressa da Editora.

CIP-BRASIL. CATALOGAÇÃO NA PUBLICAÇÃO
SINDICATO NACIONAL DOS EDITORES DE LIVROS, RJ

S579m
 Silva, Carlos Henrique Mascarenhas
  Manual SOGIMIG de climatério/Carlos Henrique Mascarenhas Silva, Ana Lúcia Ribeiro Valadares, Márcio Alexandre Hipólito Rodrigues. – 1. ed. – Rio de Janeiro: Medbook, 2018.
   186 p. : il. ; 28 cm.

  ISBN 978-85-8369-041-2

  1. Climatério. 2. Ginecologia. I. Valadares, Ana Lúcia Ribeiro. II. Rodrigues, Márcio Alexandre Hipólito. III. Título.

18-52828   CDD: 618
           CDU: 618

Meri Gleice Rodrigues de Souza - Bibliotecária CRB-7/6439

MedBook Editora Científica Ltda.
Avenida Treze de Maio 41/salas 803 e 804 – Cep 20.031-007 – Rio de Janeiro – RJ
Telefones: (21) 2502-4438 e 2569-2524 – **www.medbookeditora.com.br**
contato@medbookeditora.com.br – vendasrj@medbookeditora.com.br

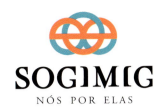

Diretoria 2017–2019

PRESIDENTE: *Carlos Henrique Mascarenhas Silva*

VICE-PRESIDENTE: *Alberto Borges Peixoto*

DIRETORA ADMINISTRATIVA: *Cláudia Lourdes Soares Laranjeira*

DIRETORA ADJUNTA: *Liv Braga de Paula*

DIRETOR COMERCIAL E FINANCEIRO: *Délzio Salgado Bicalho*

DIRETORA SOCIOCULTURAL: *Thelma de Figueiredo e Silva*

DIRETOR CIENTÍFICO: *Sandro Magnavita Sabino*

DIRETORA DE VALORIZAÇÃO E DEFESA PROFISSIONAL: *Inessa Beraldo de Andrade Bonomi*

DIRETOR DE AÇÕES SOCIAIS: *Márcio Alexandre Hipólito Rodrigues*

DIRETORA DE RELAÇÕES INSTITUCIONAIS: *Cláudia Lúcia Barbosa Salomão*

DIRETOR DE ENSINO E RESIDÊNCIA MÉDICA: *Gabriel Costa Osanan*

DIRETOR DE *MARKETING* E COMUNICAÇÃO: *Eduardo Batista Cândido*

DIRETORA DE TECNOLOGIA DA INFORMAÇÃO E MÍDIAS SOCIAIS: *Ana Lúcia Ribeiro Valadares*

DIRETORA DAS VICE-PRESIDÊNCIAS E DIRETORIAS REGIONAIS: *Ines Katerina Damasceno Cavallo Cruzeiro*

CONSELHO CONSULTIVO

Ataíde Lucindo Ribeiro Jr.
Benito Pio Vitório Ceccato Júnior
Cláudia Navarro Carvalho Duarte Lemos
Frederico José Amedée Péret
Gerson Pereira Lopes
Márcia Salvador Géo
Marco Túlio Vaintraub
Mário Dias Corrêa Júnior
Ricardo Mello Marinho
Silvan Márcio de Oliveira

CONSELHO CONSULTIVO NATO

Agnaldo Lopes da Silva Filho
Maria Inês de Miranda Lima
Marcelo Lopes Cançado
Victor Hugo de Melo
João Pedro Junqueira Caetano

Colaboradores

Adriana Orcesi Pedro
Professora Livre-Docente em Ginecologia pela UNICAMP. Médica assistente do Ambulatório de Menopausa do CAISM-UNICAMP. Presidente da Comissão Nacional Especializada em Osteoporose da FEBRASGO.

Agnaldo Lopes da Silva Filho
Professor Titular do Departamento de Ginecologia e Obstetrícia da UFMG. Ginecologia Oncológica da Rede Mater Dei de Saúde. Vice-Presidente da Região Sudeste da FEBRASGO.

Amand Gaelle
Medical Gynecologist and Head of Clinic at the Cochin-Port-Royal Hospital – Paris.

Ana Lúcia Ribeiro Valadares
Pesquisadora e Professora colaboradora do Curso de Pós-Graduação em Tocoginecologia da UNICAMP. Doutorado e Pós-Doutorado em Ginecologia pela UNICAMP.

Anna Valéria Gueldini de Moraes
Médica Tocoginecologista e Especialista em Diagnóstico por Imagem pela Faculdade de Ciências Médicas – UNICAMP. Pós-Graduanda do Departamento de Tocoginecologia pela Faculdade de Ciências Médicas – UNICAMP.

Arlene de Oliveira Fernandes
Mestre em Reprodução Humana pela Universidade de São Paulo (USP) – Ribeirão Preto. Professora Assistente do Departamento de Ginecologia e Obstetrícia do UNIBH. Especialista em Ginecologia e Obstetrícia.

Bárbara Silveira Santana
Ginecologista e Obstetra pela UFRJ. Residente do Serviço de Mastologia na Rede Mater Dei.

Carmita H. N. Abdo
Psiquiatra. Livre-Docente e Professora Associada do Departamento de Psiquiatria da Faculdade de Medicina da Universidade de São Paulo – FMUSP. Coordenadora do Programa de Estudos em Sexualidade (ProSex) do Instituto de Psiquiatria do Hospital das Clínicas da FMUSP. Presidente da Associação Brasileira de Psiquiatria (ABP).

César Eduardo Fernandes
Professor Titular da Disciplina de Ginecologia da Faculdade de Medicina do ABC.

Cláudia Lourdes Soares Laranjeira
Formada em Medicina pela UFMG. Titulada em Ginecologia e Obstetrícia pela FEBRASGO. Mestre em Obstetrícia e Ginecologia pela UFMG. Subcoordenadora do Serviço de Ginecologia e Obstetrícia e Supervisora do Programa de Residência Médica (PRM) em Obstetrícia e Ginecologia da Rede Mater Dei de Saúde em Belo Horizonte/MG. Membro da Uromater/Mais Saúde da Rede Mater Dei. Diretora Administrativa da SOGIMIG biênio 2017-2019. Membro da Comissão Nacional do TEGO/FEBRASGO.

Cristiana Fonseca Beaumond
Assistente efetiva da Santa Casa de Belo Horizonte. Ex-Diretora da Defesa Profissional da AMMG. Ex-Diretora da SOGIMIG.

Cristina Laguna Benetti-Pinto
Professora Associada do Departamento de Tocoginecologia da Faculdade de Ciências Médicas da UNICAMP. Presidente da Comissão Nacional Especializada em Ginecologia Endócrina da FEBRASGO.

Daniela Angerame Yela
Professora Assistente Doutora do Departamento de Tocoginecologia da Faculdade de Ciências Médicas da UNICAMP. Membro da Comissão Nacional Especializada em Ginecologia Endócrina da FEBRASGO.

Dirceu de Campos Valladares Neto
Psiquiatra com área de atuação em Medicina do Sono pela Associação Médica Brasileira/Associação Brasileira de Psiquiatria. Visiting Scholar do Departamento de Psiquiatria da Universidade da Califórnia em San Diego, EUA. Diretor da Clínica do Sono.

Elizabeth Regina Comini Frota
Neurologista pelo Hospital das Clínicas da UFMG. Doutora em Clínica Médica-Imunologia pela Faculdade de Medicina da USP – Ribeirão Preto. Professora do Curso de Medicina da Universidade José do Rosário Vellano – UNIFENAS-BH.

Fernanda Vargas Ferreira
Fisioterapeuta. Doutoranda do Programa de Pós-Graduação em Ciências da Saúde: Ginecologia e Obstetrícia e Grupo Climatério e Menopausa da Universidade Federal do Rio Grande do Sul (UFRGS). Professora Adjunta do Curso de Fisioterapia da Universidade Federal do Pampa (UNIPAMPA).

Flávia Pinheiro Machado
Psicóloga especializada em Neuropsicologia pela USP-São Paulo e Treinamento em Neuropsicologia pela University of Walles College of Medicine – UK.

Frederico Duarte Garcia
Professor do Departamento de Saúde Mental da UFMG. Coordenador do Núcleo de Pesquisa em Vulnerabilidade à Saúde – NAVeS.

Geneviève Plu-Bureau
Medical Gynecologist at the Cochin-Port-Royal Hospital – Paris. Professor of Medical Gynecology at the Paris Descartes University. Head of Unit Gynecology-Endocrinology Cochin Port-Royal Hospital – Paris.

Ilza Maria Urbano Monteiro
Professora Associada Livre-Docente do Departamento de Tocoginecologia da UNICAMP.

João Henrique Penna Reis
Mastologista do Hospital Mater Dei e do Hospital Vera Cruz de Belo Horizonte. Fellowship em Doenças das Mamas no Hospital Guy's Hospital de Londres. Fellowship em Reconstrução Mamária pela Universidade do Alabama – EUA. Ex-Presidente da Sociedade Brasileira de Mastologia – Regional Minas Gerais. Ex-Presidente do Congresso Brasileiro de Mastologia.

Julia Machado Khoury
Doutoranda do Programa de Medicina Molecular da UFMG. Professora voluntária do Departamento de Saúde Mental e Médica Psiquiatra do Departamento de Atenção à Saúde do Trabalho da UFMG.

Justine Hugon-Rodin
Medical Gynecologist and Head of Clinic at the Cochin-Port-Royal Hospital – Paris.

Kelly Silva Pereira
Mestranda do Programa de Medicina Molecular da UFMG. Residente de Psiquiatria do Hospital do Instituto de Previdência dos Servidores do Estado de Minas Gerais – IPSEMG.

Laís Rayana de Oliveira Carvalho
Graduada em Medicina pela Faculdade de Medicina de Barbacena e Residente de Ginecologia e Obstetrícia pelo Hospital Mater Dei.

Larissa Magalhães Vasconcelos
Graduada em Medicina pela Faculdade de Ciências Médicas de Minas Gerais e Residente de Ginecologia e Obstetrícia pelo Hospital Mater Dei.

Lúcia Costa Paiva
Professora Titular de Ginecologia da Faculdade de Ciências Médicas da UNICAMP.

Luiz Francisco Baccaro
Professor Assistente Doutor da Faculdade de Ciências Médicas da UNICAMP.

Luciano de Melo Pompei
Professor Livre-Docente. Auxiliar da Disciplina de Ginecologia da Faculdade de Medicina do ABC.

Maiara Conzatti
Graduada em Medicina pela Universidade Federal do Rio Grande do Sul (UFRGS). Residente em Medicina de Família e Comunidade no Hospital de Clínicas de Porto Alegre e Doutoranda do Programa de Pós-Graduação em Ciências da Saúde: Ginecologia e Obstetrícia e Grupo Climatério e Menopausa da UFRGS.

Maila de Castro Lourenço das Neves
Professora do Departamento de Saúde Mental da UFMG. Coordenadora do Núcleo de Pesquisa em Vulnerabilidade à Saúde – NAVeS.

Marcelo Luis Steiner
Professor Doutor Afiliado da Disciplina de Ginecologia da Faculdade de Medicina do ABC.

Márcio Alexandre Hipólito Rodrigues
Professor Adjunto de Ginecologia da UFOP. Doutorado em Ginecologia pela UNESP-Botucatu. Pós-Doutorado na Unidade de Ginecologia Endócrina do Hospital Universitário Cochin – Universidade Paris V, França.

Marcos Sampaio
Doutorado em Medicina Reprodutiva pela Universidade de Valência (Espanha). Pós-Doutorado em Reprodução Humana pela Universidade de Melbourne (Austrália). Diretor da Clínica ORIGEN.

Maria Celeste Osório Wender
Professora Titular do Departamento de Ginecologia e Obstetrícia e do Programa de Pós-Graduação em Ginecologia e Obstetrícia da Faculdade de Medicina da UFRGS. Presidente da Comissão Nacional Especializada de Climatério da FEBRASGO. Chefe do Serviço de Ginecologia e Obstetrícia do Hospital de Clínicas de Porto Alegre.

Paula Alves Silva Araújo Gabriel
Geriatra pela Sociedade Brasileira de Geriatria e Gerontologia. Mestre em Saúde do Adulto pela UFMG. Professora do Curso de Medicina da Universidade José do Rosário Vellano – UNIFENAS-BH.

Rachel Silviano Brandao Correa Lima
Formada em Medicina pela UFMG. Especialista em Ginecologia e Obstetrícia pela FEBRASGO. Fellow em Uroginecologia Prof. Stuart Stanton – Londres. Membro da Uromater/ Mais Saúde da Rede Mater Dei.

Ricardo Mello Marinho
Diretor Científico da Clínica Pró-Criar. Professor Adjunto da Faculdade de Ciências Médicas de Minas Gerais (FCMMG). Mestre pela UFMG. Doutor pela Escola Paulista de Medicina (UNIFESP). Pós-Graduação em Infertilidade pela Universidade de Londres. Ex-Presidente da SOGIMIG.

Rívia Mara Lamaita
Professora Adjunta do Departamento de Ginecologia e Obstetrícia da UFMG. Chefe do Serviço de Reprodução Humana da Rede Mater Dei de Saúde. Vice-Presidente da Região Sudeste da FEBRASGO.

Rodolfo Strufaldi
Professor Doutor Afiliado da Disciplina de Ginecologia da Faculdade de Medicina do ABC.

Selmo Geber
Professor Titular e Livre-Docente do Departamento de Ginecologia e Obstetrícia da Faculdade de Medicina da UFMG. Titular da Academia Mineira de Medicina. Médico da Clínica ORIGEN.

Sônia Maria Rolim Rosa Lima
Mestre em Medicina, Área de Concentração em Tocoginecologia, pela Faculdade de Ciências Médicas da Santa Casa de São Paulo – FCMSCSP. Doutora em Medicina, Área de Concentração em Cardiologia, pela USP. Professora Adjunta da FCMSCSP. Docente do Curso de Pós-Graduação em Ciências Cirúrgicas da FCMSCSP. Médica Primeiro Assistente da Irmandade Santa Casa de Misericórdia de São Paulo.

Tatiane Fernandes
Mestre e Doutora em Tocoginecologia pela UNICAMP.

Apresentação

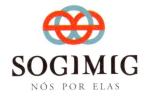

A busca constante pelo aperfeiçoamento científico e pela qualificação de excelência dos médicos ginecologistas e obstetras de Minas Gerais permeia todas as ações promovidas pela Associação de Ginecologistas e Obstetras de Minas Gerais (SOGIMIG) em seu dia a dia. Na verdade, esses pilares motivaram a fundação da entidade – que tem como missão principal o cuidado com a saúde da mulher – há quase 75 anos.

Nesses anos, muitas transformações ocorreram tanto na prática como na formação médica. Transitamos de um período em que o conhecimento científico estava restrito a poucos médicos e sua obtenção era demorada, difícil e dispendiosa, exigindo, muitas vezes, visitas e contatos com os melhores Centros de Ciência do mundo, e chegamos a uma época em que as informações estão ao alcance de nossas mãos nas telas dos modernos dispositivos eletrônicos. Vale ressaltar, no entanto, que a dificuldade para escolher os melhores livros, revistas e artigos científicos tem sido um problema.

Oferecer conteúdos técnicos de excelência: este é um dos objetivos do pilar científico da SOGIMIG. Nossa intenção é auxiliar os ginecologistas, obstetras e demais médicos interessados na especialidade a prestarem assistência de qualidade às mulheres. Nesta "filosofia existencial", a Associação publicou diversos livros, que vão desde as seis edições do *Manual Sogimig de Ginecologia e Obstetrícia* até os *Manuais de Emergências em Ginecologia* e *Emergências em Obstetrícia*.

Nosso intuito agora é oferecer conteúdos ainda mais aprofundados em cada área de atuação e em cada subespecialidade. Para isso recebemos contribuições de especialistas dos mais variados serviços de Ginecologia e Obstetrícia do Brasil e do exterior. Entendemos que existe um grande valor no atendimento que prestamos às nossas pacientes por sermos dignos de suas confidências, seus medos e receios, mas também porque compartilhamos de suas alegrias e conquistas. Temos, entretanto, de oferecer em contrapartida um atendimento de qualidade, e a qualidade tem estreita relação com o conhecimento técnico que cada um de nós conquistamos ao longo dos anos. Somos Nós trabalhando por Elas!

Nossa certeza é que com essa série de MANUAIS SOGIMIG estaremos, sem dúvida, oferecendo uma boa opção de leitura, estudo e qualificação científica. Ajudar as mulheres que nos procuram nos consultórios e hospitais Brasil afora também é a nossa missão.

Agradecemos a cada um dos autores que, com brilhantismo e altruísmo, contribuem para assegurar a qualidade desses manuais com sua maneira singular de apresentar os temas aqui expostos. Recebam todo o nosso reconhecimento. A contribuição de vocês é inestimável!

E muito obrigado, mais uma vez, pela confiança na SOGIMIG. Boa leitura!

Carlos Henrique Mascarenhas Silva
Presidente – SOGIMIG

Prefácio

A produção literária brasileira sobre o climatério é de altíssima qualidade e situa-se no mesmo nível das melhores fontes estrangeiras. Isso se deve, principalmente, ao dinamismo e à intensa atuação da Sociedade Brasileira do Climatério (SOBRAC) e suas regionais.

O século XX foi marcado por uma transformação social muito significativa, motivada pelo rápido aumento da população idosa. Dados do IBGE referentes ao censo de 2000 revelaram uma população total de 169.799.170 brasileiros, dos quais 86.223.155 são mulheres. Dessas, 14.494.486 encontravam-se com 50 anos ou mais e 3.598.591 vivendo além dos 70 anos.

A evolução da expectativa de vida da mulher brasileira aumentou de 52,8 anos em 1950 para 70,4 no ano 2000. O censo de 2004 mostrou que a vida média da mulher atingiu 71,6 anos (7,6 anos a mais do que a dos homens) e, no início de 2015, chegou a 78,6 anos.

A Organização Mundial da Saúde define o idoso como o indivíduo de 65 anos de idade ou mais. Nos países em desenvolvimento são considerados idosos os indivíduos com mais de 60 anos. Contudo, somente após os 75 anos uma parcela significativa de idosos apresentará declínio da saúde, favorecendo o surgimento de patologias clínicas. Esse dado realça a importância da atuação preventiva e aumenta consideravelmente a responsabilidade do ginecologista como agente de saúde e bem-estar da mulher.

Um novo desafio é representado pelas condições não fatais ligadas ao envelhecimento, como doença de Alzheimer, osteoartrite, osteoporose, obesidade e incontinência urinária e fecal. Os programas de saúde no futuro serão avaliados por seu impacto sobre os anos livres de doenças e das incapacidades físicas.

Voltado para o atendimento integral da mulher, o ginecologista, por força de sua própria formação, encontra-se em posição privilegiada para exercer a medicina preventiva.

Da infância aos anos reprodutivos da mulher, teremos a oportunidade de intervir e prepará-las para uma vida mais saudável, produtiva e com menor morbidade ao atingirem o climatério e a senectude. Para tanto, devemos adotar princípios e estratégias de cuidados preventivos que deverão ser dirigidos particularmente a cada paciente. Fatores pessoais, sociais e ambientais poderão influenciar o estado de saúde dessas mulheres, aumentando os riscos de doenças e incapacidades físicas que poderiam levá-las a uma morte prematura.

Para nós, ginecologistas, essa é uma tarefa árdua e difícil, mas gratificante e enriquecedora. Segundo Le Gendre: "A curiosidade das moléstias pode fazer o sábio, mas é o amor aos doentes que faz o médico."

A SOGIMIG, por suas sucessivas diretorias sempre voltadas para atualização e enriquecimento científico de seus associados, sente-se honrada em contar com a colaboração dos renomados mestres de todo o país e do exterior que colaboraram com esta obra. A eles devemos o sucesso desta edição e agradecemos penhoradamente.

Lucas Vianna Machado
Ex-Presidente da SOGIMIG

Sumário

Capítulo 1
Concepção no Climatério – Quais as Possibilidades?, 1
Selmo Geber
Luiza Primo Geber
Marcos Sampaio

Capítulo 2
Contracepção após os 40 Anos de Idade, 9
Geneviève Plu-Bureau
Amand Gaelle
Justine Hugon-Rodin
Márcio Alexandre Hipólito Rodrigues

Capítulo 3
Conduta em caso de Sangramento Uterino Anormal, 17
Ilza Maria Urbano Monteiro

Capítulo 4
Avaliação do Risco Cardiovascular no Climatério, 29
Márcio Alexandre Hipólito Rodrigues
Cristiana Fonseca Beaumond

Capítulo 5
Avaliação Cognitiva no Climatério, 39
Elizabeth Regina Comini Frota
Flávia Pinheiro Machado
Paula Alves Silva Araújo Gabriel

Capítulo 6
Diagnóstico e Tratamento dos Distúrbios do Sono no Climatério, 45
Dirceu de Campos Valladares Neto

Capítulo 7
Distúrbios do Humor durante o Climatério – Como Diagnosticar e Tratar, 57
Kelly Silva Pereira
Julia Machado Khoury
Maila de Castro Lourenço das Neves
Frederico Duarte Garcia

Capítulo 8
Tratamento Hormonal dos Sintomas Climatéricos na Peri e Pós-Menopausa, 65
Maria Celeste Osório Wender
Maiara Conzatti
Fernanda Vargas Ferreira

Capítulo 9
Diagnóstico e Conduta na Insuficiência Ovariana Prematura, 73
Cristina Laguna Benetti-Pinto
Daniela Angerame Yela

Capítulo 10
Tratamento não Hormonal dos Sintomas Climatéricos, 79
Sônia Maria Rolim Rosa Lima

Capítulo 11
Propedêutica e Tratamento da Osteoporose, 87
Lúcia Costa Paiva
Luiz Francisco Baccaro

Capítulo 12
Tratamento da Síndrome Geniturinária da Menopausa, 97

Adriana Orcesi Pedro
Tatiane Fernandes
Anna Valéria Gueldini de Moraes

Capítulo 13
Tratamento da Incontinência Urinária, 107

Claudia Lourdes Soares Laranjeira
Rachel Silviano Brandão Correa Lima
Larissa Magalhaes Vasconcelos
Laís Rayana de Oliveira Carvalho

Capítulo 14
Obesidade no Climatério, 115

Ricardo Mello Marinho
Arlene de Oliveira Fernandes

Capítulo 15
Terapia Hormonal e Câncer de Mama, 121

João Henrique Penna Reis
Bárbara Silveira Santana

Capítulo 16
Terapia Hormonal e Câncer de Ovário e Endométrio, 127

Agnaldo Lopes da Silva Filho
Rívia Mara Lamaita

Capítulo 17
Uma Abordagem da Disfunção Sexual no Climatério, 133

Ana Lúcia Ribeiro Valadares

Capítulo 18
O Parceiro Sexual da Paciente Climatérica, 141

Carmita H. N. Abdo

Capítulo 19
Terapêutica Androgênica no Climatério, 149

Cesar Eduardo Fernandes
Rodolfo Strufaldi
Marcelo Luis Steiner
Luciano de Melo Pompei

APÊNDICE
Capítulo 2
La Contraception après 40 Ans, 157

Geneviève Plu-Bureau
Amand Gaelle
Justine Hugon-Rodin
Márcio Alexandre Hipólito Rodrigues

Índice Remissivo, 165

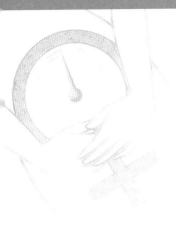

Concepção no Climatério – Quais as Possibilidades?

Capítulo 1

Selmo Geber
Luiza Primo Geber
Marcos Sampaio

INTRODUÇÃO

O destino de todos os folículos ovarianos, e consequentemente dos oócitos em seu interior, é traçado desde o nascimento. O fato de os folículos não serem renovados durante a vida determina que em certo momento esse número finito tenderá ao esgotamento. Durante a vida intrauterina, o número de folículos alcança seu máximo, podendo chegar aproximadamente a 6 milhões. Ao nascimento, esse número estará reduzido a cerca de 1 milhão de folículos e no momento da menarca a redução será ainda maior, atingindo quase a metade. A partir da menarca, com o surgimento dos ciclos ovulatórios mensais, a redução ocorrerá de maneira gradativa até o completo esgotamento com o posterior surgimento da menopausa.

Durante a menacme, a perda mensal de folículos é proporcional ao número total de folículos presentes nos ovários. Assim, um *pool* de folículos é selecionado mensalmente, e esse número declina com o passar dos anos de acordo com a reserva folicular. Desse *pool* de folículo será selecionado o folículo primordial sensível ao estímulo do hormônio folículo-estimulante (FSH), que se desenvolverá em folículo antral e ovulatório, contendo o oócito que será liberado. Essa seleção do *pool* de folículos ocorrerá em torno de 85 dias antes da ovulação. Os demais folículos desse *pool*, por sua vez, entrarão em atresia, reduzindo assim o conteúdo folicular ovariano.

A redução no número de folículos e oócitos terá papel fundamental no controle do tempo de vida do ovário como órgão de função reprodutiva. Com o esgotamento do número total de folículos, esse órgão não mais servirá como fonte de oócitos para fertilização e consequentemente para formação de uma nova gravidez. O término dos folículos irá determinar o aparecimento da menopausa, e a partir dessa data as chances de gestação por vias habituais, isto é, sem tratamento, estarão encerradas. Antes do advento da menopausa, entretanto, os ovários irão apresentar redução gradual do número de folículos, o que irá interferir negativamente nas chances mensais de gestação. Até a idade de 35 anos, a taxa de gravidez é de aproximadamente 20% ao mês para cada casal com pelo menos seis relações sexuais mensais. A partir dos 35 anos irá ocorrer redução gradativa nas chances mensais até a menopausa. Mulheres com idade entre 40 e 44 anos apresentam taxa de 5% de fecundidade ao mês e após essa idade a taxa cai para 2% ao mês. Na faixa etária que varia de 36 a 40 anos, o declínio é de aproximadamente 10% ao ano do total no ano anterior.

A redução na chance mensal de gestação é consequência também da piora na qualidade oocitária que ocorre com o passar dos anos. O envelhecimento irá interferir tanto no nível citoplasmático como no nuclear. No citoplasma, a ação da idade irá determinar falhas nos processos de fertilização, ativação e clivagem embrionária, sendo as principais responsáveis por essas alterações, reconhecidas até o momento, as mitocôndrias, fonte de energia para os mecanismos intracelulares. Assim, com a diminuição na capacidade de produção energética citoplasmática, a taxa de fertilização estará reduzida, assim como a capacidade de desenvolvimento embrionário.

Com relação ao envelhecimento nuclear, este irá atuar diretamente no processo de maturação, isto é, na separação das cromátides, o que leva à redução cromossômica com a passagem de 46 para 23 cromossomos. Assim, o envelhecimento oocitário poderá determinar uma separação desigual e, em vez de 23 cromossomos permanecerem no oócito e 23 serem deslocados para o corpúsculo polar, um número diferente será alocado no oócito. Essa alteração parece estar diretamente relacionada com problemas no fuso acromático, responsável por essa separação. Oócitos com número de cromossomos diferente de 23, uma vez fertilizados, irão determinar a formação de embriões com um número total de cromossomos diferente de 46. Essa alteração embrionária, por sua vez, será a principal responsável pela redução na capacidade de implantação embrionária, reduzindo assim, substancialmente, as taxas de gestação, conforme descrito previamente. Outra consequência importante desse envelhecimento oocitário com a alteração no número de cromossomos é o aumento na taxa de perdas gestacionais e na incidência de alterações cromossômicas nos fetos de mulheres com idade avançada.

CLIMATÉRIO

O climatério é definido como a fase de transição da evolução biológica da mulher em que ocorrem esgotamento folicular e perda da capacidade reprodutora devido ao esgotamento folicular. O marco principal do climatério é a menopausa, que constitui a última menstruação governada pelos ovários. A faixa etária mais frequente da menopausa é a de 49 anos, sendo recomendado aguardar 1 ano de amenorreia antes de confirmar o diagnóstico de menopausa, em virtude das irregularidades menstruais comuns nessa fase.

A alternativa de tratamento para obtenção de uma gravidez irá depender da reserva ovariana. Assim, para as mulheres no climatério e que ainda têm desejo de gravidez, o primeiro passo consiste em avaliar a reserva folicular. Para mulheres que não têm reserva folicular a alternativa de tratamento é a fertilização *in vitro* (FIV) com doação de óvulos. Quando a reserva ainda permite estimulação ovariana, a melhor alternativa é a FIV, pois apresenta as taxas de gravidez mais elevadas, além da possibilidade, quando indicado, de se associar o diagnóstico genético pré-implantação. Quando a reserva estiver presente, mas for muito reduzida, a alternativa será o acúmulo de óvulos com criopreservação por vitrificação e posterior FIV e transferência dos embriões. É de fundamental importância informar à paciente as chances de gravidez em cada alternativa, sendo imprescindível orientar a paciente a respeito da importância da idade na piora da qualidade oocitária e que isso será fator determinante da chance de gravidez. Mulheres com idade > 45 anos e que ainda apresentem boa reserva ovariana devem ser informadas de que a chance de gravidez estará próxima de 1%, mesmo que tenham uma boa resposta à estimulação ovariana.

A criopreservação dos oócitos durante a menacme para posterior utilização durante o climatério é a alternativa que apresenta os melhores resultados. A técnica do congelamento de tecido ovariano é outra possível alternativa, mas ainda se encontra em fase experimental.

MÉTODOS DE AVALIAÇÃO DA RESERVA OVARIANA

O primeiro passo antes de propor uma alternativa de tratamento para gravidez em mulheres no climatério consiste em avaliar a reserva ovariana.

Avaliação da reserva ovariana

Diversos métodos têm sido propostos para avaliar a reserva folicular ovariana. A dosagem do FSH e do estradiol (E_2) séricos, realizada no terceiro dia do ciclo menstrual, demonstra de maneira bastante fiel a reserva ovariana. Idealmente, o E_2 deverá ter níveis < 50pg/mL, o que confirma a fase folicular precoce. O FSH deverá apresentar níveis < 15UI/mL. Quando os níveis se encontram < 12UI/mL, a acuracidade do exame para prever uma resposta ovariana ao estímulo com gonadotrofinas é de 85%.

Mais recentemente tem sido utilizada a dosagem do hormônio antimülleriano para avaliação da reserva folicular. A principal vantagem é não necessitar de uma fase específica do ciclo para a dosagem. As desvantagens são a demora no resultado e o custo elevado. Quando os níveis estão entre 0,2 e 0,5ng/mL, a expectativa de resposta ovariana ao estímulo hormonal é muito baixa. Níveis > 2,5ng/mL significam boa reserva com uma ótima expectativa de resposta ovariana ao estímulo hormonal. Em caso de valores > 3,5ng/mL, existe risco elevado de resposta exagerada com associação à síndrome de hiperestímulo ovariano.

A avaliação ovariana por meio da ultrassonografia endovaginal também tem sido realizada com esse intuito. Esse método visa avaliar a quantidade de folículos antrais no córtex ovariano, além de realizar a medida total dos ovários. A sensibilidade ainda é inferior à dos métodos bioquímicos, mas a facilidade e a rapidez do resultado justificam a solicitação do exame, principalmente quando realizado por examinador experiente.

Avaliação da qualidade oocitária

A idade da mulher ainda é o melhor marcador para determinar a qualidade dos oócitos; entretanto, alguns métodos diagnósticos têm sido sugeridos, ainda em caráter experimental, na tentativa de se obter uma avaliação mais precisa de cada óvulo. Todos os métodos estão relacionados com o uso de técnicas de reprodução assistida. O principal problema na avaliação cromossômica de um oócito reside em seu caráter destrutivo, uma vez que para se proceder a uma análise genética ou cromossômica é imperativa a retirada de seu material nuclear. Assim, a alternativa passa a ser a avaliação do corpúsculo polar, liberado quando da divisão reducional em que o oócito passa a ter 23 cromossomos. Desse modo, o corpúsculo polar passa a funcionar como um "espelho" cromossômico do óvulo. A identificação de qualquer aneuploidia significará que seu complemento está presente no material cromossômico oocitário.

A avaliação cromossômica para identificação de alterações oocitárias pode também ser realizada após a fertilização por meio de biópsia embrionária com retirada de um ou dois blastômeros antes da transferência do embrião para o útero. Essa técnica, denominada diagnóstico genético pré-implantação, vem sendo realizada há 20 anos, e diversos nascimentos foram descritos. Com essa técnica é possível identificar não apenas as aneuploidias provenientes dos cromossomos oocitários, mas também as possíveis alterações herdadas do espermatozoide e até mesmo aquelas resultantes de uma possível fertilização anormal.

PROPEDÊUTICA DE INFERTILIDADE

Após definidos a reserva ovariana e o tratamento a ser realizado, é importante proceder à propedêutica habitual para os casais submetidos a tratamento para infertilidade. O objetivo é identificar alterações que possam interferir negativamente na chance de gravidez associada ao tratamento. A propedêutica do fator masculino inclui o espermograma e se necessário, em casos raros e selecionados, outros exames complementares. A propedêutica feminina consta de avaliação hormonal para dosagem de prolactina, TSH e T4 livre, ultrassonografia para avaliação endometrial, ovariana e tubária (para afastar hidrossalpinge) e histeroscopia para avaliar a cavidade endometrial e identificar possíveis pólipos, miomas e sinéquias.

PROPEDÊUTICA CLÍNICA

Por se tratar de um grupo de mulheres com mais de 40 anos de idade, em sua grande maioria, é fundamental uma avaliação clínica completa para identificação de possíveis riscos aumentados para doenças com potencial de agravamento durante a gestação. As doenças mais comuns são diabetes, hipertensão e hipotireoidismo. Uma vez identificados os possíveis riscos, essas mulheres podem ser tratadas previamente à gestação, de modo a reduzir o risco de piora.

ALTERNATIVAS TERAPÊUTICAS

Doação de óvulos

Quando a reserva folicular é insuficiente para um tratamento com os próprios óvulos, a alternativa terapêutica é a FIV com doação de óvulos. O tratamento é iniciado com o preparo endometrial da receptora. Para a sincronização do endométrio com os embriões que serão transferidos as pacientes com função ovariana preservada são submetidas a um bloqueio da função hipofisária mediante a administração de um antagonista do hormônio liberador das gonadotrofinas (GnRHa). Em seguida, confirma-se o bloqueio e inicia-se o preparo endometrial. Nas pacientes que apresentem falência ovariana (climatério), o bloqueio hipofisário não é necessário, sendo autorizado o início do desenvolvimento endometrial a qualquer momento. Em ambos os casos, um protocolo de administração de estrogênio e progesterona deve ser implantado para o adequado processo de desenvolvimento endometrial.

Para o preparo endometrial utiliza-se um regime desenhado para mimetizar o ciclo natural. Administra-se valerato de estradiol em doses crescentes, sendo a via oral a mais simples e bem tolerada. Os regimes de tratamento com estrogênio são desenhados para que sejam atingidos níveis séricos semelhantes aos observados no final da fase folicular, durante um ciclo natural (200 a 400pg/mL); a duração da terapia com estrogênio é flexível, podendo variar de curta (7 dias) a mais prolongada (3 semanas ou mais).

Um protocolo adequado de estímulo estrogênico resulta em proliferação endometrial e indução suficiente de receptores de progesterona. Com a utilização da ultrassonografia para avaliação da espessura endometrial, o ideal é que se atinja uma espessura > 7mm.

A reposição da função do corpo lúteo em pacientes submetidas à doação de óvulos é mandatória. A progesterona deve ser administrada para que sejam atingidos níveis séricos de 20ng/mL. Seu uso é iniciado no dia da inseminação *in vitro* ou da injeção intracitoplasmática de espermatozoides (ICSI). Embora diferentes classes de progesterona estejam disponíveis no mercado com variados efeitos metabólicos, a progesterona nativa é o único componente que exerce uma função biológica significativa. A progesterona pode ser administrada na forma de gel ou micronizada por via vaginal, intramuscular (IM) ou por meio de comprimidos. A administração oral resulta em absorção ineficiente em virtude do efeito de primeira passagem hepática. Entretanto, quando administrada oralmente, é melhor na forma micronizada. Essa via deve ser evitada por ser a que apresenta piores resultados.

Concentrações adequadas de progesterona têm sido observadas quando ela é administrada na forma vaginal ou intramuscular. Em geral, são utilizados três regimes durante o ciclo de reposição: aplicação única diária do gel a 8% com aplicação vaginal ou IM, progesterona micronizada via vaginal (100 ou 200mg no dia 14 e 300 a 600mg a partir do dia 15) ou 50mg no dia 14 e 100mg a partir do dia 15 IM. A injeção de progesterona resulta em concentrações cinco vezes maior quando comparada à aplicação vaginal. A preparação ideal do endométrio ocorre de modo similar por qualquer uma das duas vias, mas a aplicação local de progesterona está associada a melhor tolerância da paciente, sem sinais de irritação local, e evita a dor provocada pela aplicação IM desse hormônio que usa como veículo substâncias oleosas. Em geral, os resultados de ciclos que utilizam a doação de gametas são melhores do que os da FIV clássica.

As taxas de gravidez observadas em ciclos de tratamento com a doação de óvulos estão em torno de 55%, uma vez que os óvulos são provenientes de mulheres com idade limite de 35 anos. Convém lembrar que a idade da receptora não interfere na chance de gravidez.

Fertilização *in vitro* e transferência de embriões

Para as mulheres que apresentam boa reserva ovariana, a FIV é a alternativa que apresenta maiores taxas de gravidez. A técnica de FIV consiste em indução e monitorização da superovulação, aspiração dos folículos, identificação dos oócitos, inseminação *in vitro*, cultura de embriões em estágio de pré-implantação e transferência dos embriões.

A estimulação é feita com o uso de gonadotrofinas, sendo o FSH produzido com tecnologia recombinante o que apresenta melhor regularidade entre os lotes e melhor qualidade oocitária. Seu uso implica o recrutamento multifolicular com aumento do número de embriões disponíveis para transferência e aumento das taxas de gestação. Inicia-se com o estímulo ovariano com gonadotrofinas na fase folicular precoce, entre o primeiro e o terceiro dia do ciclo. Quando os folículos atingem o diâmetro médio de 14mm, inicia-se o uso dos GnRHa de modo a impedir o pico endógeno do hormônio luteinizante (LH) e, consequentemente, a ovulação com perda do ciclo de tratamento. Esse protocolo é o mais indicado para pacientes com baixa reserva folicular, uma vez que, ao se iniciar a indução da superovulação sem o bloqueio hipofisário prévio, não apenas é possível contar com as gonadotrofinas endógenas, como também não ocorre o efeito ovariano dos GnRHa.

Quando os folículos atingem o diâmetro médio de 17mm, administra-se a gonadotrofina coriônica humana (hCG) para substituir o pico de LH endógeno e simular os efeitos fisiológicos de indução da maturação dos oócitos. O hCG é um hormônio glicoproteico da família dos fatores de crescimento e um análogo natural do LH, interagindo com o mesmo receptor e estando associado ao início e à manutenção da gravidez.

A punção folicular para captação oocitária é realizada por via vaginal guiada por ultrassonografia. Trata-se de uma técnica simples e eficaz em que a paciente é submetida a uma sedação. Procedimento rápido e realizado em regime ambulatorial, a punção é efetuada 34 a 38 horas após a administração de hCG.

A amostra de sêmen deverá ser obtida por masturbação no mesmo tempo da punção folicular e mantida à temperatura ambiente por um período de aproximadamente 30 minutos para liquefação. Posteriormente, o sêmen será preparado por técnicas de beneficiamento para remoção do líquido seminal e separação dos espermatozoides imóveis ou de baixa motilidade.

Os oócitos identificados após a captação serão coincubados (inseminação) com aproximadamente 40.000 espermatozoides em meio de cultura a 37°C e 5% de CO_2 por 2 horas. Entre 15 e 19 horas após a inseminação, os oócitos são examinados para confirmação da presença de dois pró-núcleos, o que significa a ocorrência de fertilização normal com a penetração de um único espermatozoide.

Para os casos de infertilidade grave decorrente do fator masculino, em que a FIV não apresenta resultados bons em razão da baixa taxa de fertilização, a alternativa consiste em utilizar a técnica de ICSI. Mais ainda, a técnica possibilita que óvulos sejam fertilizados com espermatozoide único proveniente do ejaculado, do epidídimo ou do testículo. Desse modo, pode-se obter um número maior de embriões disponíveis para transferência com taxas elevadas de implantação e gravidez nos casos em que com a FIV o resultado seria muito ruim.

A técnica de ICSI é complementar à FIV. A única modificação ocorre no momento da inseminação, quando, em vez de se coincubarem os oócitos com os espermatozoides, estes são injetados diretamente no citoplasma dos oócitos. Os espermatozoides utilizados podem ser coletados por masturbação, pela aspiração direta do epidídimo ou por biópsia testicular. Os espermatozoides selecionados são então paralisados, aspirados e injetados no ooplasma. Os tempos posteriores são semelhantes aos tempos da FIV. As taxas de fertilização e gravidez são semelhantes às obtidas pela técnica de FIV convencional para casos em que não há fator masculino grave.

Uma vez identificados os embriões normalmente fertilizados, esses são mantidos em cultura, em laboratório específico, e avaliados por 2 a 5 dias, antes de serem transferidos para o útero. Para avaliação do desenvolvimento embrionário considera-se que aqueles com divisão simétrica, regular e adequada e com número menor de fragmentos anucleados teriam maior capacidade de se desenvolver em gravidez após transferidos ao útero. Com a transferência para o útero de embriões selecionados dessa maneira, espera-se obter maior chance de gravidez.

Apesar desses critérios, a predição da competência embrionária permanece uma ciência inexata, uma vez que embriões considerados morfologicamente ruins podem implantar e determinar uma gestação normal e embriões morfologicamente normais nem sempre são capazes de implantar.

Uma vez selecionados, os embriões serão transferidos para o útero em procedimento não invasivo realizado por via transcervical e guiado por ultrassonografia pélvica. A transferência de embriões é realizada rotineiramente de 2 a 5 dias após a inseminação *in vitro*, com o estágio de desenvolvimento embrionário variando de clivagem a blastocisto. A taxa de gestação está diretamente relacionada com o número de embriões transferidos; entretanto, a transferência de um número excessivo de embriões poderá determinar aumento no risco de gestação múltipla, muitas vezes indesejado ou mesmo capaz de aumentar o risco de patologias gestacionais. Assim, o número ideal de embriões deverá ser adequado de acordo com a idade da paciente e os resultados de cada centro. Os demais embriões podem ser congelados para transferência posterior.

Após a punção folicular, inicia-se o suporte da fase lútea. A suplementação é feita com progesterona e não afeta negativamente a implantação. A progesterona pode ser administrada por via oral, IM ou vaginal. A via oral é menos eficaz, apresenta menor biodisponibilidade e tem incidência maior de efeitos colaterais. Os resultados do uso por via IM estão associados a boas taxas de gravidez; no entanto, sua administração causa desconforto. A via vaginal é eficaz e indolor, e a progesterona é facilmente administrada. Além disso, utiliza uma primeira passagem uterina, produzindo altas concentrações locais, em oposição a uma primeira passagem hepática, que leva à inativação metabólica. As taxas de gravidez são semelhantes quando se comparam as vias IM e vaginal, embora a aplicação vaginal seja preferida em razão do maior conforto e da facilidade de administração. A administração deve ser iniciada após a captação oocitária e mantida até 12 semanas de gravidez.

As taxas de gravidez observadas em mulheres com idade > 40 anos variam de 2% a 25%, diminuindo com o passar dos anos.

Fertilização *in vitro* com congelamento de oócitos para acúmulo

Para as mulheres com reserva ovariana muito limitada e que não apresentam resposta à estimulação ovariana, diversas alternativas terapêuticas foram sugeridas, como o tratamento com hormônio do crescimento, fator de liberação do hormônio do crescimento, testosterona transdérmica, letrozol e ciclo natural. No entanto, não há evidências suficientes de que alguma dessas alternativas seja a mais eficaz. Assim, pode-se oferecer estimulação mínima com o objetivo de controlar o ciclo e evitar a rotura folicular. O folículo é então aspirado e o óvulo identificado e congelado para acúmulo e posterior descongelamento, quando houver um número suficiente. Os oócitos descongelados são então inseminados por ICSI, e os embriões formados podem ser transferidos para o útero previamente preparado.

A estimulação mínima pode ser iniciada com citrato de clomifeno. Quando os folículos atingem o diâmetro médio de 14mm, inicia-se o uso de antagonista de GnRH para impedir a rotura folicular, sendo necessária a associação às gonadotrofinas para manter o crescimento folicular. Quando o folículo atinge o tamanho de 17mm, administra-se hCG ou GnRHa para indução da retomada da meiose e posterior punção folicular. Os oócitos são congelados por vitrificação até atingir o número desejado e então desvitrificados para ICSI, desenvolvimento embrionário e transferência.

As taxas de gravidez com esse tratamento são semelhantes às observadas em ciclos de tratamento com FIV clássica, de acordo com a idade da paciente e o número de embriões transferidos.

Congelamento de óvulos

A primeira alternativa disponível para preservação da capacidade reprodutiva para mulheres com desejo de adiar a gravidez foi o congelamento de embriões. Apesar da exigência de se ter um parceiro para que houvesse a fertilização, foi durante muito anos a única técnica a apresentar taxas aceitáveis de gravidez que justificassem o tratamento. A primeira gestação com embriões congelados aconteceu em 1983 na Austrália. Recentemente, a técnica de vitrificação tem sido utilizada como método de congelamento. Com isso têm sido observadas taxas melhores de sobrevivência após o descongelamento e de gravidez, quando comparadas com as obtidas por meio da técnica de congelamento lento. Os riscos também parecem ser menores, possivelmente em decorrência das diferenças nas concentrações de crioprotetores potencialmente tóxicos aos embriões.

Com a melhora nos resultados a partir da vitrificação, o papel da criopreservação nos programas de reprodução assistida aumentou muito, possibilitando a transferência de um número limitado de embriões e o armazenamento dos restantes para uso futuro. Outro grande avanço que pode ser aplicado clinicamente a partir do desenvolvimento da técnica de vitrificação consistiu na criopreservação de oócitos, que tem como principal vantagem poder ser utilizada em mulheres sem parceiro sexual definido. Inicialmente indicada para pacientes com diagnóstico de câncer, pode ser usada para a preservação da fertilidade quando técnicas potencialmente esterilizadoras serão realizadas, como quimioterapia, radioterapia e cirurgia. Essas pacientes terão a possibilidade de contar com esses oócitos fertilizados após o controle ou a cura de sua doença de base, caso apresentem perda da capacidade reprodutiva como uma sequela dos tratamentos oncológicos. A criopreservação de óvulos também permite maior flexibilização nos tratamentos com técnicas de reprodução assistida em pacientes que não desejam o congelamento de embriões e em países onde a legislação restrinja ou mesmo proíba a criopreservação embrionária.

Sua aplicação pode também estender-se às mulheres férteis que desejam retardar a primeira gravidez e contornar o efeito do envelhecimento ovariano. O papel que a mulher desempenha nos dias de hoje na família faz com que, principalmente nas grandes cidades, a maternidade se torne um desejo mais tardio em razão das obrigações em sua formação acadêmica, econômica ou profissional. Nesses casos, o congelamento das células germinativas auxiliaria muito o sucesso da gestação, pois os óvulos teriam qualidade muito superior à daqueles disponíveis alguns anos depois, ou mesmo após seu esgotamento.

A possibilidade de criopreservação de oócitos com o objetivo de estender as possibilidades reprodutivas vem ganhando cada vez mais espaço nas discussões sobre reprodução assistida. A criopreservação social ou eletiva é o procedimento realizado em pacientes que se submetem a hiperestimulação e punção ovariana para criopreservação oocitária. O procedimento é realizado com o intuito de preservar a fertilidade ou manter o relógio biológico "estacionado" pelo menos do ponto de vista reprodutivo.

A criopreservação pode ser considerada uma forma de manutenção da autonomia da mulher, porém nunca deve ser oferecida como garantia de fertilidade futura, mas como uma possibilidade, caso ela venha a ter problemas de infertilidade. Nos últimos 2 anos, resultados cada vez mais animadores têm sido descritos com métodos de vitrificação, tendo sido observadas taxas de sobrevivência e gravidez semelhantes àquelas obtidas com o congelamento de embriões.

Congelamento de tecido ovariano

A criopreservação de tecido ovariano é uma técnica ainda experimental e considerada uma opção para meninas pré-púberes e para mulheres que não podem postergar o início da quimioterapia. Pode ser utilizada como alternativa para as mulheres que desejam adiar a gravidez com a teórica vantagem de uma possível produção hormonal que substituiria a terapia hormonal de maneira fisiológica. Até o momento, o congelamento de tecido ovariano é feito por meio de três técnicas: ovário inteiro com pedículo vascular, fragmentos do córtex ovariano e folículos isolados. A maioria das pesquisas em animais e humanos concentra-se em métodos de congelamento e transplante de fragmentos do córtex avascular.

A criopreservação de tecido ovariano apresenta diversas vantagens e levanta menos dilemas éticos. Nesse método, centenas de oócitos imaturos podem ser preservados sem a necessidade de estimulação. Eles são menores, quiescentes, e não apresentam zona pelúcida nem grânulos corticais. Realmente, a preservação do tecido ovariano por meio de congelamento/descongelamento tem se mostrado um sucesso em animais, mas ainda existe a questão de como desenvolver esses folículos imaturos armazenados no tecido congelado e permitir a fertilização.

Teoricamente, três estratégias possibilitam o desenvolvimento dos folículos: transplante autólogo/heterólogo, transplante xenólogo e cultura *in vitro*.

A estratégia mais desejada seria a que permitisse o desenvolvimento de um meio que possibilitasse o crescimento e a maturação *in vitro*, considerando a ausência de novos procedimentos cirúrgicos, o melhor acompanhamento do desenvolvimento e o risco zero de transmissão de células cancerosas. O xenotransplante de tecido ovariano humano em ratos imunodeficientes, com crescimento e maturação de folículos nestes, pode ser uma alternativa para o desenvolvimento de folículos imaturos armazenados em tecido ovariano congelado.

A criopreservação do tecido ovariano por meio da técnica de congelamento lento e descongelamento rápido tem obtido melhores resultados nos últimos anos, mas ainda não é considerada o ideal. Ao contrário do congelamento de células únicas, o congelamento de tecido é muito mais difícil, tendo em vista a grande quantidade de células diferentes. O maior dano durante o processo é a formação intracelular de cristais com aumento da concentração de sais; normalmente, isso ocorre durante o congelamento entre $-10°C$ e $-40°C$. O uso da técnica de vitrificação poderá diminuir a injúria, reduzindo a exposição das células a altas concentrações intracelulares de eletrólitos.

Uma vez realizado o congelamento de tecido ovariano, o passo seguinte consiste em realizar o transplante dos fragmentos de tecido ovariano. Esse transplante sem reanastomose vascular pode ser feito para a superfície peritoneal, para o ovário contralateral ou para o tecido subcutâneo. A principal vantagem desse procedimento é ser simples, possibilitando a restauração da fertilidade natural. Até o momento foi descrito um número ainda limitado de gestações por essa técnica, a qual é considerada experimental com resultados ainda questionáveis, mas com potencial de desenvolvimento em futuro próximo.

PERSPECTIVAS

O desenvolvimento de folículos *in vitro* é uma perspectiva para os casos de congelamento de tecido ovariano. Uma vez desenvolvida, essa técnica poderá vir a ser uma importante alternativa ao transplante do tecido ovariano, tendo como vantagens evitar o procedimento cirúrgico de reimplante para o peritônio ou para o tecido subcutâneo, evitar o risco de reinserção de células malignas (no caso de a patologia ter sido câncer), evitar a necessidade de uso de gonadotrofinas para indução do crescimento folicular e a necessidade da aspiração folicular para captação dos oócitos.

Uma alternativa consiste na obtenção de oócitos a partir de células-tronco somáticas ou embrionárias. Essa possibilidade abre uma ótima alternativa para as mulheres que tiveram esgotamento da reserva folicular, seja fisiológica, seja iatrogênica. Uma vez estabelecida essa técnica, não será mais necessária a realização de tratamentos com doação de óvulos para que se consiga uma gravidez.

ASPECTOS ÉTICOS

De acordo com a Resolução do Conselho Federal de Medicina (CFM) 2.168/2017, as técnicas de reprodução assistida (RA) têm o papel de auxiliar a resolução dos problemas de reprodução humana, facilitando o processo de procriação. Podem ser utilizadas na preservação social e/ou oncológica de gametas, embriões e tecidos germinativos, desde que exista a probabilidade de sucesso e não se incorra em risco grave de saúde para o(a) paciente ou o possível descendente.

A idade máxima das candidatas à gestação por técnicas de RA é de 50 anos. As exceções a esse limite serão aceitas com base em critérios técnicos e científicos fundamentados pelo médico responsável quanto à ausência de comorbidades da mulher e após esclarecimento ao(s) candidato(s) quanto aos riscos envolvidos para a paciente e para os descendentes eventualmente gerados a partir da intervenção, respeitando-se a autonomia da paciente.

Com relação à doação de óvulos, não poderá ter caráter lucrativo ou comercial. Os doadores não devem conhecer a identidade dos receptores e vice-versa. A idade limite para a doação de óvulos é de 35 anos para a mulher. Será mantido, obrigatoriamente, sigilo sobre a identidade das doadoras, bem como das receptoras. Em situações especiais, informações sobre os doadores, por motivação médica, podem ser fornecidas exclusivamente para médicos, resguardando-se a identidade civil do(a) doador(a). As clínicas, centros ou serviços onde são feitas as doações devem manter, de maneira permanente, um registro com dados clínicos de caráter geral, características fenotípicas e uma amostra de material celular dos doadores, de acordo com a legislação vigente. Na região em que está localizada a unidade, o registro dos nascimentos evitará que um(a) doador(a) tenha produzido mais de duas gestações de crianças de sexos diferentes em uma área de um milhão de habitantes. Um(a) mesmo(a) doador(a) poderá contribuir com quantas gestações forem desejadas, desde que em uma mesma família receptora. A escolha das doadoras de oócitos é de responsabilidade do médico assistente. Dentro do possível, deverá garantir que a doadora tenha a maior semelhança fenotípica com a receptora. É permitida a doação voluntária de gametas, bem como a situação identificada como doação compartilhada de oócitos em RA, em que doadora e receptora, participando como portadoras de problemas de reprodução, compartilham tanto do material biológico quanto dos custos financeiros que envolvem o procedimento de RA. A doadora tem preferência sobre o material biológico que será produzido.

Com relação à criopreservação de gametas, as clínicas, centros ou serviços podem criopreservar espermatozoides, oócitos, embriões e tecidos gonádicos.

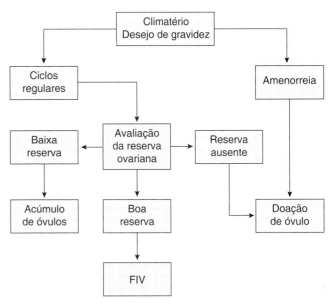

Figura 1.1 Roteiro para concepção assistida em mulheres no climatério.

Leitura complementar

Balmaceda JP, Bernardini L, Ciuffardi I, Felix C, Ord T, Sueldo CE, Asch RH. Oocyte donation in humans: a model to study the effect of age on embryo implantation rate. Hum Reprod 1994; 9:2160-3.

Barros FV, Oliveira RM, Alves FMT, Sampaio M, Geber S. Successful ovarian autotransplant with no vascular reanastomosis in rats. Transplantation 2008; 86:1628-30.

Bossi RL. Técnicas de isolamento da massa celular interna de blastocistos para obtenção de Células-tronco pluripotentes. Dissertação de mestrado. UFMG, 2011.

Cobo A, Diaz C. Clinical application of oocyte vitrification: a systematic review and meta-analysis of randomized controlled trials. Fertil Steril. 2011; 96:277-85.

DeCherney AH, Berkowitz GS. Female fecundity and age. N Engl J Med 1982; 306:424-6.

Faddy MJ, Gosden RG, Gougeon A, Richardson SJ, Nelson JF. Accelerated disappearence of ovarian follicles in mid-life – implications for forecasting menopause. Hum Reprod 1992; 7:1342-6.

Geber S. Idade e reprodução In: SOGIMIG. Manual para o TEGO. 3. ed. Rio de Janeiro: Medsi, 2002:112-6.

Geber GP, Geber S. Fisiologia do ciclo menstrual. In: Geber S, Sampaio M, Hurtado R. Guia de bolso de ginecologia. 1. ed. São Paulo: Atheneu, 2013:7-11.

Geber S, Megale R, Vale F, Lana AM, Cabral AC. Variation in ovarian follicle density during human fetal development. J Assist Reprod Genet 2012; 29:969-72.

Geber S, Moreira AC, de Paula SO, Sampaio M. Comparison between two forms of vaginally administered progesterone for luteal phase support in assisted reproduction cycles. Reprod Biomed Online 2007; 14:155-8.

Geber S, Sales L, Sampaio MA. Comparison between a single dose of goserelin (depot) and multiple daily doses of leuprolide acetate for pituitary suppression in IVF treatment: a clinical endocrinological study of the ovarian response. J Assist Reprod Genet 2002; 19:313-8.

Geber S, Sales L, Sampaio MA. Laboratory techniques for human embryos. Reprod Biomed Online 2002; 5:211-8.

Geber S, Sampaio M, Hurtado R. Climatério. In: Geber S, Sampaio M, Hurtado R. Guia de bolso de ginecologia. 1a ed. São Paulo: Atheneu, 2013:157-64.

Geber S, Valle M, Sampaio M. Técnicas de reprodução assistida. In: Viana LC, Geber S. Ginecologia. 3. ed. Rio de Janeiro: Medsi, 2011:287-92.

Gosden RG, Baird DT, Wade JC, Webb R. Restoration of fertility to oophorectomized sheep by ovarian autografts stored at -196 degrees C. Hum Reprod 1994; 9:597-603.

Hübner K, Fuhrmann G, Christenson LK et al. Derivation of oocytes from mouse embryonic stem cells. Science 2003; 300:1251-6.

Martins M, Viana LC, Geber S. Embriologia dos órgãos genitais. In: Viana LC, Geber S. Ginecologia. 3. ed. Rio de Janeiro: Medsi, 2011:15-8.

Megale R, Cabral ACV, Lanna AMA, Sampaio M, Geber S. Dinâmica folicular dos ovários humanos. Rev Med Minas Gerais 2002; 12:155-9.

Prates LFVS, Geber S. Métodos de preservação da capacidade reprodutiva. J Bras Reprod Assist 2009; 13:35-43.

Roque M, Lattes K, Serra S, Solà I, Geber S, Carreras R, Checa MA. Fresh embryo transfer versus frozen embryo transfer in in vitro fertilization cycles: a systematic review and meta-analysis. Fertil Steril 2013; 99:156-62.

Souza JHK, Prates LFVS, Moreira AC, Samapio M, Geber S. Indução da foliculogênese em ovários congelados/descngelados e transplantados para o peritôneo de ratas. J Bras Reprod Assist 2010; 14:36-40.

Trounson A, Mohr L. Human pregnancy following cryopreservation, thawing and transfer of an eight-cell embryo. Nature 1983; 305:707-9.

Valle M, Guimarães F, Cavagnoli M, Sampaio M, Geber S. Birth of normal infants after transfer of embryos that were twice vitrified/warmed at cleavage stages: report of two cases. Cryobiology 2012; 65:332-4.

Wallace WH, Kelsey TW. Human ovarian reserve from conception to the menopause. PLoS One 2010; 5:e8772.

Contracepção após os 40 Anos de Idade

Capítulo 2

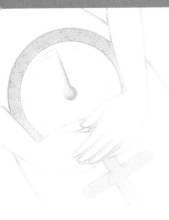

Geneviève Plu-Bureau
Amand Gaelle
Justine Hugon-Rodin
Márcio Alexandre Hipólito Rodrigues

INTRODUÇÃO

A contracepção das mulheres na perimenopausa exige certa reflexão. Com efeito, a despeito do evidente declínio da fertilidade, persiste o risco de gravidez. Um contraceptivo eficaz deve ser proposto, então, para as pacientes sexualmente ativas, o qual deve estar adaptado à sintomatologia eventual apresentada pela paciente e deve levar em conta os fatores de risco inerentes a essa faixa etária, especialmente os vasculares.

PERIMENOPAUSA: DEFINIÇÃO E EPIDEMIOLOGIA

A perimenopausa é um período de transtornos hormonais que antecede a menopausa e resulta da alteração da função exócrina e endócrina ovariana, sendo responsável por grandes flutuações hormonais. Seu diagnóstico é basicamente clínico, evocado mediante a associação do encurtamento ou da irregularidade dos ciclos aos sinais clínicos de hiper e depois de hipoestrogenismo.

Em virtude da significativa flutuação dos níveis hormonais, há pouca indicação para a realização de dosagens hormonais para o diagnóstico nesse contexto. Com base no aparecimento das primeiras alterações no ciclo menstrual, a média de idade no início da perimenopausa é de cerca de 47 anos. Não obstante, observa-se uma grande variabilidade interindividual em sua duração e expressão. Com efeito, a duração da perimenopausa é muito influenciada pela idade em que ocorreu, a etnia e o índice de massa corporal (IMC) das pacientes, podendo variar entre 4,37 e 8,57 anos.

DA FISIOPATOLOGIA À CLÍNICA

A perimenopausa é composta, esquematicamente, de duas grandes fases responsáveis por sintomas de hiperestrogenismo e depois de hipoestrogenismo, os quais, quando definitivos, sinalizam a menopausa. Não obstante, essas fases diferentes podem ser flutuantes.

Primeira fase: encurtamento dos ciclos

A primeira fase resulta da diminuição do *pool* folicular ovariano e da alteração da qualidade ovocitária, o que altera o recrutamento e a dominância folicular. A sensibilidade das células da granulosa para responder ao hormônio folículo-estimulante (FSH) vai diminuir progressivamente. Em um primeiro momento, vai estar presente uma baixa secreção de inibina β e do hormônio antimülleriano (AMH) e, em um segundo momento, acontece o aumento da liberação do FSH.

Clinicamente, esse amadurecimento folicular acelerado provoca um encurtamento progressivo dos ciclos, principalmente por redução da fase folicular. Esse fenômeno pode ser responsável pela formação de cistos funcionais.

Secundariamente, o amadurecimento multifolicular e o aumento da atividade da aromatase podem ser responsáveis pelo hiperestrogenismo, que se caracteriza pelo aparecimento de diferentes sintomas, como mastodinias, transtornos do humor (irritabilidade, angústia), problemas neurovegetativos (dificuldade para caminhar, náuseas, astenia), enxaquecas ou, ainda, ganho de peso.

Além do mais, esse hiperestrogenismo pode também revelar ou agravar patologias mamárias e/ou uterinas dependentes do estrogênio, como mastopatia fibrocística, hiperplasia endometrial, miomas, adenomiose, endometriose ou patologia neoplásica.

Nessa primeira fase, a diminuição do *pool* folicular provoca ovulações de menor qualidade, responsáveis pela baixa fertilidade. O corpo lúteo se torna inadequado, caracterizado por uma secreção menor de progesterona. Essa insuficiência lútea vai conduzir, secundariamente, ao alongamento dos ciclos.

Segunda fase: alongamento dos ciclos

Nessa segunda fase, os ciclos se tornam ainda mais irregulares. Com efeito, os folículos se tornam progressivamente resistentes ao FSH, não permitindo o amadurecimento folicular completo em cada ciclo. Aleatoriamente poderá acontecer o amadurecimento folicular e, eventualmente, uma ovulação. Esses ciclos se tornarão mais e mais raros. Uma alternância de fases de hiperestrogenemia e hipoestrogenemia pode aparecer, seguida de um hipoestrogenismo completo, evidenciando a fase da menopausa. Esta poderá se traduzir clinicamente como uma síndrome do climatério: ondas de calor, suores noturnos, transtornos do humor e do sono, redução da libido e secura vaginal, entre outros. Esses sintomas podem estar presentes muito antes da fase da menopausa em algumas mulheres, como tem sido demonstrado por diversos estudos longitudinais que acompanharam as mulheres nesse período de transição da perimenopausa para a menopausa.

É importante levar em conta essas observações, uma vez que a concepção deverá ser adaptada aos sinais funcionais de cada mulher sem interrompê-la. Com efeito, em publicação recente, ao esclarecer mais um pouco essa visão clássica, Santoro demonstrou que as ovulações persistiam até 4 ou 5 anos antes da última menstruação, em seguida diminuindo rapidamente até que apenas 22,8% dos ciclos eram ovulatórios até o ano anterior à data da última menstruação. A menopausa é um diagnóstico retrospectivo, e o fato de cerca de 20% das mulheres ainda terem ovulações comprova a importância da contracepção até que a menopausa seja confirmada.

QUESTÕES DA CONTRACEPÇÃO

Fertilidade e perimenopausa

A aceleração da perda do *pool* folicular inicia-se aos 35 anos de idade, ocasionando a redução da fertilidade.

A probabilidade de uma mulher obter uma gravidez espontânea que resulte em um nascido vivo após 12 meses de relações sexuais regulares é de 75% aos 30 anos, de 44% aos 40 anos e de 15% após os 45 anos de idade. Portanto, é desejável fornecer contracepção às pacientes com vida sexual ativa para impedir gravidezes indesejadas.

Com efeito, em 2015, 6,0% das mulheres na faixa etária de 40 a 49 anos e 6,2% na de 40 a 44 anos recorreram à interrupção voluntária da gravidez (IVG) na França. Essas taxas se tornaram relativamente estáveis após alguns anos, mas superam as dos anos 1990 a 2000 (Figura 2.1). No Brasil, entre 300 e 400 gravidezes são identificadas após os 50 anos. Em 2016 foram registradas aproximadamente 71.208 gravidezes em mulheres com idades de 40 a 44 anos e 4.265 em mulheres de 45 a 49 anos.

Além disso, as gravidezes após os 40 anos de idade estão associadas a grande morbidade. As principais complicações são as foices adormecidas precoces, passando de 10% na idade de 20 anos para 50% entre os 40 e os 44 anos e para mais de 90% após os 45 anos. Essas gravidezes também estão frequentemente associadas às complicações obstétricas, como pré-eclâmpsia, diabetes gestacional, prematuridade ou atraso do crescimento intrauterino.

Risco vascular

A pesquisa de fatores de risco vasculares é um dos elementos-chave do interrogatório antes da prescrição de uma contracepção (Quadro 2.1).

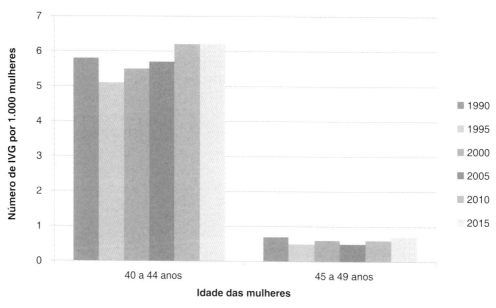

Figura 2.1 Evolução da procura pela IVG na França, de 1990 a 2015, entre as mulheres com mais de 40 anos de idade (DRESS).

A patologia trombótica se constitui no principal efeito deletério dos contraceptivos hormonais combinados (CHC). O tromboembolismo venoso (TEV) é mais frequente do que o arterial. Não obstante, são considerados patologias raras, uma vez que a incidência de TEV é de 1 a 3 a cada 1.000 mulheres nos países ocidentais.

Os CHC aumentam o risco de TEV em três a seis vezes em comparação com as não usuárias. Esse risco depende do tipo de CHC utilizado, da duração de uso e dos fatores de risco trombóticos associados. Os CHC são contraindicados na presença de antecedente pessoal de TEV ou arterial.

O contraceptivo progestativo isolado, à exceção das injeções trimestrais de acetato de medroxiprogesterona (AMP), não está vinculado ao aumento do risco de TEV, qualquer que seja a via de administração; esses contraceptivos não modificam os marcadores da coagulação associados ao risco trombótico. Os contraceptivos progestacionais, à exceção do AMP, estão indicados na presença de antecedente de TEV. A contracepção microprogestativa está autorizada pela OMS após acidente arterial, embora poucos estudos tenham avaliado sua inocuidade. A contracepção macroprogestativa com dose antigonadotrópica ainda não foi avaliada.

A incidência desses eventos venosos ou arteriais aumenta com a idade, impondo a necessidade de adaptação dos métodos contraceptivos após os 35 ou 40 anos. No período da perimenopausa, a idade da paciente se constitui por si só no primeiro fator de risco vascular. A presença de diabetes, dislipidemia, hipertensão arterial, sobrepeso ou tabagismo frequentemente limita a escolha do contraceptivo, e os CHC poderão ser contraindicados nessa faixa etária.

Patologias mamárias

O desequilíbrio hormonal decorrente do hiperestrogenismo associado à perimenopausa pode dar origem a patologias mamárias muito frequentemente benignas que afetam aproximadamente 50% das mulheres. As mastodinias relacionadas ou não com as mastopatias, como a mastopatia fibrocística, são as principais patologias mamárias. A progesterona micronizada e os progestogênios diminuem a atividade mitótica do epitélio galactofórico normal. Além disso, diversos estudos epidemiológicos têm mostrado que as mastodinias intensas ou persistentes por mais de 3 anos estão associadas ao aumento do risco de câncer de mama. Nessas pacientes sintomáticas, a utilização de progestogênios com doses antigonadotrópicas possibilita principalmente aliviar as dores mamárias, mas podem igualmente diminuir o risco de surgimento do câncer de mama. Assim, a presença de sintomas mamários e de patologias mamárias benignas, do mesmo modo que os FRCV, orientará a escolha do método contraceptivo.

Patologias uterinas e ovarianas

As mudanças hormonais decorrentes da perimenopausa também podem ser a origem de patologias uterinas, como as hiperplasias ou os pólipos endometrais. Podem ser responsáveis por menometrorragias. Além disso, a sintomatologia uterina vinculada à presença de miomas, adenomiose ou endometriose pode ser mais marcante nesse período.

Ademais, nesse contexto de possível espaniomenorreia secundária, sintoma de disfunção ovariana, podem aparecer menorragias e cistos funcionais.

Essas patologias, em um primeiro momento, devem ser avaliadas em conjunto para o estabelecimento de um diagnóstico preciso. O tratamento cirúrgico deve ser preferido no caso de pólipos mucosos ou de miomas. Por outro lado, poderá ser considerado um tratamento hormonal perante hiperplasia endometrial ou adenomiose. A presença dessas patologias orientará igualmente a seleção do contraceptivo.

CONTRACEPTIVOS DISPONÍVEIS

Contraceptivos hormonais combinados

Os CHC contêm um estrôgenio (etinilestradiol ou estradiol) e um progestogênio. A molécula de estrogênio na maioria das pílulas continua a mesma depois de mais de 50 anos (etinilestradiol [EE]), mas as doses utilizadas têm diminuído nitidamente, passando de 150 para 15µg (Tabela 2.1). Os CHC mais recentes contêm 20µg de EE.

No momento, encontram-se disponíveis também duas associações que contêm estradiol: a primeira com o valerato de estradiol com doses variáveis (1 a 3mg) para os 28 dias de utilização combinado com um novo progestogênio, o dienogest (2 a 3mg). O dienogest é um derivado da 19-nortestosterona que perdeu a maior parte

Quadro 2.1 Fatores de risco cardiovasculares (FRCV)

Idade > 35 anos
Antecedentes familiares de doença cardiovascular de um parente de primeiro grau < 55 anos (gênero masculino) e < 65 anos (gênero feminino)
Tabagismo ativo ou intenso por no mínimo 3 anos
Hipertensão arterial ou tratamento da hipertensão
Diabetes tratado ou não
Dislipidemia
Obesidade
Enxaqueca simples ou com aura

Tabela 2.1 Recomendações internacionais para contracepção após os 40 anos de idade

	OMS – 2015		HAS – 2013 a 2015		CDC – 2016		RU – 2016
	40 a 45 anos	> 45 anos	40 a 45 anos	> 45 anos	40 a 45 anos	> 45 anos	> 40 anos
Contraceptivo estroprogestacional	2	2	/	/	2	2	2
Contraceptivo progestacional oral	1	1	/	/	1	1	1
Implante progestacional	1	2	/	/	1	2	1
DIU de levonorgestrel	1	1	/	/	1	1	1
DIU de cobre	1	1	1	/	1	1	1

Definições das recomendações:
1 Estado no qual a utilização do método contraceptivo não tem qualquer restrição.
2 Estado em que as vantagens do método contraceptivo superam, em geral, os riscos teóricos ou reais.
3 Estado no qual os riscos teóricos ou comprovados são geralmente maiores do que as vantagens prometidas pelo uso do método.
4 Estado equivalente a um risco inaceitável para a saúde em caso de utilização do método contraceptivo.

/: Não informado; OMS: Organização Mundial da Saúde; HAS: Haute Autorité de Sauté (França); CDC: Centro de Controle de Doenças; RU: Reino Unido.

das propriedades androgênicas dos noresteroides (progestogênio derivado da testosterona) em razão de sua conformação molecular (grupo 17α-cianometil). A segunda associação vincula o 17-β-estradiol (1,5mg) ao acetato de nomegestrol (2,5mg), progestogênio derivado do norpregnano que, em teoria, não tem propriedade androgênica.

As moléculas de progestogênios derivadas da testosterona são classificadas em função de sua geração:

- **Promeira geração:** acetato de noretisterona.
- **Segunda geração:** levonorgestrel.
- **Terceira geração:** desogestrel e gestodeno. Essa categoria contém também o norgestimato, que provavelmente é relativamente diferente das duas moléculas precedentes.
- **Outras gerações:** drospirenona e acetato de ciproterona. Contraceptivos orais contendo um progestogênio não derivado da testosterona estão também disponíveis mais recentemente, em especial a drospirenona, um progestogênio derivado da espironolactona que exerce ação antiandrogênica mais fraca do que o acetato de ciproterona. Este último está contido em uma pílula (não sendo liberado para comercialização em alguns países) e era indicado inicialmente para o tratamento da acne.

Finalmente, existem outras vias de administração do contraceptivo combinado: pela via vaginal (anel) são administrados por dia 20μg de EE e 150μg de etonogestrel, metabólito ativo de desogestrel, e pela via transdérmica (adesivo) com liberação diária de aproximadamente 30μg de EE e 200μg de norelgestromina, metabólito ativo do norgestimato; o segundo adesivo, comercializado mais recentemente, contém 13μg de EE e 60μg de gestodeno.

Contraceptivos progestacionais isolados

O contraceptivo progestacional isolado pode ser administrado por diversas vias:

Via oral

- **Contracepção microprogestativa:** libera pequenas doses de progestogênios. Duas moléculas estão disponíveis: o levonorgestrel e o desogestrel. Este último agente progestacional de baixo poder antigonadotrópico quando utilizado em doses pequenas tem recebido a autorização para uso com atraso máximo de 12 horas, ao contrário de outros microprogestativos, os quais não podem exceder o atraso máximo de 3 horas. Em termos globais, a tolerância clínica dessa categoria de contraceptivos parece ser idêntica, não importando qual molécula utilizada. Seu principal inconveniente é um controle menor do ciclo menstrual.
- **Contraceptivo macroprogestacional:** libera doses mais fortes em esquema de administração contínua por 21 dias consecutivos (em ciclo de 28 dias). Esse contraceptivo não tem autorização para comercialização e não está disponível em todos os países do mundo. As moléculas, como os derivados do pregnano ou do norpregnano (acetato de cloromadinona, acetato de ciproterona, acetato de nomegestrol), são utilizadas sem autorização para comercialização por algumas equipes (como na França) nos casos de mulheres que apresentam patologias especiais, notoriamente venosas (acetato de cloromadinona, acetato de ciproterona) ou ma-

márias (acetato de nomegestrol), em razão de sua ação antigonadotrópica.

Via subcutânea

Uma nova via de administração foi desenvolvida para esse tipo de contracepção: o implante que contém etonogestrel (Implanon®). Esse implante é colocado no nível subcutâneo do lado interno do braço e tem eficácia de 3 anos. A vantagem dessa via de administração é, com certeza, sua observação ótima. A tolerância clínica é idêntica à da contracepção oral microprogestativa. Também existem os implantes contraceptivos que liberam o levonorgestrel e que não estão disponíveis em todos os países.

Via intrauterina

A contracepção por dispositivo intrauterino (DIU) libera doses baixas de levonorgestrel diretamente na cavidade intrauterina. Existem dois tipos de DIU, dependendo do tamanho do útero. O primeiro, indicado mais frequentemente nos casos de mulheres que já tiveram um ou mais filhos, tem vida útil de 5 anos (Mirena®), e o segundo (Jaydess®), comercializado recentemente, tem um período de eficácia de 3 anos, sendo recomendado para as mulheres que têm útero pequeno (p. ex., nulíparas).

Via intramuscular

O contraceptivo administrado por via intramuscular libera o acetato de medroxiprogesterona. É muito raramente utilizado na França por apresentar efeitos deletérios glicocorticoides e aumentar a risco de trombose venosa.

Contraceptivos não hormonais

O DIU de cobre é considerado o mais eficaz dessa categoria de contraceptivos não hormonais e está entre os mais eficazes de todas as categorias, sendo recomendado após os 40 anos de idade. Tem eficácia de 5 a 10 anos (dependendo do tipo) e pode ser usado pela maioria das mulheres, à exceção daquelas com problemas de infecção do útero. Esse tipo de contraceptivo pode ser usado inclusive pelas mulheres que ainda não tiveram filhos ou que não estão sob risco de infecção sexualmente transmissível (p. ex., com diversos parceiros), sendo muito eficaz. A colocação do DIU na mulher nuligesta é realizada facilmente, mas exige certa experiência.

Os preservativos são certamente recomendados para os primeiros relacionamentos sexuais, mas não são muito eficazes a longo prazo, a não ser em caso de uma utilização perfeita e em todos os relacionamentos. Podem ser masculinos ou femininos, os quais são muito menos utilizados.

O diafragma e o capuz cervical são contraceptivos pouco utilizados na França, ao contrário do que acontece com as mulheres norte-americanas. No entanto, é necessário ter certa experiência para utilizá-los; portanto, às vezes são mais complicados para a mulher jovem, e sua eficácia não é considerada ideal.

Os métodos chamados de naturais (p. ex., controle da temperatura e detecção da ovulação), assim como o coito interrompido, têm muito baixa eficácia.

CONTRACEPÇÃO APÓS OS 40 ANOS

Um estudo sobre a seleção dos diferentes métodos contraceptivos na França em função da idade foi realizado recentemente pela equipe de N. Bajos e mostrou que o contraceptivo mais utilizado no país após os 40 anos de idade é o DIU (aproximadamente 37% de usuárias nessa faixa etária). Do mesmo modo, a solicitação de contracepção definitiva é observada muito frequentemente durante esse período. Finalmente, apenas 5% das mulheres não utilizam método contraceptivo após os 45 anos de idade (Figura 2.2).

Contraceptivos hormonais

Contracepção estroprogestativa

O conjunto de contraceptivos estroprogestativos, qualquer que seja a via de administração, é mais frequentemente contraindicado após os 40 anos de idade. Com efeito, sua utilização aumenta o risco de ocorrência de acidentes vasculares. Entretanto, esse tipo de contraceptivo poderia ser cogitado nos casos de pacientes que não toleram outros métodos contraceptivos e na ausência de fatores de risco cardiovasculares e com seguimento clínico e biológico regular. Devem ser privilegiados os contraceptivos combinados que apresentam risco vascular menor. Os contraceptivos que contêm estradiol poderiam, nesse contexto, ser interessantes caso seja confirmado nível de risco vascular semelhante aos dos contraceptivos de segunda geração.

Contracepção progestativa

O uso de progestogênios antigonadotrópicos é um tratamento adotado durante a perimenopausa. Essas moléculas, notoriamente as derivadas do pregnano, têm eficácia contraceptiva (sem autorização para comercialização) mas agem também sobre os sintomas clínicos associados à desregulação hormonal em virtude de suas propriedades antigonadotrópicas. Além disso, não parecem modificar o perfil metabólico nem os fatores de coagulação. Os derivados norpregnanos devem ser privilegiados nos casos de mastopatias benignas.

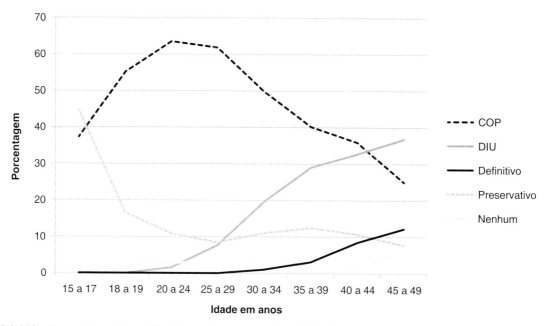

Figura 2.2 Métodos contraceptivos utilizados na França segundo a idade das mulheres. (Adaptado de N. Bajos e cols., 2012.)

Os microprogestativos, por via oral ou subcutânea, não devem ser priorizados na mulher na perimenopausa em razão de seu baixo poder antigonadotrópico, causando baixa tolerância ginecológica e mamária.

Por outro lado, o DIU de levonorgestrel encontrou seu lugar entre os contraceptivos por sua eficácia sobre as menometrorragias associadas a uma patologia uterina benigna, a qual deverá ser documentada antes da introdução do contraceptivo. O DIU de levonorgestrel age como método anticoncepcional a ser privilegiado nos casos das pacientes com adenomiose. Por outro lado, em caso de síndrome pré-menstrual, mastodinias ou mastopatia, ele pode agravar a situação clínica, assim como os microprogestativos ou o implante.

A contracepção por injeção de AMP não é recomendada após os 40 anos em razão do aumento do risco TEV associado a sua utilização.

Contraceptivos não hormonais

O DIU de cobre é um dos contraceptivos mais utilizados nessa faixa etária. Contudo, não age sobre os sintomas associados à desregulação hormonal. Além disso, pode ser responsável pelo aumento na menorragia frequentemente encontrada nesse período. Por outro lado, continua a ser considerado a contracepção ideal para as pacientes com contraindicação ou que não desejam utilizar os contraceptivos hormonais.

Os métodos de contracepção definitivos são uma boa opção para as mulheres com mais de 40 anos de idade que não querem mais engravidar. A contracepção masculina definitiva pode igualmente encontrar seu lugar, mas ainda é pouco adotada na França.

Uma contracepção local com preservativo, diafragma + espermicidas pode ser considerada muito boa nessa faixa etária em razão da fertilidade diminuída e principalmente nos casos de mulheres que têm vida sexual irregular.

A Figura 2.3 propõe uma conduta a respeito dos contraceptivos a serem propostos em função dos diversos sintomas clínicos de cada mulher.

CONSIDERAÇÕES FINAIS

A fertilidade diminui significativamente durante o período da perimenopausa. Não obstante, é necessário propor uma contracepção eficaz às pacientes quem têm vida sexual ativa. Com efeito, o risco de gravidez, embora baixo, persiste durante esse período, e a seleção do método contraceptivo deve ser adaptada.

O risco de gravidez, embora baixo, persiste durante esse período. A seleção do método contraceptivo deve estar adaptada ao desejo da mulher após a análise dos diferentes fatores de risco. Devem ser favorecidas as moléculas que permitem agir igualmente nas eventuais patologias frequentes nesse período. Os contraceptivos contendo progestogênios com doses antigonadotrópicas, o DIU de cobre ou de levonorgestrel, assim como os contraceptivos definitivos, oferecem uma grande variedade de contraceptivos para as mulheres nesse período de suas vidas. O contraceptivo estroprogestativo poderá, não obstante, ser analisado no caso de má tolerância a outros métodos contraceptivos e na ausência de fatores de risco vasculares.

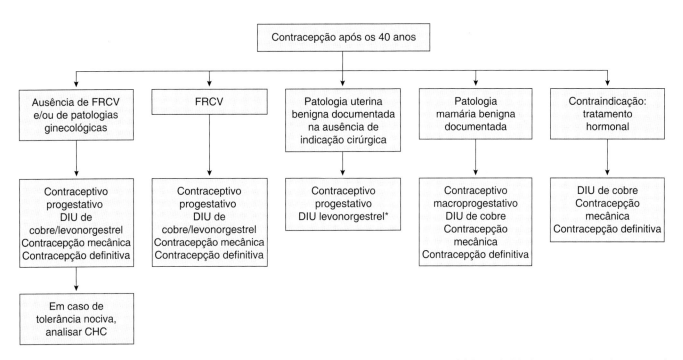

Figura 2.3 Contracepção após os 40 anos de idade. (FRCV: fator de risco cardiovascular.) (*Dar prioridade em caso de adenomiose.)

Leitura complementar

Alhenc-Gelas M, Plu-Bureau G, Guillonneau S et al. Impact of progestagens on activated protein C (APC) resistance among users of oral contraceptives. J Thromb Haemost JTH 2004; 2:1594-600.

Bajos N, Bohet A, Le Guen M, Moreau C et l'équipe de l'enquête FECOND. La contraception en France: nouveau contexte, nouvelles pratiques? Population et Sociétés, 2012.

Burger HG, Dudley EC, Robertson DM, Dennerstein L. Hormonal changes in the menopause transition. Recent Prog Horm Res 2002; 57:257-75.

Burger HG. Diagnostic role of follicle-stimulating hormone (FSH) measurements during the menopausal transition – an analysis of FSH, oestradiol and inhibin. Eur J Endocrinol 1994; 130:38-42.

Catteau-Jonard S, Roux M, Dumont A, Delesalle A-S, Robin G, Dewailly D. Anti-Müllerian hormone concentrations and parity in fertile women: the model of oocyte donors. Reprod Biomed Online 2017; 34:541-5.

Curtis KM, Tepper NK, Jatlaoui TC et al. U.S. Medical Eligibility Criteria for Contraceptive Use, 2016. MMWR Recomm Rep 2016; 65(3):1-103.

Faculty of Sexual and Reproductive Healthcare. Royal College of Obstetricians and Gynecologists. Faculty of Sexual and Reproductive Healthcare Statement. Venous thromboembolism and hormonal contraception [Internet]. 2014. Disponível em: http://www.fsrh.org/pdfs/FSRHstatementVTEandhormonalcontraception.pdf.

Gompel A, Malet C, Spritzer P, Lalardrie JP, Kuttenn F, Mauvais-Jarvis P. Progestin effect on cell proliferation and 17 beta-hydroxysteroid dehydrogenase activity in normal human breast cells in culture. J Clin Endocrinol Metab 1986; 63:1174-80.

Goodwin PJ, DeBoer G, Clark RM et al. Cyclical mastopathy and premenopausal breast cancer risk. Results of a case-control study. Breast Cancer Res Treat 1995; 33:63-73.

Haute autorité de santé. Contraception chez l'homme et la femme [Internet]. 2013. Disponível em: http://www.has-sante.fr/portail/upload/docs/application/pdf/2015-02/contraception_fiches_memo_rapport_delaboration.pdf.

Jetley S, Rana S, Jairajpuri ZS. Morphological spectrum of endometrial pathology in middle-aged women with atypical uterine bleeding: A study of 219 cases. J-Life Health. 2013; 4:216-20.

Khan UI, Wang D, Karvonen-Gutierrez CA, Khalil N, Ylitalo KR, Santoro N. Progression from metabolically benign to at-risk obesity in perimenopausal women: a longitudinal analysis of study of women across the nation (SWAN). J Clin Endocrinol Metab 2014; 99:2516-25.

Leridon H. Can assisted reproduction technology compensate for the natural decline in fertility with age? A model assessment. Hum Reprod Oxf Engl 2004; 19:1548-53.

Lidegaard Ø, Løkkegaard E, Svendsen AL, Agger C. Hormonal contraception and risk of venous thromboembolism: national follow-up study. BMJ 2009; 339:b2890.

Lidegaard Ø, Nielsen LH, Skovlund CW, Skjeldestad FE, Løkkegaard E. Risk of venous thromboembolism from use of oral contraceptives containing different progestogens and oestrogen doses: Danish cohort study, 2001-9. BMJ 2011; 343:d6423.

McKinlay SM, Brambilla DJ, Posner JG. The normal menopause transition. Maturitas 1992; 14:103-15.

Mendoza N, Soto E, Sánchez-Borrego R. Do women aged over 40 need different counseling on combined hormonal contraception? Maturitas 2016; 87:79-83.

Milsom I, Andersson K, Andersch B, Rybo G. A comparison of flurbiprofen, tranexamic acid, and a levonorgestrel-releasing intrauterine contraceptive device in the treatment of idiopathic menorrhagia. Am J Obstet Gynecol 1991; 164:879-83.

Ministère des Affaires sociales et de la Santé. IVG: état des lieux et perspectives d'évolution du système d'information. Rapport juillet 2016.

Mishra GD, Dobson AJ. Using longitudinal profiles to characterize women's symptoms through midlife: results from a large prospective study. Menopause N Y N 2012; 19:549-55.

Nybo Andersen AM, Wohlfahrt J, Christens P, Olsen J, Melbye M. Maternal age and fetal loss: population-based register linkage study. BMJ 2000; 320:1708-12.

Oger E. Incidence of venous thromboembolism: a community-based study in Western France. EPI-GETBP Study Group. Groupe d'Etude de la Thrombose de Bretagne Occidentale. Thromb Haemost 2000; 83:657-60.

Paramsothy P, Harlow SD, Nan B et al. Duration of the menopausal transition is longer in women with young age at onset: the multiethnic Study of Women's Health Across the Nation. Menopause N Y N 2017; 24:142-9.

Pelage L, Fenomanana S, Brun J-L, Levaillant J-M, Fernandez H. [Treatment of adenomyosis (excluding pregnancy project)]. Gynecol Obstet Fertil 2015; 43:404-11.

Plu-Bureau G, Lê MG, Sitruk-Ware R, Thalabard JC, Mauvais-Jarvis P. Progestogen use and decreased risk of breast cancer in a cohort study of premenopausal women with benign breast disease. Br J Cancer 1994; 70:270-7.

Plu-Bureau G, Lê MG, Sitruk-Ware R, Thalabard J-C. Cyclical mastalgia and breast cancer risk: results of a French cohort study. Cancer Epidemiol Biomark Prev 2006; 15:1229-31.

Plu-Bureau G, Maitrot-Mantelet L, Hugon-Rodin J, Canonico M. Hormonal contraceptives and venous thromboembolism: an epidemiological update. Best Pract Res Clin Endocrinol Metab 2013; 27:25-34.

Rezk M, Masood A, Dawood R. Perimenopausal bleeding: Patterns, pathology, response to progestins and clinical outcome. J Obstet Gynaecol J Inst Obstet Gynaecol 2015; 35:517-21.

Santoro N, Crawford SL, El Khoudary SR et al. Menstrual cycle hormone changes in women traversing the menopause: Study of women's health across the nation. J Clin Endocrinol Metab 2017; 102:2218-29.

Stegeman BH, de Bastos M, Rosendaal FR et al. Different combined oral contraceptives and the risk of venous thrombosis: systematic review and network meta-analysis. BMJ 2013; 347:5298.

Tepper NK, Whiteman MK, Marchbanks PA, James AH, Curtis KM. Progestin-only contraception and thromboembolism: A systematic review. Contraception 2016; 94:678-700.

Tepper PG, Brooks MM, Randolph JF et al. Characterizing the trajectories of vasomotor symptoms across the menopausal transition. Menopause N Y N 2016; 23:1067-74.

van Hylckama Vlieg A, Helmerhorst FM, Rosendaal FR. The risk of deep venous thrombosis associated with injectable depot-medroxyprogesterone acetate contraceptives or a levonorgestrel intrauterine device. Arterioscler Thromb Vasc Biol 2010; 30:2297-300.

van Hylckama Vlieg A, Helmerhorst FM, Vandenbroucke JP, Doggen CJM, Rosendaal FR. The venous thrombotic risk of oral contraceptives, effects of oestrogen dose and progestogen type: results of the MEGA case-control study. BMJ. 2009; 339:b2921.

Vercellini P, Somigliana E, Viganò P, Abbiati A, Daguati R, Crosignani PG. Endometriosis: current and future medical therapies. Best Pract Res Clin Obstet Gynaecol 2008; 22:275-306.

World Health Organization. Medical eligibility criteria for contraception use (5th edition). Geneva: WHO Press, 2015.

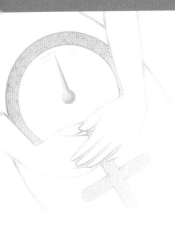

Conduta em caso de Sangramento Uterino Anormal

Capítulo 3

Ilza Maria Urbano Monteiro

INTRODUÇÃO

A queixa de sangramento uterino anormal (SUA) tem sido cada vez mais frequente nos consultórios de ginecologia e pode comprometer significativamente a qualidade de vida das mulheres. A prevalência da queixa oscila entre 4% e 52%, provavelmente em virtude dos diversos mecanismos para quantificar a perda menstrual e das diferentes populações estudadas.

O tempo entre o início dos sintomas e o tratamento pode ser longo, e muitas das mulheres com SUA se queixam do atendimento que recebem e se sentem insatisfeitas com a consulta. Relatam que os clínicos não valorizam suas queixas, o que as faz sofrer por muito tempo sem receber cuidados de saúde eficazes. Além de SUA, as mulheres costumam apresentar queixas de dor pélvica, sensação de peso em baixo ventre, dismenorreia ou alterações urinárias e intestinais.

Após estudo clássico de Halberg e cols., utilizando a prova da hematina alcalina, o limite superior de perda menstrual passou a ser consensualmente definido como de até 80mL. Na prática clínica, entretanto, não é possível a quantificação de perda sanguínea por meio dessa prova. Para facilitar a avaliação foi desenvolvido um método semiquantitativo mais prático para possibilitar o diagnóstico clínico: a tabela ilustrativa *Pictorial Blood Loss Assessment Chart* (PBAC), que já teve sua acurácia confirmada quando comparada com a prova de hematina alcalina.

Apesar da preocupação com a mensuração do volume sanguíneo menstrual perdido, a queixa de sangramento aumentado por si mostrou estar associada à piora na qualidade de vida, o que levou o National Institute for Health and Care Excellence (NICE) a definir SUA de modo subjetivo, ou seja, valorizando a queixa de que a perda menstrual estava interferindo com a qualidade de vida física, emocional e social das mulheres.

ETIOLOGIA

Várias podem ser as etiologias do SUA, desde ginecológicas até doenças sistêmicas que provocam aumento do sangramento uterino menstrual. Recentemente, a Federação Internacional de Ginecologia e Obstetrícia (FIGO) reuniu as causas de SUA e criou um acrônimo mnemônico, o PALM-COEIN, com as iniciais de cada uma delas. As primeiras quatro letras se referem às causas estruturais (pólipos endometriais, adenomiose, leiomiomatose e malignidades). As outras cinco letras são as iniciais das causas não estruturais (coagulopatias, distúrbios ovulatórios, causas endometriais, iatrogenia e não identificadas).

Pólipos endometriais (SUA-P)

Em quase metade dos casos, os pólipos endometriais provocam SUA em mulheres em idade reprodutiva. O exame ultrassonográfico tem baixas sensibilidade e especificidade para diagnóstico dos pólipos, enquanto a histeroscopia é o exame de escolha (padrão-ouro) para diagnóstico e tratamento. Os pólipos podem ser únicos ou múltiplos.

Adenomiose (SUA-A)

A prevalência de adenomiose nos estudos variou de 5% a 70%. São fatores de risco reconhecidos para adenomiose: antecedente de multiparidade, muitos abortos (principalmente os induzidos) e antecedente de cesáreas. Embora possa ser assintomática, a queixa de SUA aumenta a possibilidade de diagnóstico de adenomiose, principalmente quando associada à dismenorreia e à dor pélvica. Dispareunia não é uma queixa comum. A associação de adenomiose e miomatose uterina ocorre em 35% a 55% dos casos.

Leiomiomatose uterina (SUA-L)

A prevalência de miomatose uterina é muito variável nos estudos. Em estudo multicêntrico que incluiu o Brasil (França, Alemanha, Itália, Reino Unido, EUA, Canadá, Brasil e Coreia do Sul) para avaliar a prevalência de miomatose uterina, 2.500 mulheres em cada país e 4.000 nos EUA responderam questionário *online* para saber se seu médico teria relatado a presença de miomatose uterina à ultrassonografia. A prevalência de resposta afirmativa para miomatose variou entre 4,5% e 9,8%, sendo de 7,0% no Brasil.

Os miomas uterinos podem ser submucosos, intramurais ou subserosos. Leiomiomas que aumentem a superfície do endométrio, como os submucosos, estão mais frequentemente associados ao SUA. Seguindo a classificação da FIGO, os miomas podem ser de nove tipos, sendo o tipo 0 o submucoso pediculado. Caso apresente uma parte intramural, mas que corresponda a menos de 50% de seu volume total, é chamado tipo 1 e, se mais de 50%, tipo 2. Assim sucessivamente a classificação vai avançando, de modo que os miomas totalmente intramurais são do tipo 4 e os subserosos, do tipo 7 (Figura 3.1).

Mulheres com miomas múltiplos > 3,0cm podem apresentar sintomas urinários, como polaciúria e urgência miccional, ou intestinais compressivos, além de maior probabilidade de dor pélvica.

Malignidades (SUA-M)

Os tumores de colo uterino e do endométrio podem causar SUA. Os primeiros podem causar sangramento após o coito; seu rastreamento é feito por meio do exame citológico de Papanicolau e a confirmação é estabelecida pelo anatomopatológico. Com relação aos tumores do corpo uterino, o adenocarcinoma endometrioide tipo 1 corresponde a aproximadamente 80% dos tumores endometriais e seus fatores de risco são obesidade, *diabetes mellitus*, hipertensão arterial sistêmica, nuliparidade, anovulação crônica, uso de estrogênios isolados e uso de citrato de tamoxifeno.

Coagulopatias (SUA-C)

A incidência de coagulopatias varia de 15% a 40%, e um breve interrogatório pode levantar a suspeita do diagnóstico. Aproximadamente 90% dos casos de SUA-C são diagnosticados quando o clínico observa critérios de *screening*: (1) SUA desde a menarca; (2) um dos seguintes sintomas: hemorragia pós-parto, sangramento excessivo relacionado com procedimento cirúrgico ou dentário; (3) dois ou mais dos seguintes sintomas: hematomas uma ou duas vezes ao mês, epistaxe uma ou duas vezes ao mês ou história familiar de sintomas hemorrágicos. As coagulopatias como causa de SUA acometem principalmente mulheres jovens, e a etiologia mais comum é a doença de von Willebrand (VW). Nem sempre as provas de coagulação estão alteradas, pois a síntese de fator de VW pode variar ao longo do tempo. Caso haja antecedentes suspeitos, deve-se encaminhar para avaliação hematológica com dosagens do fator de VW.

Distúrbios ovulatórios (SUA-O)

O SUA-O é mais frequente nos extremos da vida reprodutiva, ou seja, logo após a menarca e alguns anos antes da menopausa. Apesar de distúrbios ovulatórios, principalmente a anovulação, serem modificações fisiológicas e poderem causar SUA, algumas endocrinopatias devem ser excluídas. As causas mais comuns são: síndrome de ovários policísticos, hipotireoidismo, hiperprolactinemia, estresse mental, obesidade, anorexia, perda de peso, exercícios extremados ou treinos de atletas de elite. Medicamentos que alteram o metabolismo da dopamina, como fenotiazídicos e antidepressivos tricíclicos, podem levar à anovulação.

Causas endometriais (SUA-E)

Estudos mostraram deficiência de prostaglandina F2α e endotelina 1 e/ou aceleração da lise do coágulo endometrial por excesso de fator ativador de plasminogênio, além do aumento das substâncias vasodilatadoras, como prostaglandinas E2 e prostaciclinas, em mulheres que apresentam SUA cíclico sem causas detectáveis e com prováveis alterações moleculares do endométrio. Outra possibilidade é a presença de infecções, mas o diagnóstico não é preciso, sendo difícil afastar a participação de agentes infecciosos nesse processo. Estudo prévio associou a queixa de SUA à presença de *Chlamydia trachomatis*.

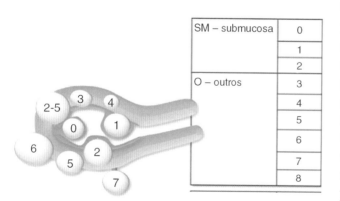

Figura 3.1 Sistema de subclassificação de leiomiomas. (Adaptada de Munro et al., 2011.)

Causas iatrogênicas (SUA-I)

A SUA-I é causada pelo uso de fármacos que não apresentam o efeito esperado por uso inadequado ou por características da própria mulher. O uso de esteroides, como estrogênios, progestogênios e androgênios, pode levar a um quadro de sangramento de disrupção por desequilíbrio endometrial.

Causas ainda não definidas (SUA-ND)

Aqui estão incluídas todas as causas desconhecidas por falta de diagnóstico exato.

SINTOMAS ASSOCIADOS AO SUA

Os sintomas mais frequentes associados ao SUA são dismenorreia, dor pélvica, fraqueza e tonturas. A anemia ferropriva na mulher com SUA pode ser mais um fator de comprometimento da qualidade de vida, uma vez que pode determinar mais queixas, como tonturas, fraqueza e astenia, entre outras. Maior atenção deve ser dada às adolescentes e às mulheres com mais de 40 anos de idade, nas quais é maior a prevalência de anemia ferropriva. Apesar disso, muitas mulheres com SUA não desenvolvem anemia. Um estudo de Montalti e cols. mostrou que aproximadamente um terço das mulheres com SUA apresentou anemia (hemoglobina < 12g/dL), ou seja, quase 70% das mulheres tinham níveis normais de hemoglobina.

PROPEDÊUTICA

História clínica

Além da classificação das etiologias do SUA, a FIGO recomendou o abandono de expressões como hemorragia uterina disfuncional e de termos como hipermenorreia, menorragia, menometrorragia e polimenorreia. Novas designações estão sendo propostas, porém a mais elucidativa é a descrição da perda menstrual em dias e quantidade de fluxo. Nesse sentido, o diagrama obtido por meio do *Pictorial Blood Loss Assessment Chart* (PBAC – Figura 3.2) tem-se mostrado eficiente.

O PBAC é um sistema de pontuação simples em que as mulheres marcam na tabela quantos absorventes ou tampões vaginais foram utilizados por dia. Cada absorvente recebe uma pontuação: apenas uma mancha: um ponto; mancha moderada: cinco pontos; absorvente encharcado: 20 pontos. Caso haja extravasamento discreto ou pequenos coágulos, recebe mais um ponto. Caso

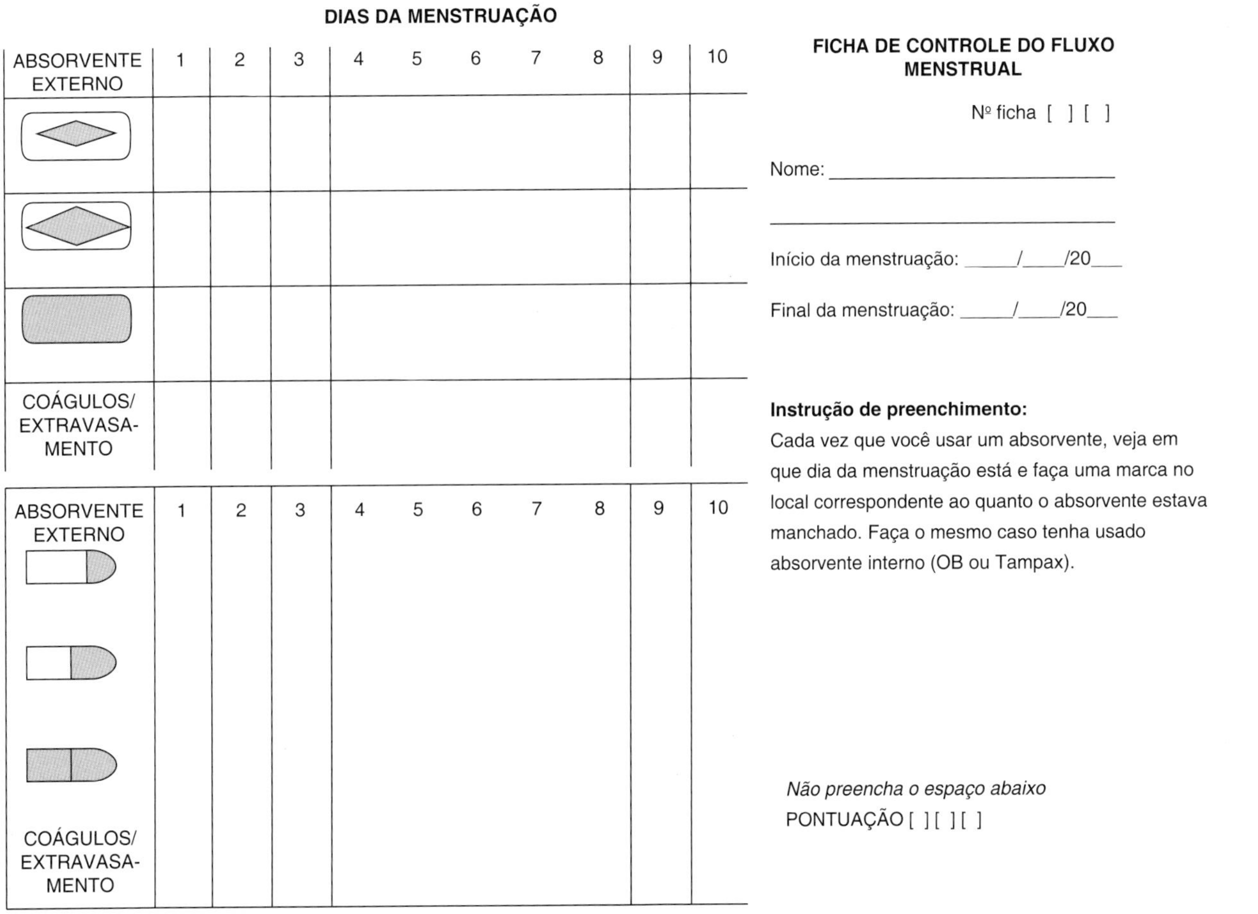

Figura 3.2 Representação modificada do *Pictorial Blood Loss Assessment Chart* (PBAC). (Adaptada de Higham et al., 1990.)

extravasamento maior ou com grandes coágulos, são somados cinco pontos em cada episódio. Para os absorventes internos os valores são 1, 5 e 10. Ao final, somam-se todos os absorventes, e escores > 100 indicam perda acima do normal e com boa correlação à prova da hematina alcalina – portanto > 80mL.

A história menstrual deve ser detalhada, centrando-se na extensão do período menstrual, nos intervalos intermenstruais e nas alterações de padrão de sangramento. Quando os ciclos são regulares, em geral a ovulação ocorreu. A hemorragia de causa anovulatória, mais comum nos extremos da idade, cursa com ciclos longos (> 45 dias), mas alterações na ovulação podem provocar ciclos muito curtos ou completamente irregulares.

A idade direciona o raciocínio clínico para alguns diagnósticos. As adolescentes apresentam hemorragia uterina relacionada com imaturidade do eixo hipotálamo-hipofisário e comprometimento no mecanismo de *feedback* estrogênico, o que resulta em anovulação. No primeiro ano após a menarca, 85% dos ciclos são anovulatórios.

Nos consultórios, as mulheres com mais queixas de SUA ou SMA estão entre os 40 e os 50 anos de idade. Na perimenopausa, a queda nos níveis estrogênicos por diminuição dos folículos ovarianos pode provocar supressão do hormônio luteinizante com consequente anovulação. Também nessa fase há aumento na incidência de causas anatômicas, como miomas ou pólipos uterinos, assim como de diagnósticos de hiperplasia e câncer endometriais.

Hemorragias de longa duração tendem a indicar distúrbios de coagulação, causas anatômicas ou hormonais, enquanto em causas agudas é obrigatório descartar complicações da gravidez, como gestações tópicas ou ectópicas, ameaça de aborto ou abortos em curso, corpos estranhos ou administração de hormônios exógenos.

O uso de medicamentos como anticoagulantes ou hormônios exógenos pode causar hemorragia uterina, mas nem sempre a paciente faz essa associação. Por essa razão, o ginecologista deve questioná-la sobre o uso desses medicamentos.

Alterações hormonais, como hiper ou hipotireoidismo, assim como elevações na prolactina, podem provocar SUA, geralmente com referência a ciclos irregulares, pois a causa é a alteração ovulatória. A história de ciclos irregulares ou sintomas de distúrbios tiroidianos orienta para a necessidade de dosar prolactina, tiroxina livre ou hormônio estimulador da tireoide.

Quanto aos métodos anticoncepcionais, o uso de dispositivo intrauterino (DIU) de cobre ou outros materiais não liberadores hormonais pode provocar SUA principalmente próximo à menopausa, em razão da atrofia ou da hipotrofia do endométrio, características dessa fase.

Exames complementares

Alguns exames são importantes para avaliação da repercussão do SUA. A dosagem de hemoglobina e hematócrito avalia a presença de anemia secundária à perda de sangue aumentada na menstruação. Vários autores recomendam também a dosagem sérica de ferro sérico, ferritina e transferrina para avaliação do impacto da perda de sangue na saúde da paciente. Além disso, a avaliação do coagulograma e das plaquetas pode identificar distúrbios de coagulação sanguínea.

A ultrassonografia transvaginal (USTV) é enfaticamente recomendada para o diagnóstico de SUA. Leiomiomas são um dos diagnósticos mais comuns dentre as alterações estruturais observadas à USTV. A localização e o tamanho precisos, quando correlacionados à clínica, são eficazes na orientação das propostas terapêuticas; entretanto, a USTV apresenta sensibilidade e especificidade baixas para o diagnóstico das lesões focais que comprometem a cavidade uterina. Nesses casos, a histeroscopia diagnóstica tem acurácia maior (sensibilidade de 99%). Se a suspeita for de leiomioma com comprometimento intracavitário, a histerossonografia com solução salina poderá aumentar a acurácia da USTV.

A padronização do exame ultrassonográfico ampliou a chance de diagnósticos como o de adenomiose. Um grupo de trabalho em ultrassonografia denominado *Morphological Uterus Sonographic Assessment* (MUSA) propõe a descrição cuidadosa da zona juncional (transição entre endométrio e miométrio), o que pode aumentar as taxas de diagnóstico de adenomiose. Distorções, interrupções e irregularidades na zona juncional são as alterações ultrassonográficas observadas em mulheres com adenomiose.

Com um número mais limitado de indicações, a ressonância magnética não é recomendada como primeira linha de investigação, mas pode ser necessária para avaliar o endométrio quando a cavidade uterina é inacessível ou para melhor avaliação de miomas ou adenomiose.

Para o diagnóstico de hiperplasias endometriais ou de câncer endometrial, a USTV oferece, principalmente, a avaliação da cavidade endometrial. Em mulheres na pré-menopausa não há uma espessura da linha endometrial que separe a normalidade das doenças pré-cancerosas ou cancerosas. Recomenda-se, portanto, a avaliação histológica do endométrio após os 45 anos de idade, seja por meio de curetagem uterina, biópsia de endométrio e/ou histeroscopia com biópsia endometrial, as quais apresentam alta acurácia para o diagnóstico de câncer de endométrio.

Investigação histológica

Mulheres com risco de apresentar câncer de endométrio devem ser submetidas à investigação histológica quando têm SUA. Em mulheres com mais de 45 anos com queixa de SUA, a avaliação endometrial é recomendada para afastar o diagnóstico de hiperplasia ou neoplasia maligna de endométrio.

Caso a avaliação endometrial não tenha sido realizada em virtude da ausência de fatores de risco e por causa da perimenopausa, a falha de tratamento após 3 a 6 meses deve indicar a necessidade de investigação para afastar o câncer de endométrio. Quando a lesão identificada é focal, como pólipos endometriais, a melhor abordagem consiste em histeroscopia cirúrgica, mas o relato de espessamento endometrial difuso pode e deve ser avaliado com biópsia de endométrio, a qual pode ser realizada com cânula de Novak ou com dispositivos descartáveis, como a Pipelle de Cornier®. O procedimento é facilmente realizado e tem boa acurácia na investigação do espessamento endometrial, produzindo amostra adequada em 87% a 97% dos casos e com sensibilidade de 54% a 92% para o carcinoma endometrial.

TRATAMENTO

Dentre as diversas formas de tratamento, convém sempre atentar para a que melhor se adapte à paciente, mas também é preciso lembrar que muitas dessas mulheres necessitam de método contraceptivo. Assim, em muitos casos se torna imperativo aliar um tratamento que ofereça também uma ação contraceptiva. Caso não seja necessária a anticoncepção, pode ser utilizado qualquer dos métodos apresentados a seguir.

Anti-inflamatórios não esteroides

O uso de anti-inflamatórios não esteroides (AINE) durante os dias de maior fluxo menstrual pode auxiliar a redução do volume do sangramento. O mecanismo de ação consiste na inibição das prostaglandinas circulantes, o que promove espasmo dos vasos endometriais e redução do fluxo. Eficiente, principalmente para casos de perdas menstruais leves, tem a vantagem de diminuir a dismenorreia em mais de 70% das mulheres. O uso de AINE está associado à redução de 20% a 50% do sangramento, além de apresentar a vantagem de reduzir a dismenorreia em mais de 70% das mulheres. Um dos AINE mais utilizados em todo o mundo é o ácido mefenâmico, na dose de 500mg, três vezes ao dia, por 3 a 6 dias, mas também podem ser usados o ibuprofeno e o naproxeno. Estudo de metanálise não encontrou evidência de que um AINE seja superior a outro.

Em revisão sobre o uso de AINE para tratamento de SUA, evidenciou-se maior efetividade desse tratamento em relação ao uso de placebo, mas menos do que com ácido tranexâmico, danazol ou sistema intrauterino liberador de levonorgestrel (SIU-LNG). Não houve diferença entre seu uso e outros tratamentos, como progesterona na fase lútea e contraceptivos orais combinados (COC). Os efeitos adversos são náuseas, vômitos e epigastralgia. Cuidados devem ser tomados em mulheres com doenças renais ou do trato digestório e com hipertensão arterial sistêmica descompensada. Os AINE são contraindicados em mulheres com distúrbios plaquetários.

Ácido tranexâmico

Outro tratamento clínico utilizado consiste no uso de ácido tranexâmico. Trata-se de um método não hormonal que pode ser utilizado apenas nos dias de maior sangramento, apresentando resposta mais rápida. Age como antifibrinolítico, alargando o tempo de dissolução da rede de fibrina e preservando o coágulo. Com o uso do ácido tranexâmico 24 a 36 horas após o início da menstruação ocorre diminuição significativa dos níveis de antígeno inibidor do ativador de plasminogênio-tipo 1 e do antígeno ativador do plasminogênio.

O ácido tranexâmico tem se mostrado seguro e efetivo e é considerado um dos melhores tratamentos por via oral, superando os anti-inflamatórios e os COC.

Recomenda-se o uso de 500mg a cada 8 horas nos dias de maior sangramento, não excedendo 5 dias. Na maioria dos estudos, a dose de ácido tranexâmico variou de 1,5 a 4,5g/dia por 5 dias. Dose menor (500mg duas vezes ao dia) apresentou efeito similar na redução do sangramento no estudo de Lukes e cols. (2010) em comparação com a dose de 2g/dia. Os efeitos adversos mais comuns são os sintomas gastrointestinais, e em diversos estudos o uso dessa medicação não apresentou efeitos colaterais importantes, como, por exemplo, fenômenos tromboembólicos.

Contraceptivos orais combinados

Caso haja necessidade de anticoncepção, os COC são uma ótima opção, mas não devem ser esquecidas as contraindicações ao uso de estrogênios, como hipertensão arterial sistêmica e câncer.

Os COC reduziram o fluxo menstrual e o número de dias de sangramento em mulheres com fluxo menstrual normal, mas não há evidência de eficácia no tratamento de SUA. Estudos encontraram redução de 20% a 50% no sangramento menstrual. A sua eficácia foi semelhante à dos AINE; entretanto, não há estudos suficientes para determinar sua ação em comparação com outros tratamentos.

Mais recentemente, uma nova formulação de COC, contendo valerato de estradiol, um estrogênio natural, e dienogest como progestogênio, em esquema quadrifásico, reduziu em mais de 70% o volume menstrual em mulheres com SUA.

Outras medicações interessantes para coordenar os ciclos anovulatórios são os reguladores hormonais bifásicos. Com o objetivo de mimetizar o ciclo menstrual, apresentam no início um componente estrogênico isolado, como o valerato de estradiol, e em sequência associa-se um derivado progestogênico, como o acetato de noretisterona. Essas medicações não conferem proteção contraceptiva.

Progestogênios isolados

A hormonoterapia com progestogênios administrados via oral na fase lútea do ciclo é realizada tradicionalmente. Esse tratamento, no entanto, é eficaz em mulheres anovuladoras, mas pouco eficiente em mulheres que ovulam normalmente, sendo significativamente menos efetivo na redução do sangramento menstrual quando comparado com o ácido tranexâmico, o danazol e o SIU-LNG. Os progestogênios são mais eficientes quando administrados por 21 dias em cada ciclo, porém seus efeitos colaterais ocasionam descontinuidade do tratamento.

Embora não existam estudos randomizados sobre seu efeito no SUA, o desogestrel, utilizado diariamente na dose de 75mg, é uma opção para uso via oral e contínuo de progestogênios. A paciente deve ser orientada sobre o sangramento irregular nos primeiros 3 meses e alertada sobre a necessidade de proteção com absorvente para se prevenir dos sangramentos vaginais inesperados.

O uso de acetato de medroxiprogesterona de depósito (AMPD) por via injetável reduz o sangramento menstrual, determinando amenorreia em 30% a 50% das usuárias após 1 ano. Nos primeiros meses de uso, a principal causa de abandono do tratamento é o sangramento irregular, que melhora com a continuidade do uso. Também existem controvérsias quanto ao efeito em longo prazo sobre a massa óssea e o ganho de peso.

O SIU-LNG tem se mostrado altamente eficaz no tratamento da hemorragia uterina com redução do fluxo menstrual em 65% a 97% e melhora nos níveis de hemoglobina. Sua alta eficácia e a boa aceitabilidade o colocam como primeira linha no tratamento de hemorragia uterina disfuncional. A elevada concentração de levonorgestrel no endométrio inibe a síntese endometrial de receptores estrogênicos, tornando o tecido endometrial insensível ao estradiol circulante e promovendo, assim, um intenso efeito antiproliferativo, cursando com atrofia endometrial importante.

A eficácia do SIU-LNG é comparável à da ablação endometrial ou da histerectomia, e a melhora na qualidade de vida das mulheres tratadas com esse sistema é comparável à obtida com o tratamento cirúrgico. Há efeitos adicionais com seu uso, como melhora da dismenorreia e dos sintomas pré-menstruais.

Durante os primeiros meses de uso, a usuária tende a apresentar irregularidade menstrual, que diminui com a continuação do uso. Após 1 ano, aproximadamente, uma em cada quatro mulheres apresenta sangramento irregular. A taxa de amenorreia costuma variar em torno de 20% a 40% em 12 meses de uso, e 70% das usuárias desse sistema apresentam redução importante do fluxo menstrual ou amenorreia em 24 meses. Os efeitos hormonais adversos (mastalgia, náuseas, edema) são discretamente mais comuns durante o primeiro ano de uso, quando comparados com os causados pela ressecção endometrial.

O risco de desenvolvimento de cistos ovarianos entre as usuárias do SIU-LNG está em torno de 20% durante o primeiro ano, os quais são frequentemente assintomáticos e regridem espontaneamente entre 2 e 4 semanas. As contraindicações ao uso do SIU-LNG são anormalidades uterinas, câncer uterino, doença hepática ativa e doença tromboembólica ativa.

O SIU-LNG é contraindicado em pacientes com alterações da morfologia da cavidade endometrial, como leiomiomas uterinos com componente submucoso ou pólipos endometriais. A presença de leiomiomas intramurais ou subserosos, entretanto, não impede o uso do método, mas a eficácia do tratamento pode diminuir em úteros muito volumosos.

Durante a inserção, alguns cuidados são importantes. Em mulheres com fluxo abundante, o SIU-LNG deve ser inserido ao final da menstruação, com fluxo bastante diminuído ou fora do período menstrual (desde que a gravidez esteja excluída). Em usuárias de anticoagulantes, deve-se atentar para a realização de um procedimento mais cuidadoso para evitar maiores traumas. Não é necessária a retirada dos anticoagulantes, desde que haja controle da anticoagulação (RNI entre 2,0 e 2,5, no máximo).

Quando disponível, o SIU-LNG é a primeira opção para o tratamento do SUA. Os tratamentos cirúrgicos devem ser indicados com parcimônia, principalmente nos casos de cirurgias maiores, como a histerectomia total, utilizada após a falha dos tratamentos conservadores.

Histeroscopia cirúrgica (polipectomia, miomectomia)

Diante da identificação de pólipos endometriais ou miomas submucosos, pode ser realizada a histeroscopia cirúrgica para o tratamento de pólipos endometriais e leiomiomas submucosos. Para os casos de miomectomias histeroscópicas, o procedimento deve obedecer a alguns critérios de ressecção do mioma para aumentar a segurança e a chance de sucesso da cirurgia, dentre eles o tamanho do mioma, sua penetração na parede endometrial, a largura de sua base e sua localização no útero. Com base nesses parâmetros, Lasmar e cols. elaboraram um escore que pode ser associado ao sucesso da cirurgia. A ressecção dos miomas submucosos, principalmente quando únicos, costuma melhorar o quadro de SUA. Pólipos endometriais em mulheres sintomáticas devem ser retirados, mas a associação à ablação endometrial oferece melhores resultados no controle do SUA em mulheres sem desejo reprodutivo.

Ablação endometrial

Esta técnica cirúrgica é uma importante forma de tratamento do SUA. O desenvolvimento das técnicas histeroscópicas de ablação de endométrio inaugurou a fase de tratamento conservador do SUA com o objetivo de promover a destruição do endométrio mediante lesão de sua camada basal, o que impede sua regeneração. A técnica apresenta bons resultados quando o útero tem histerometria < 10cm.

Podem ser empregadas várias técnicas para a destruição endometrial, todas com sucesso relativo. Essas técnicas promovem melhora importante do sangramento – a taxa de amenorreia após 1 ano gira em torno de 40% a 50% dos casos.

Atualmente, a ablação de endométrio é classificada como de primeira geração (via histeroscópica), consistindo na ressecção transcervical e cauterização do leito adjacente, ou de segunda geração (não histeroscópica), realizada com balões térmicos. Todas apresentam resultados semelhantes; entretanto, algumas exigem equipamentos especiais e treinamento específico, o que dificulta sua realização rotineira. Além disso, a ablação por via histeroscópica possibilita o estudo anatomopatológico com o material ressecado, excluindo a possibilidade de adenocarcinoma de endométrio.

Miomectomia por via abdominal

Quando a causa do SUA for miomatose uterina, a decisão sobre a miomectomia deverá ser tomada se a paciente tem desejo gestacional ou de preservação do útero e se os miomas apresentarem boas condições de ressecção. Pode ser realizada por via laparoscópica ou por laparotomia, dependendo da localização do mioma, da disponibilidade dos materiais utilizados e também do treinamento do cirurgião.

Para os casos de miomas intramurais ou subserosos, mas com componentes submucosos ou com distorção da cavidade uterina, devem ser consideradas a ressecção por via abdominal e a histeroscopia diagnóstica no pós-operatório recente (em torno de 2 meses) para prevenção de sinéquias uterinas.

Nos miomas muito grandes, o uso de um análogo de GnRH antes da cirurgia pode diminuir o volume do mioma e permitir sua exérese sem grandes danos ao útero. Recomenda-se uma única dose do análogo de GnRH de depósito, e a cirurgia deve acontecer 3 meses após a injeção, antes do retorno da menstruação. Entretanto, independentemente do procedimento cirúrgico adotado, a paciente deve estar ciente de que existe a possibilidade de conversão da cirurgia para histerectomia, o que será avaliado apenas no intraoperatório.

A paciente que engravida após miomectomia laparoscópica ou por laparotomia deve ser submetida a um parto cesáreo antes de entrar em trabalho de parto, assim que a maturidade do feto for confirmada, em virtude do risco de rotura uterina. Não se pode esquecer também de que a ressecção de miomas uterinos não exclui a possibilidade de aparecimento de novos miomas.

Embolização de artérias uterinas

Em alguns casos de miomas uterinos e também de adenomioses importantes, em que há o desejo de preservação da fertilidade, outra técnica que pode ser empregada, além da miomectomia, consiste no tratamento dos miomas com embolização das artérias uterinas. Procede-se à cateterização das artérias nutrizes dos miomas por cirurgião vascular habilitado e injeção de Gelfoam ou esferas de polipropileno, cessando o fluxo sanguíneo dos miomas ou do órgão e eliminando os miomas ou reduzindo a adenomiose.

Pode haver complicações em aproximadamente 1 a cada 100 mulheres. As mais comuns são descarga vaginal persistente e síndrome pós-embolização, que se caracteriza por dor, náusea, vômito e febre. Menos comumente, há a necessidade de cirurgia adicional ou formação de hematomas. Mulheres com mais de 45 anos de idade podem desenvolver falência ovariana. Casos de septicemia foram descritos, porém são raros. A técnica tem sido cada vez mais aceita como uma opção terapêutica a ser oferecida à mulher com leiomiomas e SUA. Novos estudos clínicos randomizados devem ser realizados para melhor avaliação dos resultados, principalmente em mulheres com desejo de gestação.

Esse procedimento por vezes é muito dispendioso e dependente de equipes altamente treinadas, o que dificulta sua aplicação. A divulgação e a popularização da técnica podem trazer à luz o real valor e as condições de aplicação da técnica.

Histerectomia

Quando os outros métodos falharem ou forem contraindicados, estará indicada a histerectomia. Em alguns casos, a paciente não aceita o tratamento conservador e decide, com seu médico, pela histerectomia. Por ser uma técnica cirúrgica de médio para grande porte com risco cirúrgico moderado, deve ser considerada apenas, como citado anteriormente, em casos selecionados em que não mais existe a possibilidade de tratamento conservador.

O procedimento pode ser realizado por via vaginal ou abdominal, esta última a céu aberto, ou por via laparoscópica, respeitando as mesmas considerações das miomectomias. A via vaginal deve obedecer a alguns critérios de elegibilidade que possibilitam avaliar se o benefício do orifício natural supera o risco de lesão de estruturas adjacentes presente nessa técnica, além de avaliar se as estruturas são ressecáveis por essa via. O volume uterino, seu contorno e a experiência do cirurgião são parâmetros importantes para a decisão quanto à possibilidade de adoção da via vaginal.

Todas as indicações de histerectomia devem ser precedidas de avaliação atualizada do colo uterino, por citologia oncótica, com colposcopia, se necessário, dada a importante taxa de patologia maligna ou pré-maligna cervical no país.

As complicações da histerectomia são mais frequentes do que as observadas após a ablação de endométrio. Sepses, transfusão sanguínea, tromboembolismo, embolia pulmonar, febre, hematoma de cúpula e hematoma de ferida foram eventos mais comuns após a histerectomia do que após a ablação de endométrio. Essas complicações devem ser explicadas às mulheres antes da decisão quanto ao tratamento. Óbito durante a cirurgia ou no pós-operatório acontece em quatro casos a cada 1.000 mulheres, e complicações severas estão presentes em torno de 3% dos casos.

Mulheres submetidas à histerectomia mostraram altos índices de satisfação após a cirurgia. Estudos randomizados, comparando histerectomia com ablação de endométrio, observaram índices maiores de satisfação entre as mulheres submetidas à histerectomia. A comparação com o SIU-LNG não mostrou níveis significativamente maiores para a histerectomia. Apesar dos altos índices de satisfação, a histerectomia não deve ser considerada a opção inicial para o tratamento da SUA em razão de sua natureza invasiva e do grande risco de complicações.

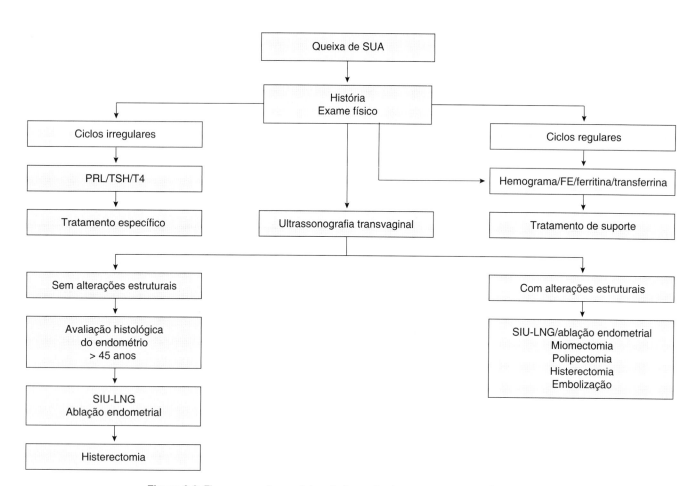

Figura 3.3 Fluxograma de conduta e tratamento do sangramento uterino anormal.

CONSIDERAÇÕES FINAIS

O tratamento do SUA é complexo e muitas vezes realizado de maneira equivocada no Brasil. O clínico deve estar muito atento ao risco de malignidade da causa do SUA, que deve ser excluído sempre que houver suspeita. A real causa do SUA aumenta as chances de tratamento eficaz. Nem sempre a presença de mioma justifica o SUA. Quando nada mais é encontrado, a hemorragia deve ser tratada por si só, visando puramente à melhora da qualidade de vida da paciente e à reversão de possíveis quadros anêmicos secundários à perda sanguínea.

Os procedimentos cirúrgicos devem ser sempre considerados com parcimônia e reservados para casos realmente necessários ou cuja indicação é estrita (p. ex., miomas submucosos). É preciso desmistificar a ideia preconcebida de que as cirurgias radicais constituem o melhor tratamento em razão do contato com pessoas submetidas a elas com sucesso quando não existiam ou não eram acessíveis os tratamentos clínicos mais modernos.

Acredita-se que ainda haja muita informação a ser produzida nesse campo. Causas idiopáticas muitas vezes podem estar relacionadas com questões psicossociais ainda não muito bem esclarecidas, entre outras. Tendo em vista esses quadros específicos, a psicoterapia individual ou em grupo e as terapias alternativas, como exercícios físicos, acupuntura e técnicas de medicina oriental, entre outras, podem ser discutidas para o tratamento complementar em casos selecionados.

Convém propor terapias individualizadas e personalizadas, incluindo a paciente na decisão e oferecendo o máximo possível de informações. Tanto quanto resolver seus problemas, as pacientes desejam uma atenção especial que pouco tempo demanda no atendimento, mas que faz grande diferença na qualidade do cuidado prestado.

Embora o SUA seja um problema ginecológico comum, seu tratamento ainda se constitui em um desafio na busca do melhor custo-benefício e da maior segurança, mas o tratamento cirúrgico deve ser postergado até que a indicação seja precisa.

Leitura complementar

Astedt B. Clinical pharmacology of tranexamic acid. Scand J Gastroenterol Suppl 1987; 137:22-5.

Azziz R. Adenomyosis: current perspectives. Obstet Gynecol Clin North Am 1989; 16(1):221-35.

Bahamondes L, Hidalgo M, Petta CA, Diaz J, Espejo-Arce X, Monteiro-Dantas C. Enlarged ovarian follicles in users of a levonorgestrel-releasing intrauterine system and contraceptive implant. J Reprod M 2003 Aug; 48(8):637-40.

Bhattacharya S, Middleton LJ, Tsourapas A et.al, Hysterectomy, endometrial ablation and Mirena® for heavy menstrual bleeding: a systematic review of clinical effectiveness and cost effectiveness analysis. Health Technology Assessment 2011; 15(19).

Blumenthal PD et al. Cost-effectiveness and quality of life associated with heavy menstrual bleeding among women using the levonorgestrel-releasing intrauterine system. Int J Gynecol Obstet 2011; 112(3):171-8.

Bonnar J, Sheppard BL. Treatment of menorrhagia during menstruation: randomised controlled trial of ethamsylate, mefenamic acid, and tranexamic acid. Br Med J 1996; 313(7057):579-82.

Bosch T, van Den et al. Terms, definitions and measurements to describe sonographic features of myometrium and uterine masses: a consensus opinion from the Morphological Uterus Sonographic Assessment (MUSA) group. Ultrasound Obstet Gynecol 2015; 46(3):284-98.

Brasil. Ministério da Saúde. Pesquisa Nacional de Demografia e Saúde da Criança e da Mulher PNDS 2006: dimensões do processo reprodutivo e da saúde da criança. Brasília: Ministério da Saúde, 2009:300. Disponível em: http://bvsms.saude.gov.br/bvs/publicacoes/pnds_crianca_mulher.pdf. Acesso em: 20 dez. 2016.

Chaudhri R, Rizvi F, Afzal M. Body weight and bleeding pattern changes in women using DMPA-SC. J Coll Physicians Surg Pak 2009 Oct; 19(10):618-21

Chen BH, Giudice LC. Dysfunctional uterine bleeding. West J Med 1998; 169(5):280-4.

Chrysostomou M et al. Incidence of adenomyosis uteri in a Greek population. Acta Obstet Gynecol Scand 1991; 70(6):441-4.

Dijkhuizen FP, Mol BW, Brolman HA, Heintz AP. The accuracy of endometrial sampling in the diagnosis of patients with endometrial carcinoma and hyperplasia: a meta-analysis. Cancer 2000; 89:1765-72

Dueholm M, Forman A, Jensen ML, Laursen H, Kracht P. Transvaginal sonography combined with saline contrast sonohysterography in evaluating the uterine cavity in premenopausal patients with abnormal uterine bleeding. Ultrasound Obstet Gynecol 2001; 18:54-61.

Dueholm M, Lundorf E, Olesen F. Imaging techniques for evaluation of the uterine cavity and endometrium in premenopausal patients before minimally invasive surgery. Obstet Gynecol Surv 2002 Jun; 57(6):338-403.

Farquhar C, Ekeroma A, Furness S, Arroll B. A systematic review of transvaginal ultrasonography, sonohysterography and hysteroscopy for the investigation of abnormal uterine bleeding in premenopausal women. Acta Obstet Gynecol Scand 2003; 82:493-504.

Farquhar C, Ekeroma A, Furness S, Arroll B. A systematic review of transvaginal ultrasonography, sonohysterography and hysteroscopy for the investigation of abnormal uterine bleeding in premenopausal women. Acta Obstet Gynecol Scand 2003; 82:493-504.

Fraser IS, Zeun S, Machlitt A, Mellinger U. A novel oral contraceptive comprising estradiol valerate/dienogest for the treatment of heavy and/or prolonged menstrual bleeding without organic cause: a double-blind, randomised, placebo-controlled trial. Int J Gynecol Obstet 2009; 107(Suppl 2):S183.

Gleeson NC. Cyclic changes in endometrial tissue plasminogen activator and plasminogen activator inhibitor type 1 in women with normal menstruation and essential menorrhagia. Am J Obstet Gynecol 1994; 171(1):178-83.

Gleeson NC, Buggy F, Sheppard BL, Bonnar J. The effect of tranexamic acid on measured menstrual loss and endometrial fibrinolytic enzymes in dysfunctional uterine bleeding. Acta Obstet Gynecol Scand 1994; 73(3):274-7.

Goddard A, McIntyre A, Scott B. Guidelines for the management of iron deficiency anaemia. Br Soc Gastroenterol Gut 2000; 46 (Suppl. 3-4):IV1-5.

Gull B, Carlsson S, Karlsson B, Ylöstalo P, Milsom I, Granberg S. Transvaginal ultrasonography of the endometrium in women with postmenopausal bleeding: is it always necessary to perform an endometrial biopsy? Am J Obstet Gynecol 2000 Mar; 182(3):509-15.

Gupta B, Mittal S, Misra R, Deka D, Dadhwal V. Levonorgestrel-releasing intrauterine system vs. transcervical endometrial ressection for dysfunctional uterine bleeding. Int J Obstet Gynecol 2006; 95:261-6.

Halberg L et al. Menstrual blood loss – a population study. Variation at different ages and attempts to define normality. Acta Obstet Gynecol Scand 1966; 45(3):320-51.

Hassa H et al. Are the site, diameter, and number of endometrial polyps related with symptomatology? Am J Obst Gynecol 2006; 194(3):718-21.

Hasson KA. From bodies to lives, complainers to consumers: measuring menstrual excess. Soc Sci Med 2012; 75(10):1729-36.

Higham JM et al. Assessment of menstrual blood loss using a pictorial chart. Br J Obstet Gynaecol 1990; 97(8):734-9.

Hurskainen R, Paavonen J. Levonorgestrel-releasing intrauterine system in the treatment of heavy menstrual bleeding. Curr Op Obstet Gynecol 2004; 16(6):487-90.

Irvine GA, Campbell-Brown MB, Lumsden, MA, Heikkilä A, Walker JJ, Cameron IT. Randomised comparative trial of the levonorgestrel intrauterine system and norethisterone for treatment of idiopatic menorrhagia. Br J Obstet Gynaecol 1998; 105:592-8.

Iyer V, Farquhar C, Jepson R. Oral contraceptive pills for heavy menstrual bleeding. Cochrane Review. CD000154. In: The Cochrane Library, Issue 1, 2004.

Jensen J, Machlitt A, Mellinger U et al. A multicenter, double-blind, randomized,placebo-controlled study of oral estradiol valerate/dienogest for the treatment of heavy and/or prolonged menstrual bleeding. Fertil Steril 2009; 92:S32.

Kaunitz AM, Bissonnette F, Monteiro I, Lukkari-Lax E, Muysers C, Jensen JT. Levonorgestrel-releasing intrauterine system or medroxyprogesterone for heavy menstrual bleeding: a randomized controlled trial. Obstet Gynecol 2010; 116(3):625-32.

Knol HM et al. The prevalence of underlying bleeding disorders in patients with heavy menstrual bleeding with and without gynecologic abnormalities. Am J Obstet Gynecol 2013; 209(3):202.e1-7.

Kotdawala P, Kotdawala S, Nagar N.J Evaluation of endometrium in peri-menopausal abnormal uterine bleeding. Midlife Health 2013 Jan; 4(1):16-21.

Kouides PA et al. Hemostasis and menstruation: appropriate investigation for underlying disorders of hemostasis in women with excessive menstrual bleeding. Fertil Steril 2005; 84(5):1345-51.

Lasmar RB, Barrozo PRM, Dias R, Oiveira MAP. Submucous fibroids: a new presurgical classification (STEP-w). J Minim Invasive Gynecol 2005; 12:308-311.

Lee NC et al. Confirmation of the preoperative diagnoses for hysterectomy. Am J Obstet Gynecol 1984; 150(3):283-7.

Lethaby A, Augood C, Duckitt K, Farquhar C. Nonsteroidal anti-inflammatory drugs for heavy menstrual bleeding. Cochrane Review. CD000400. In: The Cochrane Library, Issue 2, 2000.

Lethaby A, Farquhar C, Cooke I. Antifibrinolytics for heavy menstrual bleeding. Cochrane Review. CD000249. In: The Cochrane Library, Issue 4, 2000.

Lethaby AE, Irvine GA, Cameron IT. Cyclical progestogens for heavy menstrual bleeding. Cochrane Review. CD001016. In: The Cochrane Library, Issue 1, 2004.

Lethaby AE, Shepperd S, Farquhar C, Cooke I. Endometrial resection and ablation versus hysterectomy for heavy menstrual bleeding. Cochrane Review. CD000329. In: The Cochrane Library, Issue 2, 1999.

Lin X, Gao ES, Li D, Zhang M, Dou LX, Yuan W. Preventive treatment of intrauterine device-induced menstrual blood loss with tranexamic acid in Chinese women. Acta Obstet Gynecol Scand 2007; 86(9): 1126-9.

Lukes AS, Moore KA, Muse KN et al. Tranexamic acid treatment for heavy menstrual bleeding: a randomized controlled trial. Obstet Gynecol 2010; 116(4):865-75.

Marjoribanks J, Lethaby A, Farquhar. Surgery versus medical therapy for heavy menstrual bleeding. Cochrane Review. CD003855. In: The Cochrane Library, Issue 2, 2004.

Marret H et al. Clinical practice guidelines on menorrhagia: management of abnormal uterine bleeding before menopause. Eur J Obstet Gynecol Reprod Biol 2010; 152(2):133-7.

Marret H, Fauconnier A, Chabbert-Buffet N et al. Clinical practice guidelines on menorrhagia: management of abnormal uterine bleeding before menopause, Eur J Obstet Gynecol Reprod Biol 2010 Oct; 152(2):133-7.

Mayor S. NICE says hysterectomy must be last option for heavy menstrual bleeding. BMJ 2007; 334(7586):175.

McPherson K, Metcalfe MA, Herbert A et al. Severe complications of hysterectomy: the VALUE study. BJOG 2004; 111:688-94.

Moghissi KS. A clinician's guide to the use of gonadotropin-releasing hormone analogues in women. Medscape Womens Health 2000; 5:15.

Montalti CS et al. Anemia should not be the reason for consideration of heavy menstrual bleeding. Int J Clin Pract 2015; 69(12):1526-7.

Monteiro I, Bahamondes L, Diaz J, Perrotti M, Petta C. Therapeutic use of levonorgestrel-releasing intrauterine system in women with menorrhagia: a pilot study. Contraception 2002; 65:325-8.

Moss J, Christie A. Uterine embolization for heavy menstrual bleeding. Women's Health (Lond) 2016 Jan; 12(1):71-7.

Munro MG et al. FIGO classification system (PALM-COEIN) for causes of abnormal uterine bleeding in nongravid women of reproductive age. Int J Gynaecol Obstet 2011; 113(1):3-13.

Munro MG, Critchley HOD, Fraser IS. The FIGO systems for nomenclature and classification of causes of abnormal uterine bleeding in the reproductive years: who needs them? Am J Obstetr Gynecol 2012 Oct; 207(4):259-65.

Napolitano M et al. Iron-dependent erythropoiesis in women with excessive menstrual blood losses and women with normal menses. Ann Hematol 2013; 93(4):557-63.

NICE – National Institute for Health and Clinical Excellence. Heavy menstrual bleeding: assessment and management. Clinical guideline CG44. London, Jan. 2007. Disponível em: https://www.nice.org.uk/guidance/CG44. Acesso em: 12 mar. 2013.

O'Flynn N, Britten N. Menorrhagia in general practice-disease or illness. Soc Sci Med 2000; 50(5):651-61.

Parazzini F et al. Determinants of adenomyosis in women who underwent hysterectomy for benign gynecological conditions: Results from a prospective multicentric study in Italy. Eur J Obstet Gynecol Reprod Biol 2009; 143(2):103-6.

Pasqualotto EB, Margossian H, Price LL, Bradley LD. Accuracy of preoperative diagnostic tools and outcome of hysteroscopic management of menstrual dysfunction. J Am Assoc Gynecol Laparosc 2000 May; 7(2):201-9.

Peric H et al. The symptomatology of adenomyosis. Best Pract Res Clin Obstet Gynaecol 2006; 20(4):547-55.

Puri K, Famuyide AO, Erwin PJ, Stewart EA, Laughlin-Tommaso SK. Submucosal fibroids and the relation to heavy menstrual bleeding and anemia. Am J Obstet Gynecol 2014; 210(1):38e1-7.

Read GF, Wilson DW, Hughes IA, Griffiths K. The use of salivary progesterone assays in the assessment of ovarian function in postmenarcheal girls. J Endocrinol 1984 Aug; 102(2):265-8.

Renaud MC et al. Epidemiology and investigations for suspected endometrial cancer. J Obstet Gynaecol Can 2013; 35(4):380-1.

Robins JC. Therapies for the treatment of abnormal uterine bleeding. Curr Womens Health Rep 2001; 1(3):196-201.

Sadler JE. New concepts in von Willebrand Disease. Annu Rev Med 2005; 56(1):173-91.

Schaedel ZE, Dolan G, Powell MC. The use of the levonorgestrel-releasing intrauterine system in the management of menorrhagia in women with hemostatic disorders. Am J Obstet Gynecol 2005; 193:1361-3.

Scholes D, Lacroix AZ, Ott SM, Ichikawa LE, Barlow WE. Bone mineral density in women using depot medroxyprogesterone acetate for contraception. Obstet Gynecol 1999; 93:233-8.

Schwarzler P, Concin H, Bosch HYM. An evaluation of sonohysterography and diagnostic histeroscopy for the assessment of intrauterine pathology. Ultrasound Obstet Gynecol 1998; 11:337-42.

Smith S et al. A role for prostacyclin (PGi2) in excessive menstrual bleeding. Lancet Mar 1981; 317(8219):522-4.

Smith SK et al. Prostaglandin synthesis in the endometrium of women with ovular dysfunctional uterine bleeding. Br J Obstet Gynaecol 1981; 88(4):434-42.

Speroff L, Glass RH, Kase NG. Hemorragia uterina disfuncional. In: Speroff, F. Endocrinologia Ginecológica Clínica e Infertilidade. São Paulo: Manole 1995:555-72.

Srinil S, Jaisamram U. Treatment of idiopathic menorrhagia with tranexamic acid. J Med Assoc Thai 2005; 88(2):S1-6.

Sriprasert I, Pakrashi T, Kimble T, Archer D. Heavy menstrual bleeding diagnosis and medical management. Contraception and Reproductive Medicine 2017; 2:20.

Stewart A, Cummins C, Gold L, Jordan R, Phillips W. The effectiveness of the levonorgestrel releasing intrauterine system in menorrhagia: a systematic review. Br J Obstet Gynaecol 2001; 108:74-86.

Tamai K, Koyama T, Saga T et al. Diffusion-weighted MR imaging of uterine endometrial cancer. J Magn Reson Imaging 2007 Sep; 26(3):682-7.

Toth M et al. Association between chlamydia trachomatis and abnormal uterine bleeding. Am J Reprod Immunol 2007; 57(5):361-6.

Vercellini P et al. Adenomyosis: epidemiological factors. Best Pract Res Clin Obstet Gynaecol 2006; 20(4):465-77.

Wilansky D, Greisman B. Early hypothyroidism in patients with menorrhagia. Am J Obstet Gynecol 1989; 160(3):673-7.

Winkler UH. The effect of tranexamic acid on the quality of life of women with heavy menstrual bleeding. Eur J Gynecol Reprod Biol 2001; 99(2):238-43.

Yela DA, Ravacci SH, Monteiro IM, Pereira KC, Gabiatti JR. Comparative study of transvaginal sonography and outpatient hysteroscopy for detection of pathologic endometrial lesions in postmenopausal women. Rev Assoc Med Bras 2009 Sep-Oct; 55(5):553.

Zimmermann A et al. Prevalence, symptoms and management of uterine fibroids: an international internet-based survey of 21,746 women. BMC Womens Health 2012; 12.

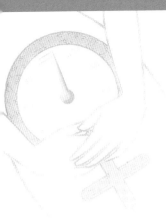

Avaliação do Risco Cardiovascular no Climatério

Capítulo 4

Márcio Alexandre Hipólito Rodrigues
Cristina Fonseca Beaumord

INTRODUÇÃO

A doença cardiovascular (DCV) é a principal causa de morte em mulheres em todo o mundo, e sua incidência difere entre homens e mulheres, sendo os homens mais predispostos a apresentar doenças cardiovasculares do que as mulheres. Os principais fatores de risco para DCV em mulheres incluem idade, hipertensão arterial, dislipidemia, *diabetes mellitus* (DM), história familiar de doença cardiovascular precoce, tabagismo, sedentarismo, obesidade e má alimentação. Novos fatores de risco para DCV incluem história de gravidez complicada por pré-eclâmpsia, diabetes gestacional ou hipertensão.

Durante os anos reprodutivos as mulheres estão protegidas da doença cardíaca coronariana (DCC), o que explica a maior prevalência entre os homens, porém, após a menopausa (diagnosticada retrospectivamente após 12 meses de amenorreia), a prevalência ultrapassa a observada no sexo masculino. Níveis baixos de estrogênio (hipoestrogenemia) em mulheres jovens (18 a 40 anos) aumentam o risco de DCV, e a menopausa precoce (< 40 anos) está associada à aceleração do processo de arteriosclerose, ao aumento de 2,6 vezes no risco de DCV e ao consequente aumento do risco de mortalidade por DCV. Esses achados sugerem um papel dos estrogênios na determinação do risco de DCV.

Um dos motivos para essa proteção significativa são os níveis mais elevados da lipoproteína de alta densidade (HDL-c) na menacme, derivados de um efeito dos estrogênios sobre o fígado. Com relação às lipoproteínas de baixa densidade (LDL-c), verificam-se valores reduzidos nas mulheres na pré-menopausa em relação aos homens, embora aumentem rapidamente após a menopausa. Os autores do estudo de Melbourne, após a análise de vários fatores de risco cardiovascular, informaram que o HDL-c foi o único fator que sofreu mudança em relação à menopausa, com acentuada redução em seus valores no fim do primeiro ano após a data da última menstruação (DUM). Mudanças em outras frações lipídicas, na pressão arterial e no índice de massa corporal (IMC) foram relacionadas com o aumento da idade. Portanto, após a menopausa, os valores de LDL aumentam com tendência a apresentar partículas menores, mais densas e potencialmente mais aterogênicas, enquanto os níveis de HDL diminuem.

Para alguns, o fator preditivo mais forte para doença arterial coronariana (DAC) em mulheres é o nível baixo de HDL-c. O decréscimo de 10mg/dL dessa lipoproteína aumenta em 40% a 50% o risco de DCV. Um estudo de Nahas e cols. demonstrou perfil lipídico desfavorável em mulheres na pós-menopausa. Os valores de LDL-c e colesterol total estavam acima do normal, enquanto os níveis de HDL-c e triglicerídeos se encontravam dentro da normalidade. Essas alterações lipídicas desfavoráveis foram confirmadas em estudo de Tardivo e cols. realizado com mulheres na pós-menopausa. Os níveis médios plasmáticos de colesterol total, LDL-c e triglicerídeos estavam acima do recomendado em 57,2%, 79,2% e 45,1% das mulheres, respectivamente, enquanto os de HDL-c estavam baixos em 50,8%.

A abordagem da síndrome metabólica assume grande importância quando se avalia o risco cardiovascular, sendo conceituada como um conjunto de alterações que incluem obesidade abdominal (circunferência abdominal > 80cm), dislipidemia (HDL < 50mg/dL; triglicerídeos ≥ 150mg/dL), aumento nos níveis pressóricos (≥ 130/85mmHg) e da glicemia (≥ 100mg/dL) e hiperinsulinemia, que são considerados fatores de risco para DCC. Um estudo (Lin e cols., 2010) constatou que a síndrome metabólica foi responsável por aumento significativo no risco de mortalidade primariamente em mulheres na pós-menopausa, não sendo aparente em mulheres na pré-menopausa.

Os objetivos da terapia hormonal (TH) são reduzir os sintomas decorrentes da deficiência estrogênica, como os vasomotores (SVM) e os geniturinários, e prevenir osteoporose e insuficiência ovariana prematura. A melhor opção para o tratamento hormonal deve incluir alguns aspectos que irão interferir nos resultados, como: (a) janela de oportunidade (*timing hypothesis*); (b) principais indicações; (c) escolha da via de administração; (d) escolha do esquema terapêutico; (e) contraindicações ao uso da TH, e (f) duração do tratamento. Mirkin e cols. corroboram essas afirmações e apontam para as seguintes considerações que afetam a risco/benefício da TH: tipo de TH (terapia estrogênica [TE] × terapia estroprogestativa [TEP]), tipo de progestogênio, terapia via oral × via transdérmica e idade e tempo de menopausa.

FISIOLOGIA DA MENOPAUSA

As mulheres nascem com a população completa de oócitos, e durante a menacme esses oócitos são gradualmente depletados através do processo de ovulação e atresia. O número decrescente de oócitos secreta menor quantidade de inibina B, diminuindo o *feedback* negativo sobre a secreção de FSH. Os níveis mais elevados do FSH determinam maior recrutamento folicular e perda acelerada de folículos com manutenção dos níveis de estradiol (E2) durante a fase inicial da menopausa. Em virtude da perda folicular, ocorre resposta ovariana variável aos níveis de FSH, ocasionando grande flutuação nos níveis de estrogênio. Mesmo com níveis elevados de FSH, a resposta ovariana declina à medida que ocorre depleção completa folicular, e os níveis de estrogênio, por sua vez, diminuem. O período pós-menopausa é caracterizado por níveis elevados de FSH e baixos de E2 (Figura 4.1).

PATOGÊNESE DA ATEROSCLEROSE
(Figura 4.2)

A aterogênese é uma sequência progressiva de sobreposição de fases com fatores característicos que influenciam cada etapa. A formação da placa ateromatosa se deve à deposição de lipídios na parede arterial. Durante esse estágio, microcristais de colesterol e ésteres de colesterol oriundos de partículas circulantes de lipoproteínas se acumulam nos locais da lesão endotelial e são fagocitados por macrófagos. A progressão da placa ateromatosa pode ser reduzida pelo HDL-c via transporte inverso dos lipídios da parede arterial para o fígado.

Os estrogênios e, em menor grau, os progestogênios demonstraram influenciar os fatores envolvidos em cada etapa do processo aterogênico. Os estrogênios melhoram a vasodilatação mediada pelo fluxo e a complacência arterial, enquanto os progestogênios podem ter ação oposta a esse efeito. Os estrogênios aumentam a atividade da óxido nítrico sintetase e podem ter ação indireta via efeitos inibidores na ADMA (*asymmetric dimethyl arginine*) derivados de aminoácido produzido por lesão da célula endotelial, que é inibidor da óxido nítrico sintetase. A exposição a concentrações fisiológicas de E2 reduz a ativação pró-inflamatória das células do endotélio vascular, prevenindo o desenvolvimento da arteriosclerose. Além disso, o E2 estimula a recuperação endotelial em situações de lesão vascular mediante ativação da óxido nítrico sintetase endotelial por vias genômicas e não genômicas, o que promove a vasodilatação. O E2 também altera o perfil lipoproteico, aumentando o HDL-c, que por sua vez estimula a produção de óxido nítrico, resultando em vasodilatação.

A progesterona natural parece ter um efeito neutro sobre o metabolismo dos lipídios, ao contrário de alguns

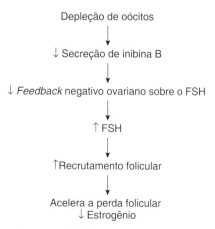

Figura 4.1 Fisiologia da menopausa.

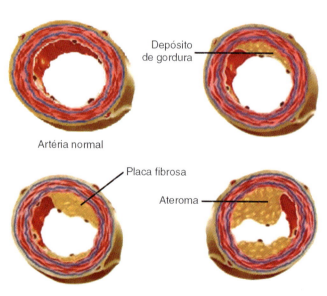

Figura 4.2 Patogênese da aterosclerose.

progestogênios, a depender de sua classe, ou seja, se com uma ação predominantemente androgênica, antiandrogênica, glicocorticoide ou mineralocorticoide. De acordo com Sitruk-Ware, os efeitos dos progestogênios sobre os marcadores de risco cardiovascular mostraram que a progesterona natural e os derivados da 19-nor-progesterona, que não têm efeito androgênico, não determinam impacto negativo sobre os efeitos benéficos dos estrogênios no perfil lipídico. Entre aqueles que apresentam propriedades androgênicas estão os derivados da 19-nor--testosterona e alguns derivados da 17-hidroxiprogesterona (17OHP), como o acetato de medroxiprogesterona (AMP), que têm efeitos negativos sobre os lipídios. Os progestogênios dispostos em ordem de menor impacto sobre o perfil lipídico são a didrogesterona, o acetato de clormadinona, o AMP, o acetato de noretisterona transdérmico, o norgestrel e o acetato de noretisterona por via oral. Os novos progestogênios (dienogeste, drospirenona, acetato de nomegestrol) não interferem com o efeito positivo dos estrogênios nos lipídios e no metabolismo dos carboidratos (CHO).

A pressão arterial (PA) é o fator principal na indução de lesão endotelial e desempenha um papel na proliferação do músculo liso arterial e no espessamento da parede arterial. Alguns estudos demonstraram redução da PA utilizando TH por via transdérmica e não pela via oral. A lipoproteína A (Lp[a]) é fração lipídica que contribui para o risco de DCV independentemente dos níveis de LDL e HDL. A terapia hormonal da menopausa (THM) tem sido associada à redução dos níveis de Lp(a), havendo maior impacto na redução pela via oral do que pela via transdérmica. Efeitos do estrogênio oral sobre fatores trombótico, antitrombóticos e fibrinolíticos favorecem a trombose e, portanto, poderiam aumentar o risco de um evento de DCV. Isso é provavelmente decorrente de ações de primeira passagem hepática de elevadas concentrações de estrogênios no fígado após a absorção para a circulação portal. Esses efeitos estão reduzidos ou ausentes quando o estrogênio é administrado por via não oral.

JANELA DE OPORTUNIDADE

A expressão *janela de oportunidade* enfatiza que alguns riscos da THM (particularmente DCV) são reduzidos e os benefícios são potencialmente aumentados quando essa terapia é realizada nos primeiros 10 anos após a menopausa.

O estudo *Womens Health Initiative* (WHI) tem sido considerado o ponto-chave de toda a história da THM. Antes dele, vários outros, como os estudos observacionais, demonstraram redução de 35% a 50% nos episódios de DAC nas usuárias de THM, quando comparadas

Quadro 4.1 *Nurse's Health Study*

TE próximo à menopausa	**RR: 0,66 (IC 95%: 0,54 a 0,80)** Redução significativa nos eventos por DCV
TE ≥ 10 anos de PM	**RR: 0,87 (IC 95%: 0,69 a 1,10)** Redução não significativa
TEP ≥ 10 anos de PM	**RR: 0,90 (IC 95%: 0,62 a 1,29)** Redução não significativa

TE: terapia estrogênica; TEP: terapia estroprogestativa; PM: pós-menopausa.
Fonte: adaptado de Hodis & Mack, 2008.

às não usuárias. No *Nurse's Healthy Study*, em que mulheres saudáveis foram avaliadas por longo período de acompanhamento, foi menor o risco relativo de algum evento coronariano para as usuárias regulares de THM (Quadro 4.1).

Importante característica dos estudos observacionais é a seleção de participantes mais jovens e, no geral, sem fatores de risco para DCV, quando comparados com os grandes estudos randomizados e controlados, como o WHI e o *Heart and Estrogen/Progestin Replacement Study* (HERS), o qual foi desenhado para avaliar a prevenção secundária em mulheres na pós-menopausa com histórico de DAC, utilizando estrogênios equinos conjugados (EEC) na dose de 0,625mg/dia associados ao AMP na dose de 2,5mg/dia. Já o estudo WHI, com desenho diferente, analisou a prevenção primária de DCV em dois grandes grupos: no primeiro foram usados EEC e AMP nas mesmas doses do HERS e o outro grupo era constituído de mulheres histerectomizadas em que foram empregados somente EEC. Constatou-se aumento do risco de DCV em ambos, diferentemente dos estudos observacionais.

Essa diferença entre os resultados benéficos da THM nos estudos observacionais e o risco elevado nos estudos randomizados intrigou vários autores e sociedades médicas. A partir desse questionamento, uma reanálise do WHI foi realizada, estratificando-se as pacientes por faixa etária e tempo de pós-menopausa. A THM iniciada precocemente (com poucos anos de pós-menopausa) mostrou reduzir a progressão da arteriosclerose, os eventos clínicos de DCC (infarto do miocárdio não fatal ou silencioso) e a taxa de mortalidade total. Entre as mulheres com menos de 10 anos de pós-menopausa, o RR para DCC foi de 0,76 (IC 95%: 0,50 a 1,16), e para aquelas com mais de 20 anos de pós-menopausa foi de 1,28 (IC 95%: 1,03 a 1,58). O excesso de risco absoluto para DCC estimado para as mulheres com menos de 10 anos de pós-menopausa foi de –6 casos por 10.000 mulheres/ano, mas foi de 17 novos casos por 10.000 mulheres/ano para aquelas com mais 20 anos de pós-menopausa. Os autores concluíram que mulheres que iniciam a THM nos primeiros anos de pós-menopausa têm a tendência de apresentar redução do risco de DCC quando comparadas às que iniciam a THM vários anos após a menopausa e que apresentaram aumento de risco.

As diferenças entre os resultados dos estudos observacionais que selecionaram mulheres mais jovens e com menos tempo de pós-menopausa e o ensaio clínico do WHI reforçam a hipótese da *janela de oportunidade* (*timing hypothesis*). Essa hipótese se deve em parte à ação dos estrogênios nos lipídios, no endotélio, nos fatores de adesividade e nos fatores anti-inflamatórios, que podem retardar o desenvolvimento da placa aterosclerótica. De outro lado, os efeitos dos estrogênios sobre a secreção da matriz de metaloproteinase 9 (MMP-9), no caso estrogênios por via oral, fatores trombóticos e trombolíticos podem promover a rotura de uma placa previamente estabelecida e trombose, determinando aumento na isquemia e infarto precoce no curso do tratamento. Reanálise dos resultados do WHI sustenta as hipóteses suprarrelatadas, com os autores observando tendência não significativa de redução no risco de DCV em mulheres com menos de 10 anos de pós-menopausa em uso de terapia estroprogestativa (TEP) e proteção no grupo de mulheres entre 50 e 59 anos em uso de terapia estrogênica (TE). Finalmente, após a interrupção do estudo WHI, entre as mulheres que continuaram a terapia (7,4 anos de tratamento e 4 anos pós-intervenção), a calcificação coronariana foi significativamente menor naquelas sob TE do que nas do grupo placebo (Quadro 4.2).

Metanálise realizada em 23 estudos clínicos randomizados com o total de 39.049 mulheres (191.340 mulheres/ano em seguimento) mostrou RR de 1,03 (IC 95%: 0,91 a 1,16) para DCC associada à THM para mulheres > 60 anos e com mais de 10 anos de pós-menopausa. No entanto, quando foram analisadas as mulheres < 60 anos e com menos de 10 anos de pós-menopausa, observou-se redução de 32% no risco de DCC (RR: 0,68; IC 95%: 0,48 a 0,96) (Figura 4.3).

No *Danish Osteoporosis Prevention Study* (DOPS – Quadro 4.3), 1.006 mulheres entre 45 e 58 anos foram randomizadas e receberam placebo ou acetato de noretisterona (NETA) associado a estradiol (E2 – não

Quadro 4.2 Estudo WHI após fase de intervenção

11 anos de seguimento (7 anos de randomização e 4 anos pós-intervenção)	
Mulheres de 50 a 59 anos em uso de TE (EEC)	
DCC	RR: 0,59 (IC 95%: 0,38 a 0,90)
IAM	RR: 0,54 (IC 95%: 0,34 a 0,86)
Mortalidade total	RR: 0,73 (IC 95%: 0,53 a 1,00)

DCC: doença cardíaca coronariana; IAM: infarto agudo do miocárdio.
Fonte: adaptado de Hodis & Mack, 2008.

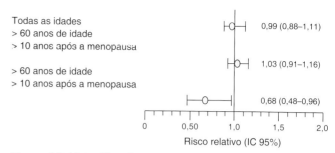

Figura 4.3 Metanálise de estudos clínicos randomizados – Risco relativo para DCC associado à THM.

Quadro 4.3 *Danish Osteoporosis Prevention Study* – DOPS

Estudo clínico longitudinal, randomizado, prospectivo, de 1.006 mulheres entre 50 e 58 anos, 7 meses após a menopausa utilizando 17β-estradiol (2mg) associado ou não ao acetato de noretisterona – regime sequencial	
Após 10 anos de randomização	
IAM/mortalidade/falência cardíaca	RR: 0,48 (IC 95% 0,27–0,89)
Mortalidade total	RR: 0,57 (IC 95% 0,30–1,08)
Após 16 anos de randomização	
IAM/mortalidade/falência cardíaca	RR: 0,61 (IC 95% 0,39–0,94)
Mortalidade total	RR: 0,66 (IC 95% 0,41–1,08)

histerectomizadas) ou E2 2mg/dia (histerectomizadas). Após 10 anos de seguimento, as mulheres (recentemente pós-menopausadas) sob THM apresentaram redução significativa no risco de mortalidade, insuficiência cardíaca e infarto agudo do miocárdio (IAM) sem qualquer aumento aparente no risco de câncer, tromboembolismo venoso (TEV) ou acidente vascular cerebral (AVC).

Em recente estudo desenhado para testar especificamente a janela de oportunidade da TH pós-menopausa (*Early versus Late Intervention Trial with Estradiol* [ELITE] – 17β-E2 1mg/dia via oral + gel vaginal de progesterona natural 45mg, administrada sequencialmente em mulheres não histerectomizadas), os dados demonstraram que a TE por via oral foi associada a menor progressão de aterosclerose subclínica (medida como espessura íntima média carotídea), comparada com placebo, quando a terapia foi iniciada até 6 anos após a menopausa, mas não quando 10 anos ou mais após a menopausa (Figura 4.4).

VIA DE ADMINISTRAÇÃO E DOENÇA CARDIOVASCULAR

A THM pode ser administrada na forma de drágeas ou comprimidos pela via oral ou pela via parenteral. A via parenteral está disponível para as formas de adesivos coloca-

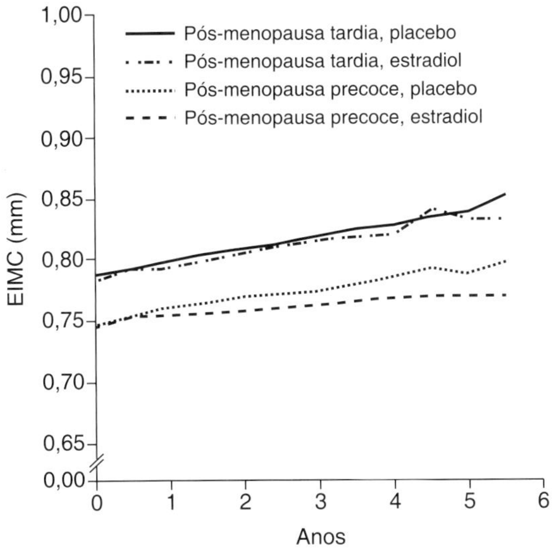

Figura 4.4 Progressão da espessura íntima média carotídea (EIMC) de acordo com o tempo de pós-menopausa e THM.

N° de participantes							
Com dados da EIMC	643	533	522	515	424	295	56
que completaram ou descontinuaram o estudo	0	106	119	128	215	345	582
Sem dados da EIMC	0	4	2	0	4	3	5

dos sobre a superfície cutânea (transdérmicos); gel aplicado sobre a superfície cutânea; implante colocado na subderme; creme ou óvulos vaginais e dispositivo intrauterino liberador de levonorgestrel (DIU-LNG).

Para a escolha da via de administração, uma importante questão está relacionada com a via oral e o fenômeno da primeira passagem hepática. Quando administrado por via oral, o hormônio é absorvido no tubo digestório, atinge o sistema porta e chega ao fígado. No fígado, é metabolizado e, por sua vez, exerce influências no metabolismo hepático. Somente após essa etapa chega à circulação sistêmica. Entre as influências no metabolismo hepático, citam-se aumento dos fatores de coagulação, como da resistência para ativação da proteína C (anticoagulante natural), alterações no metabolismo lipídico (aumento do HDL, diminuição do LDL-c e aumento dos triglicerídeos) e estímulo no sistema renina-angiotensina-aldosterona.

Estudo utilizando estrogênio por via oral em baixas doses observou aumento da fibrinólise (diminuição do inibidor do ativador do plasminogênio tipo 1 [PAI-1] e aumento do dímero D), determinou pequeno decréscimo em fatores pró-coagulantes (fibrinogênio, fator VII, fragmentos da protrombina I e II e complexo trombina-antitrombina III) e aumentou a resistência à proteína C ativada. Esse fenômeno não aconteceu quando foi utilizada a via não oral, não sendo observadas alterações nos níveis de triglicerídeos, na proteína C reativa e na SHBG e praticamente sem efeito nos níveis pressóricos.

O estudo ESTHER (*Estrogen and Thromboembolism Risk*), de caso-controle, multicêntrico, realizado na França no período entre 1999 e 2005, demonstrou que a via oral e não a transdérmica esteve associada a risco elevado de TEV (RR 4,2 para via oral e RR 0,9 para transdérmica). Além disso, não houve associação significativa de TEV à progesterona natural micronizada e aos derivados do pregnanol; entretanto, foi detectado risco quatro vezes maior de TEV quando foram utilizados os derivados do norpregnano (acetato de nomegestrol) na THM combinada. Esse estudo é corroborado pelo trabalho de Canonico e cols., que também mostraram, com base no seguimento de 80.308 mulheres na pós-menopausa pelo período de 10 anos, que o estrogênio transdérmico não esteve associado a risco maior de TEV (RR: 1,1; IC 95%: 0,8 a 1,8) quando comparado a não usuárias, enquanto houve aumento do risco naquelas usuárias de estrogênio por via oral (RR: 1,7; IC 95%: 1,1 a 2,8).

TIPO E DOSE DE ESTROGÊNIO E DOENÇA CARDIOVASCULAR

O E2 pode ser utilizado por via oral ou transdérmica (gel ou adesivo), os EEC por via oral e vaginal e o estriol e o promestrieno, via vaginal. Quanto à via vaginal, sabe-se que a absorção sistêmica do estriol é reduzida e a do promestrieno é desprezível. A recomendação da NAMS e de outras sociedades, como a Sociedade Brasileira de Climatério (SOBRAC), é a de que se deve utilizar a dose mínima efetiva para o tratamento dos sintomas da síndrome climatérica. No Quadro 4.4 são apresentadas as doses de estrogênio utilizadas na TH na pós-menopausa.

Estudo de caso-controle realizado em população do estado de Washington sugeriu risco aumentado de TEV em mulheres na pós-menopausa usando EEC por via oral (OR: 2,08; IC 95%: 1,02 a 4,27) comparadas com aquelas usando 17β-E2. Quanto aos casos de infarto do miocárdio e AVC isquêmico, o *Odds Ratio* (OD) estimado foi similar ao encontrado para TEV, porém sem significância estatística (Tabela 4.1).

Quadro 4.4 Doses de estrogênio utilizadas na THM

Estrogênio	Dose	
	Baixa	Padrão
EEC (via oral)	0,3mg	0,625mg
Estradiol micronizado (via oral)	0,5mg	1 a 2mg
Estradiol adesivo	25µg	50µg
Estradiol gel	0,5 a 0,75mg	1 a 1,5mg

Fonte: The 2017 Hormone Therapy Position Statement of the North American Menopause Society. Menopause 2017; 24(7):728-53; e Consenso Brasileiro de Terapêutica Hormonal da Menopausa, 2014.

Tabela 4.1 Risco de trombose venosa, infarto do miocárdio e AVC isquêmico associado ao uso de estrogênio equino conjugado comparado com estradiol oral

Tipo de evento	Estradiol Caso	Estradiol Controle	EEC Caso	EEC Controle	Odds Ratio (IC 95%) para uso de ECC	P valor
TEV	29	114	39	87	2,08 (1,02 a 4,27)	0,45
IAM	29	114	38	87	1,87 (0,91 a 3,84)	0,09
AVC isquêmico	23	114	25	87	1,13 (0,55 a 2,31)	0,74

Fonte: Sampselle et al., 2002.

TERAPIA HORMONAL DA MENOPAUSA × DIABETES MELLITUS (DM)

Grandes estudos clínicos randomizados têm demonstrado que a THM reduz o diagnóstico de novos casos de DM tipo 2, embora nenhuma terapia tenha indicação para prevenção do diabetes. Entre as pacientes que receberam tratamento no braço combinado do estudo WHI (EEC + AMP), observou-se redução estatisticamente significativa de 21% na incidência de DM tipo 2, o que indica 15 casos a menos por 10.000 mulheres/ano de tratamento (RR: 0,79; IC 95%: 0,67 a 0,93), sendo encontrados resultados semelhantes no *Heart and Estrogen/Progestin Replacement Study* (HERS): RR: 0,65; IC 95%: 0,48 a 0,89. No braço do estudo WHI em que as pacientes receberam EEC isolado houve diminuição de 12% na incidência de novos casos de DM tipo 2, ou seja, 14 casos a menos por 10.000 mulheres/ano de terapia (RR: 0,88; IC 95%: 0,77 a 1,01).

Não há evidências adequadas que recomendem a THM para prevenção primária de DM na peri e pós-menopausa. No entanto, a THM pode ajudar a diminuir o acúmulo de gordura abdominal e o ganho de peso frequentemente associados à fase de transição menopausal.

Portanto, algumas mulheres diabéticas, depois de cuidadosa avaliação do risco de DCV, podem ser candidatas à THM, preferencialmente usando a via trandérmica e a progesterona micronizada ou outro progestogênio menos ativo metabolicamente.

TIPOS DE PROGESTOGÊNIOS E TERAPIA HORMONAL DA MENOPAUSA

Em mulheres não histerectomizadas é necessária a adição de progestogênio para prevenção de hiperplasia e câncer de endométrio.

Os progestogênios utilizados em THM podem ser administrados de maneira contínua ou cíclica: de maneira contínua são usados durante todo o mês associados ao estrogênio e na cíclica, durante 12 a 14 dias por mês, com sangramento de privação. Vários tipos de progestogênios podem ser utilizados na THM (Figura 4.5).

No Quadro 4.5 encontram-se as doses dos progestogênios e seus respectivos esquemas.

No estudo ESTHER, os autores verificaram que o uso de progesterona micronizada e dos progestogênios derivados do pregnano foi mais seguro em relação ao risco de trombose venosa do que o de derivados 19-norpregnano.

No *Étude de Norpregnanes sur la Coagulation* (SNAC), um estudo transversal realizado na França entre 2006 e 2007 em mulheres na pós-menopausa entre 45 e 70 anos de

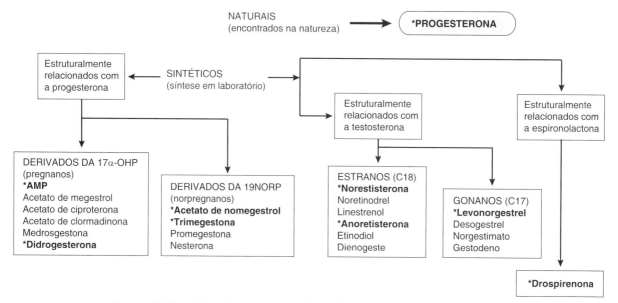

Figura 4.5 Classificação dos progestogênios. (*Progestogênios usados em TH.)

Quadro 4.5 Tipo de progestogênio e dose utilizada nos regimes de THM

Progestogênio	Dose utilizada (mg/dia)	
	Regime sequencial	Regime contínuo
Progesterona micronizada	200 a 300	100
Acetato de medroxiprogesterona	5 a 10	2,5
Acetato de ciproterona	1	–
Acetato de nomegestrol	5	2,5
Noretisterona	1	0,5
Levonorgestrel	0,75	–
Didrogesterona	10,0	5,0
Drospirenona	–	2,0
Trimegestona	0,5	0,125

idade, foram utilizados estrogênios transdérmicos combinados com derivados do norpregnano ou progesterona micronizada. Enquanto a progesterona micronizada não afetou a hemostasia, os derivados de norpregnano induziram resistência à proteína C ativada (APC), ativando a coagulação. Os autores enfatizaram os diferentes efeitos existentes entre diversas classes de progestogênios na THM.

Estudo multicêntrico randomizado (Norris e cols., 2008) foi realizado em 186 mulheres tratadas com E2 (2mg) + trimegestona (TMG – 0,5mg) ou E2 (2mg) + didrogesterona (DYD – 10mg), demonstrando que a atividade de antitrombina e da proteína S diminuiu e a resistência à APC foi aumentada em ambos os grupos. Além disso, a APC diminuiu e o complexo plasmina-antiplasmina aumentou apenas no grupo da TMG, sugerindo uma resposta fibrinolítica melhorada nesse grupo.

De acordo com o exposto, a progesterona natural parece ter efeito neutro sobre o aparelho cardiovascular quando comparada aos progestogênios sintéticos, o que, por sua vez, pode aumentar o risco de TEV e/ou alterar o perfil lipídico para um estado mais aterogênico.

TIBOLONA NA TERAPIA HORMONAL DA MENOPAUSA

A tibolona é um esteroide sintético derivado da 19-nor--testosterona aprovado para o tratamento dos sintomas menopausais na Austrália, na Europa e no Brasil. Metabolizada em dois metabólitos com afinidades pelo receptor de estrogênio, 3α e 3ß, e um isômero Δ4 com afinidade pelos receptores de progesterona e de androgênio, a tibolona diminui os níveis de SHBG e aumenta os níveis circulantes de testosterona livre em uma ação androgênica adicional. Utilizada por via oral nas doses de 2,5mg/dia (padrão) e 1,25mg/dia (baixa dose), alivia os sintomas vasomotores e melhora a atrofia urogenital, reduz significativamente a incidência de fraturas vertebrais e não vertebrais em mulheres com mais de 60 anos, diminui o risco de câncer de mama em mulheres pós-menopausadas e de câncer de cólon, está associada a risco de AVC em mulheres idosas, mas não em mulheres jovens, não aumenta o risco de DAC ou TEV, não induz hiperplasia ou carcinoma de endométrio e melhora o bem-estar sexual em mulheres pós-menopausadas que se apresentam com baixa de libido (Quadro 4.6).

AVALIAÇÃO DO RISCO CARDIOVASCULAR

A avaliação do risco cardiovascular pode inicialmente contemplar o escore de risco da American College of Cardiology/American Heart Association (ACC/AHA) que inclui dados sobre idade, tabagismo, diagnóstico de hipertensão, nível pressórico, diabetes e coletesterol total. Após a inserção desses dados, calcula-se o escore de risco em 10 anos de acordo com o apresentado na Figura 4.6.

Após a análise do escore de risco cardiovascular, o ginecologista pode utilizar outra ferramenta, elaborada por Manson (2014), na qual é proposto um algoritmo que estratifica o tempo de pós-menopausa (janela de oportunidade, já discutido neste capítulo) × risco de escore cardiovascular em 10 anos e a decisão de utilização ou não de THM (Quadro 4.7). Com o uso dessas duas

Quadro 4.6 Recomendações para redução de risco cardiovascular

Nível de risco	Recomendações	Nível de recomendação
Para todas as mulheres	Interrupção do tabagismo Atividade física regular Alimentação equilibrada Controle do peso	Classe I
Mulheres de risco leve a moderado	Controle da PA Controle do colesterol se > 190mg/dL	Classe I
	Ácido acetilsalicílico (AAS)	Classe II
Mulheres de alto risco	Reabilitação após evento cardíaco Controle da PA Controle de colesterol LDL < 100mg/dL Tratamento do diabetes Inibidores da enzima de conversão Betabloqueadores	Classe I
	Controle do colesterol LDL < 70mg/dL para mulheres de risco mais elevado AAS Suplementação com ômega 3	Classe II

Fonte: recomendações da Federação Francesa de Cardiologia (www.fedecardio.org).

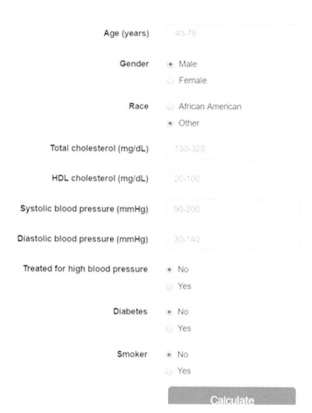

Figura 4.6 Avaliação do risco cardiovascular. (Disponível em: http://www.cvriskcalculator.com/.)

Quadro 4.7 Avaliação do risco cardiovascular e candidatas ao uso da THM sistêmica

Escore de risco CV – 10 anos	Tempo de pós-menopausa		
	< 5 anos	6 a 10 anos	> 10 anos
Muito baixo (< 5%)	THM – OK	THM – OK	Evitar THM
Baixo (5% a < 10%)	THM – OK	THM – OK (escolha via transdérmica)	Evitar THM
Moderado (10% a 20%)	THM – OK (escolha via transdérmica)	THM – OK (escolha via transdérmica)	Evitar THM
Alto (> 20%)	Evitar THM	Evitar THM	Evitar THM

CV: cardiovascular; THM: terapia hormonal da menopausa.

ferramentas o ginecologista poderá tomar a decisão de prescrever ou não a THM com base em adequada evidência científica.

CONSIDERAÇÕES FINAIS
Consenso SOBRAC/2014

1. Em mulheres saudáveis sem DCV, há evidências de benefícios cardiovasculares quando a THM é iniciada em fase precoce da transição menopausal, na chamada janela de oportunidade (nível de evidência A).
2. Há aumento do risco de DCV quando iniciada em fase tardia da transição menopausal, fora da janela de oportunidade, ainda que o único estudo randomizado tenha avaliado apenas um tipo de estrogênio e progestogênio (nível de evidência A).
3. Não existem evidências que justifiquem o emprego da THM em mulheres saudáveis e assintomáticas com a única finalidade de reduzir o risco de DCV durante o período do climatério (nível de evidência A).
4. Não existem estudos sobre o risco cardiovascular com o emprego de testosterona ou de outros androgênios em associação à terapêutica com estrogênios isolados ou estroprogestativa.
5. Não existem estudos em DCV com desfecho clínico para terapêutica hormonal de dose baixa e para tibolona.
6. Há evidências de que a THM realizada com EEC e AMP em mulheres com DCV prévia aumentou o risco de novos eventos cardiovasculares no primeiro ano de uso (nível de evidência A).
7. Não existem estudos que ofereçam conclusões definitivas e que tenham avaliado os efeitos da THM com outras formulações ou vias de administração em mulheres menopáusicas com DCV prévia.

Leitura complementar

Brinton EA, Hodis HN, Merriam GR, Harman SM, Naftolin F. Can menopausal hormone therapy prevent coronary heart disease? Trends in Endocrinology and Metabolism 2008; 19(6):206-12.

Canonico M, Alhenc-Gelas M, Plu-Bureau G, Olie V, Scarabin PY. Activated protein C resistance among postmenopausal women using transdermal estrogens: importance of progestogen. Menopause 2010; 17:1122-7.

Canonico M, Fournier A, Carcaillon L, et al. Post-menopausal therapy and risk of idiopathic venous thromboembolism. Results from the E3N cohort study. Arterioscler Thromb Vasc Biol 2010; 30:340-5.

Canonico M, Oger E, Plu-Bureau G et al. Hormone therapy and venous thromboembolism among postmenopausal women. Impact of the route of estrogen administration and progestogens: The ESTHER Study. Circulation 2007; 115:840-5.

Consenso Brasileiro de Terapêutica Hormonal da Menopausa. 2014. Disponível em: http://www.menopausa.org.br/.

Goff DC Jr, Lloyd-Jones DM, Bennett G et al. 2013 ACC/AHA guideline on the assessment of cardiovascular risk: a report of the American College of Cardiology/American Heart Association Task Force on Practice Guidelines. Circulation 2013; 01.cir.0000437741.48606.98 published online before print November 12 2013. The online-only Data Supplement is available with this article at http://circ.ahajournals.org/lookup/suppl/doi:10.1161/01.cir.0000437741.48606.98/-/DC1.

Guthrie JR, Dennerstein L, Taffe JR, Lehert P, Burger HG. The menopausal transition: a 9-year prospective population-based study. The Melbourne Women's Midlife Health Project. Climateric 2004; 7:375-89.

Harman SM. Menopausal hormone treatment cardiovascular disease: another look at an unresolved conundrum. Fertil Steril 2014; 101:887-97.

Hodis HN, Mack WJ, Henderson VW et al. Vascular effects of early versus late postmenopausal treatment within estradiol. N Engl J Med 2016; 374:1221-31.

Hodis HN, Mack WJ. The timing hypothesis in hormone replacement therapy: a paradigm shift in the primary prevention of coronary heart disease in women. Part 1: Comparison of therapeutic efficacy. J Am Geriatr Soc 2013; 61:1005-10.

Hulley S, Grady D, Bush T, Furberg C. Randomized trial of estrogen plus progestin for secondary prevention of coronary heart disease in postmenopausal women (Heart and Estrogen/Progestin Replacement Study (HERS) Research Group). JAMA 1998; 280:605-13.

Laliberté F, Dea K, Duh MS, Kahler KH, Rolli M, Lefebvre P. Does the route of administration for estrogen hormone therapy impact the risk of venous thromboembolism? Estradiol transdermal system versus oral estrogen-only hormone therapy. Menopause 2011; 18(10):1052-9.

Lin JW, Caffrey JL, Chang MH, Lin YS. Sex, menopause, metabolic syndrome, and all-cause and cause-specific mortality-cohort analysis from the third national health and nutrition health and nutrition examination survey. J Clin Endocrinol Metab 2010; 95(9):4258-67.

Manson JE. Current recommendations: what is the clinician to do? Fertil Steril 2014; 101:916-21.

Manson JE, Bassuk SS. Invited commentary: hormone therapy and risk of coronary heart disease – why renew the focus on the early years of menopause? Am J Epidemiol 2007; 166:511-7.

Manual de orientação em climatério. Febrasgo 2010; 1-220. Disponível em: www.febrasgo.org.br.

Mirkin S, Archer DF, Pickar JH and Komm BS. Recent advances help understand and improve the safety of menopausal therapies. Menopause 2014; 22(3):351-60.

Morselli E, Santos RS, Criollo A, Nelson MD, Palmer BF, Clegg DJ. The effects of oestrogens and their receptors on cardiometabolic health. Nat Rev Endocrinol 2017 Jun; 13(6):352-64.

Nahas EAP, Padoani NP, Nahas-Neto J, Orsatti FL, Tardivo AP, Dias R. Metabolic syndrome and its associated risk factors in Brazilian postmenopausal women. Climateric 2009; 12:431-8.

Norris LA, Brosnan J, Bonnar J, Conard J, Kluft C, Hellgren M. Inhibitors and activation markers of the haemostatic system during hormone therapy: a comparative study of oral estradiol (2 mg)/dydrogesterone and estradiol (2 mg)/trimegestone. Thromb Haemost 2008; 100:253-60.

Position Statement. The 2017 Hormone Therapy Position Statement of the North American Menopause society. Menopause 2017; 24(7): 728-53.

Prior J. Progesterone or progestin as menopausal ovarian hormone therapy: recent physiology-based clinical evidence. Curr Opinion Endocrinol Diabetes Obes 2015; 22(6):495-501.

Rossouw JE, Prentice RL, Manson JE et al. Postmenopausal hormone therapy and risk of cardiovascular disease by age and years since menopause. JAMA 2007; 297(13):1465-77.

Sampselle CM, Harlow SD, Skurnick J, Bubaker L, Bondarenko I. Urinary incontinence predictors and life impact in ethnically diverse perimenopausal women. Obstet Gynecol 2002; 100:1230-8.

Schierbeck LL, Rejnmark L, Tofteng CL et al. Effect of hormone replacement therapy on cardiovascular events in recently postmenopausal women: randomized trial. BMJ 2012; 345:e6409.

Schindler AE. The "newer" progestogens and postmenopausal hormone therapy (HRT). J Steroid Biochem Mol Biol 2014; 142:48-51.

Shifren JL, Gass MLS. The North American Menopause Society Recommendations for clinical care of midlife women. Menopause 2014; 21(10):1038-62.

Shifren JL, Schiff I. Role of hormone therapy in the management of menopause. Obstet Gynecol 2010; 115:839-55.

Sitruk-Ware R. Progestins and cardiovascular risk markers. Steroids 2000; 65:651-8.

Smith NL, Blondon M, Wiggins KL et al. Lower risk of cardiovascular events in postmenopausal women taking oral estradiol compared with oral conjugated equine estrogens. JAMA Intern Med 2014; 174(1):25-31.

Speroff L, Fritz MA. In: Speroff L, Fritz MA, editors. Clinical gynecologic endocrinology & infertility. Lippincott: Williams & Wilkins 2005:646-52.

Stanczyk FZ, Hapgood JP, Winer S, Mishell Jr DR. Progestogens used in postmenopausal hormone therapy: differences in their pharmacological properties, intracellular actions, and clinical effects. Endococrine Reviews 2013; 34:208-13.

Stuenkel CA, Davis SR, Gompel A et al. Treatment of symptoms of the menopause: An Endocrine Society Clinical Practice Guideline. J Clin Endocrinol Metab 2015; 100(11):3975-4011.

Takahashi TA and Johnson KM. Med Clin N Am 2015; 99:521-34.

Tardivo AP, Nahas-Neto J, Nahas EAP, Maesta N, Rodrigues MAH, Orsatti FL. Associations between healthy eating patterns and indicators of metabolic risk in postmenopausal women. Nutrition Journal 2010; 9:64.

The American Society for Reproductive Medicine. Estrogen and progestogen therapy in postmenopausal women. Practice Committee of the American Society for Reproductive Medicine. Fertil Steril 2008; 90:S88-102.

The Women's Health Initiative Steering Committee. Effects of conjugated equine estrogen in postmenopausal women with hysterectomy: the Women's Health Initiative randomized controlled trial. JAMA 2004; 291:1701-12.

Writing Group for the Women's Health Initiative Investigators. Risks and benefits of estrogen plus progestin in healthy postmenopausal women: principal results from the women's health initiative randomized controlled trial. JAMA 2002; 288:321-33.

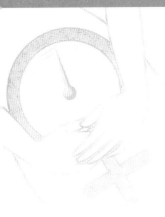

Avaliação Cognitiva no Climatério

Capítulo 5

Elizabeth Regina Comini Frota
Flávia Pinheiro Machado
Paula Alves Silva Araújo Gabriel

INTRODUÇÃO

Nas últimas três décadas, o avanço tecnológico possibilitou a ampliação do conhecimento sobre o cérebro e a importância de substâncias que agem na formação e manutenção das sinapses. Sabe-se atualmente que o cérebro humano é uma estrutura com mais de 100 bilhões de neurônios distribuídos em circuitos complexos que estruturam o conhecimento e nossas ações. Cognição, palavra derivada do latim *cognoscere*, ou conhecimento, compreende o conjunto de capacidades mentais que permitem ao indivíduo compreender, resolver problemas do cotidiano, refletir sobre o passado, o presente e o futuro e tomar decisões, sendo constituída por funções corticais, como linguagem, gnosia, praxia e função executiva, organizadas em áreas específicas do córtex que interagem por meio de milhares de sinapses multiespecializadas. O perfeito funcionamento dessas áreas e conexões se expressa na capacidade funcional e no desempenho social ou profissional do indivíduo.

As funções envolvidas na cognição podem ser alteradas transitória ou definitivamente por vários mecanismos. O uso prolongado de medicamentos, infecções, como HIV e sífilis, doenças psiquiátricas, como a depressão, e doenças vasculares, como os acidentes vasculares cerebrais (AVC), ou degenerativas, como a doença de Alzheimer (DA), podem alterar a cognição. Seja qual for a causa, as perdas cognitivas têm grande impacto negativo na vida das pacientes.

Apesar do declínio em algumas dessas funções associado ao envelhecimento, alguns aspectos do conhecimento independem da idade. Estudos sugerem que o desenvolvimento inicial da capacidade intelectual na infância será um fator decisivo na função intelectual do adulto e do idoso. A ideia de que o avançar da idade promove declínio cognitivo é equivocada, e é um grande desafio das equipes de saúde desfazer essa impressão. No entanto, cerca de 60% das mulheres em transição menopausal se queixam de déficit de memória. Sabe-se que os distúrbios de sono e as alterações de humor que acompanham a mulher nessa fase podem ter influência na atenção, no processamento de informações e na própria memória. As implicações dessas queixas e a relação do declínio cognitivo com a cessação da produção de estrogênio e o risco de demência em virtude da falta dos hormônios a longo prazo ainda não foram devidamente elucidadas.

Segundo o Instituto Brasileiro de Geografia e Estatística (IBGE), estima-se que o Brasil triplique sua população de idosos em 2050, isto é, passará de 19,6 milhões (10% da população brasileira) em 2010 para 66,5 milhões de pessoas em 2050 (29,3%). Com isso, haverá um incremento de pessoas vulneráveis às doenças neurodegenerativas, principalmente as associadas à cognição. Além disso, a maior mortalidade masculina aumenta a população de idosas, em um fenômeno conhecido como a feminização da velhice. Desse modo, torna-se imprescindível que os profissionais da saúde estejam atentos às doenças relacionadas com o declínio cognitivo nesse grupo populacional.

Entender os efeitos de hormônios na evolução da cognição é fundamental para a compreensão e a abordagem devida do envelhecimento na mulher. Este capítulo pretende discorrer sobre a avaliação cognitiva na mulher em transição menopausal, bem como revisar alguns estudos sobre os possíveis efeitos da terapia hormonal na cognição.

ESTROGÊNIO E CÉREBRO

Os hormônios esteroides têm grande influência na formação, no desenvolvimento e na manutenção das funções cognitivas. Desde a vida intrauterina até a puberdade, sua influência no desenvolvimento de áreas específicas do cérebro é relativamente bem conhecida, sabendo-se que diferentes áreas cerebrais aumentam em estrutura e complexidade sob a influência dos estrogênios ou da testosterona. Os desempenhos em testes cognitivos são diferentes para homens e mulheres na puberdade, quando se iniciam as ações desses hormônios.

Áreas corticais específicas, como o hipocampo e o córtex pré-frontal, são regiões do cérebro responsáveis pela formação da memória episódica, ou seja, da memória para fatos e acontecimentos da vida pessoal, e da memória de trabalho, ou seja, a memória de atos e comportamentos específicos necessários para interagir e atuar no ambiente. Essas regiões, sabe-se hoje, apresentam receptores de estrogênio.

Estudos em animais demonstraram a ação do estrogênio na formação de sinapses e na liberação de neurotransmissores nessas regiões. Outros estudos experimentais e *in vitro* mostraram que o estrogênio é capaz de proteger o sistema nervoso central da citotoxicidade resultante da ação deletéria dos radicais livres e estimular o aumento das sinapses e o crescimento neuronal, especialmente dendrítico. O resultado disso é uma capacidade potencialmente maior de formar e manter circuitos neuronais sob o efeito desse hormônio.

Além disso, os estrogênios interferem na concentração e degradação de neurotransmissores e aminas. Por exemplo, aumentam a degradação da monoaminoxidase (MAO), enzima responsável pelo catabolismo da serotonina, aumentando a disponibilidade desse neurotransmissor em uma ação muito semelhante à dos antidepressivos. Os estrogênios agem indiretamente na produção de acetilcolina, importante neurotransmissor excitatório em sinapses em várias áreas que envolvem a cognição. Alguns estudos, também experimentais, mostraram a ação direta da reposição de estrogênios na integridade das várias funções corticais.

Três questões se impõem a partir desses conhecimentos: se os estrogênios têm influência na manutenção dessas áreas cerebrais, onde ocorrem seus receptores, a diminuição e a falta de estrogênios, como na transição menopausal e na pós-menopausa, podem causar um declínio nas funções direta ou indiretamente organizadas nessas áreas? Se podem, esse declínio é definitivo ou transitório? Se ocorre um declínio, a reposição hormonal pode impedir esse declínio?

Estudos observacionais e ensaios clínicos nas últimas décadas têm tentado responder questões como essas e apresentam resultados por vezes conflitantes.

O interesse pela ação do estrogênio sobre a cognição é antigo, sendo o primeiro estudo realizado em 1952 por Caldwell e Watson, os quais fizeram alguns testes de função cognitiva em mulheres na pós-menopausa. Desde então, diversos estudos epidemiológicos que avaliaram a relação entre os estrogênios e a função cognitiva têm relatado resultados variados. Em parte, a variedade dos achados se justifica por motivos metodológicos, como desenho dos estudos, tamanho e heterogeneidade das amostras, além dos diferentes testes cognitivos aplicados. No entanto, parece haver ainda a interferência da complexidade cognitiva em humanos, que, por sua vez, envolve a herança genética e cultural, a escolaridade e o desenvolvimento intelectual, dentre outros.

AVALIAÇÃO COGNITIVA

A cognição pode ser avaliada por meio de baterias fixas ou flexíveis com testes globais que envolvem várias habilidades ou testes que avaliam os domínios específicos, como a memória. Os testes podem ser aplicados em conjunto no exame neuropsicológico ou separados, dependendo do objetivo. Existem testes específicos para avaliar a memória (verbal, visual, de curto e longo prazo, semântica etc.), a atenção (visual e verbal), a linguagem (expressão e compreensão oral e escrita) e a capacidade de aprendizagem, de planejamento, de abstração de percepção visual, de destreza visuomotora e de raciocínio lógico, entre outros. Alguns desses testes estão listados no Quadro 5.1.

O desempenho e o resultado de um determinado grupo de pacientes são fortemente influenciados por fatores culturais, econômicos e sociais. Como os testes visam avaliar a capacidade ou a habilidade das funções mentais das pacientes, a escolaridade e o desenvolvimento intelectual são de fundamental importância.

A falta de um protocolo para avaliação da cognição na transição menopausal dificulta a comparação entre grupos e com os dados da literatura internacional, uma vez que cada grupo de pesquisador pode montar sua bateria de testes.

Com a avaliação neuropsicológica é possível traçar o perfil cognitivo da paciente e compará-lo com o esperado para a idade/escolaridade ou ainda acompanhar a evolução dos quadros de demência ou qualquer comprometimento da função cognitiva em relação a tratamentos cirúrgicos, medicamentosos ou de reabilitação.

A indicação da avaliação neuropsicológica tanto na transição menopausal como mais tarde visa auxiliar o diagnóstico precoce e o diagnóstico diferencial entre demência e depressão, assim como diferenciar os diversos tipos de demência.

Tendo em vista o ônus que um quadro demencial representa para as pacientes e suas famílias, é fundamental manter um elevado índice de suspeição para quadros demenciais, levando em consideração qualquer declínio funcional e/ou perda de memória. A paciente que apresenta queixas de esquecimento deve ser avaliada e acompanhada para que seja observada sua evolução.

AVALIAÇÃO COGNITIVA E A TRANSIÇÃO MENOPAUSAL – ESTUDOS OBSERVACIONAIS

Em 1999, Mathews e cols. realizaram estudo de coorte, prospectivo, compreendendo 9.651 mulheres que foram entrevistadas e submetidas a testes de função cognitiva com controle prospectivo por 4 a 6 anos. Esse estudo avaliou as pacientes de acordo com seu grau de instrução, idade e desempenho em testes de função cognitiva. Os resultados mostraram que as mulheres que haviam usado ou que ainda estavam usando estrogênio obtiveram resultados superiores no teste inicial do estudo em comparação com as que nunca fizeram uso anteriormente. Entretanto, o grau de instrução teve um valor preditivo positivo muito importante sobre o declínio cognitivo, ou seja, quanto maior o grau de instrução, melhor o desempenho. Esse foi um estudo longitudinal importante em razão do número de mulheres envolvidas, mostrando principalmente a importância do grau de escolaridade no desempenho.

Em 2006, Fu, Wang e Lee estudaram 495 mulheres não histerectomizadas e não usuárias de reposição hormonal com idades entre 40 e 54 anos em Taiwan. As pacientes foram avaliadas em dois momentos por meio de testes que mediam a fluência verbal, a memória visual, a memória imediata e a atenção sustentada. A maioria das pacientes passou da perimenopausa para a pós-menopausa entre as duas avaliações. Não houve diferença entre os testes iniciais e finais dessas pacientes, e os autores sugerem que a transição menopausal em si não teria influência no desempenho cognitivo, pelo menos não nessa população estudada.

Greendale e cols. (2009) mostraram os resultados da avaliação de 2.362 mulheres participantes do *Study of Women's Health Across the Nation* (SWAN) por 4 anos em três testes: o *dígitos de símbolos* (DS), o teste de Boston para fluência verbal (BMV) e o s*pan* de dígitos (SD) para memória executiva. Os resultados avaliaram a melhora do desempenho das pacientes na repetição dos testes em cada uma das fases da transição menopausal. Na pré-menopausa, na perimenopausa inicial e na pós-menopausa, as mulheres demonstraram melhora significativa nas repetições dos testes, o que não ocorreu em nenhum dos testes usados no período de perimenopausa tardia. Esse resultado foi extremamente importante para o entendimento quanto à possibilidade de haver um período de distúrbio das habilidades cognitivas na mulher que coincide com a queda na produção hormonal. Contudo, esse distúrbio demonstrou, nesse estudo, ser transitório, porque o desempenho na pós-menopausa não foi diferente do observado na pré-menopausa, independentemente da hormonoterapia (HT).

Em estudo mais recente, também com as pacientes do SWAN, os autores analisaram a terceira das avaliações cognitivas realizadas na coorte de mulheres do estudo. Essa coorte iniciou o acompanhamento nos anos de 1996 e 1997, quando as mulheres estavam entre os 42 e os 52 anos de idade e foram acompanhadas anualmente. Entre as 2.307 mulheres que completaram a terceira avaliação pelos mesmos testes citados (DS, BMV, SD), o estudo selecionou uma subpopulação de mulheres na pós-menopausa cuja data da última menstruação era conhecida, totalizando 1.224 mulheres, e analisou seus resultados. Nessa subpopulação, o desempenho no DS e no BMV decresceu em média 0,27 por ano e no BMV diminuiu em média 0,02 por ano, mesmo com o ajuste para idade, escolaridade, etnia, uso de reposição hormonal, depressão, distúrbios de sono e instabilidade vasomotora.

O estudo demonstrou que na meia-idade há um declínio, principalmente, na velocidade de processamento da informação e na memória verbal. Os autores postulam, porém, que esses domínios podem não ser prenúncio de declínio em outras áreas, pois existem mecanismos compensatórios e a capacidade de resiliência que podem compensar ou resolver esse declínio específico.

Quadro 5.1 Testes mais usados em avaliações cognitivas e suas funções

Testes e suas funções sobre a avaliação cognitiva	
Processos atencionais/ memória operacional	Teste de acuidade visual Cancelamento de letras *Span* de dígitos *Stroop test* Nomes dos meses de trás para frente Subtração de sete seriados Teste de trilhas parte B
Memória verbal	Evocação de parágrafo Evocação de nome próprio Aprendizado associado Evocação de lista de palavras
Memória não verbal	Reprodução de desenhos
Memória remota semântica	Reconhecimento de rostos famosos
Funções motoras	Teste dos nove buracos
Formação de conceitos e elaboração	Pensamento lógico Compreensão verbal Raciocínio abstrato
Função cognitiva global	Testes de inteligência geral
Linguagem	Fluência verbal fonética/semântica/nomeação

Existem diferenças individuais no envelhecimento da cognição que podem ser maleáveis e abordáveis. Vários fatores envolvidos no declínio dessas funções precisam ser mais bem definidos.

Em 2003, Henderson e cols. avaliaram 326 mulheres de 52 a 63 anos acompanhadas pelo *Melbourne Women's Midlife Health Project*. As mulheres completaram um teste de memória que consistia em uma lista de palavras. Não houve diferença no desempenho dessas mulheres com relação ao uso ou não de hormônios e por quanto tempo usaram.

Henderson (2011) chama a atenção para um fato importante: as inferências possíveis entre a menopausa e as alterações cognitivas advêm de estudos não controlados quanto à influência de vários outros fatores. Até mesmo os ensaios clínicos estão muito longe de conseguir controlar todos os fatores. Quanto mais homogênea a população, mais fidedignos os resultados, mas é pouco factível selecionar somente mulheres histerectomizadas ou não ou randomizar mulheres com menopausa natural ou menopausa cirúrgica para obter populações homogêneas.

AVALIAÇÃO COGNITIVA E TRANSIÇÃO MENOPAUSAL: ESTUDOS CLÍNICOS E REPOSIÇÃO HORMONAL

O estudo *Women's Health Initiative* (WHI), iniciado ainda na década de 1990, foi o maior ensaio clínico já realizado para comparação da terapia hormonal *versus* placebo. Para o estudo foram selecionadas, em 40 centros, 27.341 mulheres entre 50 e 79 anos com a proposta de duração de 8,5 anos. Entretanto, o estudo foi precocemente interrompido em razão do aumento de desfechos cardiovasculares, como infarto cerebral e do miocárdio, tromboembolismo e câncer nos grupos tratados. Frequentemente criticado, o estudo teve um desenho muito questionável por selecionar mulheres em uma faixa etária muito ampla, assintomáticas, para o uso de estrogênio, estrogênio combinado com progesterona ou placebo.

Muitas análises separadas foram derivadas desse estudo, e o acompanhamento da população selecionada permaneceu até 2008. O *WHI Memory Study* (WHIMS) foi um desses subgrupos que continuou a avaliar 7.249 mulheres dos grupos placebo e tratados depois dos 65 anos de idade, em média 15 anos após a randomização inicial, analisando o efeito da reposição hormonal na cognição. O *WHIMS Young* avaliou, por meio de testes psicométricos anuais em duas sessões por telefone, 1.326 mulheres com média de idade de 67 anos, sendo 696 originadas do grupo tratado e 630 do grupo placebo não randomizadas. O estudo mostrou que não houve aumento no risco de demência associado ao uso de HT, como havia sido demonstrado em análises anteriores. Além disso, mostrou menor declínio nos testes no grupo que iniciou tratamento mais cedo, entre 50 e 54 anos, em relação ao grupo placebo. O fato de que as participantes apresentavam diferenças importantes, como etnia, anos de escolaridade, nível socioeconômico e presença de hipertensão, em relação às participantes do WHI que não aceitaram integrar o estudo, selecionando uma amostra com desvios, diminuiu a validade dos achados.

O WHI-MRI, outra derivação do estudo WHI, também selecionou 1.365 mulheres que inicialmente participaram daquele estudo, sendo 254 do grupo de estrogênio isolado, 420 do grupo de terapia combinada e o restante do grupo placebo, sem diferenças nas características étnicas, idade, educação, escolaridade e tabagismo entre os grupos. Nesse estudo foram utilizados exames por ressonância magnética através da morfometria por *voxels* e medidos os volumes do cérebro total, do hipocampo e do lobo frontal separadamente. Os resultados mostraram diminuição de volume nessas áreas entre as mulheres que haviam sido submetidas à HT em relação às do grupo placebo. As áreas de maior diferença foram o córtex cingulado e orbitofrontal, as quais estão relacionadas com o sistema límbico, a memória executiva e a avaliação motivacional do estímulo. Além disso, os autores encontraram diminuição na região temporal circunjacente ao hipocampo, área vinculada à formação da memória. No giro cingulado posterior e no lobo parietal, especialmente na região do *precuneus*, foi detectado aumento nas pessoas que usaram a HT em relação às que não usaram. Essa área está relacionada com a memória executiva visual e a memória episódica.

Esse estudo é recente e extremamente importante por ter sido realizado com alta padronização de imagens, em vários locais diferentes, com múltiplas análises e correções, demonstrando perda tecidual em algumas regiões corticais e ganho em outras, associadas ao uso da HT. Esse estudo levantou ainda mais dúvidas e controvérsias com relação ao uso de HT e à ocorrência de demência.

Estudo muito anterior, de 1998, também utilizando ressonância magnética funcional (RMf) anual e durante a realização de tarefas e tomografia por emissão de pósitrons (PET), mostrou, em um grupo pequeno de 15 mulheres tratadas com estrogênio combinado ou isolado e 17 não tratadas, que não havia diferença no volume cerebral. Esse estudo, entretanto, detectou aumento no fluxo sanguíneo cerebral nas áreas requisitadas nas tarefas nas mulheres tratadas.

Um estudo mais recente, também com RMf, analisou 12 mulheres com idade próxima de 52 anos, em um ensaio cruzado utilizando placebo e estrogênio combinado com progestina. Seis mulheres receberam placebo e posteriormente a terapia estroprogestativa, e as outras seis o contrário por 8 semanas a cada ciclo. As participantes executavam uma tarefa visual e verbal enquanto realizavam o exame: uma durante o período de placebo e uma durante o período de tratamento. As participantes mostraram maior rapidez de resposta estatisticamente significativa durante o uso de HT. O estudo não foi cego, e o número muito pequeno de participantes o invalida estatisticamente. No entanto, o uso de tecnologia cada vez mais avançada nos estudos pode ser uma chave para resolver muitas das questões que surgem.

Outro importante ensaio, o *Kronos Early Estrogen Prevention Study* (KEEPS), avaliou 728 mulheres com média de idade de 53 anos no início do estudo. O acompanhamento foi de 4 anos. As mulheres foram randomizadas em três grupos: baixa dose oral de estrogênio equino conjugado (EEC), estradiol transdérmico (ET) e placebo. O desfecho primário foi o risco cardiovascular. Um braço desse estudo, o *Kronos-Cog*, avaliou 693 dessas mulheres com relação à memória, à atenção e ao humor em uma bateria extensa, incluindo teste geral de inteligência, memória visual, memória verbal, linguagem, atenção e funções executivas, e uma escala de depressão. O grupo em uso de EEC demonstrou melhora do humor e da ansiedade, mas não houve diferença com relação aos testes cognitivos entre os três grupos. As mulheres que se sentiram confortáveis por usar o EEC em razão do alívio dos sintomas foram mantidas em acompanhamento para serem avaliadas posteriormente em uso do mesmo esquema em uma extensão do estudo.

Em 2017, a Cochrane Library publicou uma revisão sistemática sobre as indicações e os riscos do uso a longo prazo de HT, incluindo 22 estudos que analisaram 43.637 mulheres e concluindo que a HT não pode ser indicada para prevenção de declínio cognitivo.

CONSIDERAÇÕES FINAIS

A transição menopausal ou o período em que deixa de produzir hormônios relacionados com a reprodução é uma fase fisiológica na vida da mulher, assim como a puberdade e a gestação. Essas fases apresentam peculiaridades que podem impactar de maneira negativa ou positiva a vida da pessoa, dependendo da cultura, da situação econômica e social, da escolaridade e da profissão. A cultura ocidental deprecia o envelhecimento, estimulando a aparência e o culto à juventude. A natureza nos mostra que existe um propósito para tudo. Existem teorias a respeito do motivo que leva à interrupção da produção de hormônios relacionados com a reprodução.

Muitas delas postulam que esse seria um momento de mudanças de funções, de perspectivas.

Por outro lado, a expectativa de vida está aumentando, e as mulheres viverão muitos anos sem hormônios e sem sua ação nos ossos, na pele e certamente no cérebro.

Entretanto, na incerteza de resultados, a cognição ainda não pode ser o motivo para indicação da HT. As indicações surgirão a partir de outros sintomas e de outros sistemas. Evidências indicam que a HT usada precocemente não aumenta o risco de demência, mas ainda não está claro se favorece ou não um melhor desempenho cognitivo em idade mais avançada. Assim, avaliações neuropsicológicas devem ser realizadas quando for necessário analisar as queixas cognitivas. Devem ser repetidas para acompanhar a evolução das perdas associadas à idade e detectar, se possível precocemente, sinais de perdas mais significativas. Individualizar essa abordagem é muito importante.

A despeito da HT, muitas outras providências têm tanta ou mais importância para aumentar a longevidade e para que a mulher se mantenha sadia por muito tempo. Estudos que avaliam os preditores de saúde mental após os 80 anos de idade nos ensinam o caminho. Uma dieta saudável, a prática regular de atividade física, sono regular, o controle de doenças crônicas, como *diabetes mellitus*, obesidade e hipertensão arterial sistêmica, o tratamento de quadros depressivos e a cessação do tabagismo são as mais importantes entre essas providências. Ainda é fundamental manter o estímulo cognitivo mediante práticas intelectuais, como aprendizado de novas habilidades ou exercícios mentais e a manutenção da convivência social e familiar, medidas que certamente mantêm as funções cognitivas preservadas e melhoram a qualidade de vida.

Leitura complementar

Aimé C, André J-B, Raymond M. Grandmothering and cognitive resources are required for the emergence of menopause and extensive post-reproductive lifespan. PLoS Comput Biol 2017; 13(7): e1005631.

Andrea J, Picchioni M, Zhang R, Toulopoulou T. Working memory circuit as a function of increasing age in healthy adolescence: A systematic review and meta-analyses. NeuroImage: Clinical 2016; 12:940-8.

Caldwell BM, Watson RI. An evaluation of psychologic effects of sex hormone administration in aged women. I. Results of therapy after six months. J Gerontol 1952; 7:228-44.

Fink G, Sumner BE, Rosie R, Grace O, Quinn JP. Estrogen control of central neurotransmission: effect on mood, mental state, and memory. Cell Mol Neurobiol 1996; 16:323-5.

Fiocco AJ, Yaffe K. Defining successful aging: the importance of including cognitive function over time. Arch Neurol 2010; 67:876-80.

Fuh J-L, Wang S-J, Lee S-J, Lu S-R, Juang K-D. A longitudinal study of cognition change during early menopausal transition in a rural community. Maturitas 2006; 53:447-53.

Girard R, Météreau E, Thomas J, Pugeat M, Qu C, Dreher JC. Hormone therapy at early post-menopause increases cognitive control-related prefrontal activity. Sci Rep 2017 Mar 21; 7:44917.

Gleason CE, Dowling NM, Wharton W et al. Effects of hormone therapy on cognition and mood in recently postmenopausal women: Findings from the Randomized, Controlled KEEPS–Cognitive and Affective Study. Brayne C, ed. PLoS Medicine 2015; 12(6):e1001833.

Goveas JS, Rapp SR, Hogan PE et al. Predictors of optimal cognitive aging in 80+ women: The Women's Health Initiative Memory Study. J Gerontol A Biol Sci Med Sci 2016, 71(S1):S62-S71.

Greendale GA, Huang MH, Wight RG et al. Effects of the menopause transition and hormone use on cognitive performance in midlife women. Neurology 2009; 72:21-7.

Greendale GA, Huang M-H, Wight RG et al. Effects of the menopause transition and hormone use on cognitive performance in midlife women. Neurology 2009; 72:1850-7.

Gur RC, Gur RE. Complementarity of sex differences in brain and behavior: From laterality to multi-modal neuroimaging. J Neurosci Res 2017 Jan 2; 95(1-2):189-99.

Halter JB et al. Hazzard's geriatric medicine and gerontology, 6. ed., 2009.

Henderson VJ. Gonadal hormones and cognitive aging: A midlife perspective. Womens Health (Lond Engl) 2011 Jan; 7(1):81-93.

Henderson VW, Guthrie JR, Dudley EC, Burger HG, Dennerstein L. Estrogen exposures and memory at midlife: A population-based study of women. Neurology 2003 Apr 22; 60(8):1369-71.

Kandel ER, Shwartz JH, Jessel TM, Siegebaum SA, Hudspeth AJ. Principles of neural sciences. 5. ed. Chicago, USA: McGraw-Hill Companies, 2013.

Karlamangla AS, Lachman ME, Han W, Huang M, Greendale GA. Evidence for cognitive aging in midlife women: Study of women's health across the nation. PLoS One 2017 Jan 3; 12(1):e0169008.

Luine VN, McEwen BS. Effect of estradiol on turnover of type A monoamine oxidase in brain. J Neurochem 1997; 28:1221-7.

Maki PM, Sundermann E. Hormone therapy and cognitive function. Hum Reprod Update 2009; 15:667-81.

Marjoribanks J, Farquhar C, Roberts H, Lethaby A, Lee J. Long-term hormone therapy for perimenopausal and postmenopausal women. Cochrane Database Syst Rev 2017 Jan 17; 1:CD004143.

Matthews K et al. Estrogen replacement therapy and cognitive decline in older community women. J AM Geriatr Soc 1999; 47:518-23.

McEwen BS. Invited review: estrogens effects on the brain: multiple sites and molecular mechanisms. J Appl Physiol 2001; 91:2785-801.

Mitchell E, Woods N. Midlife women's attributions about perceived memory changes: observations from the Seattle Midlife Women's Health Study. J Womens Health Gend Based Med 2001; 10:351-62.

Resnick SM, Maki PM, Golski S, Kraut MA, Zonderman AB. Effects of estrogen replacement therapy on PET cerebral blood flow and neuropsychological performance. Horm Behav 1998 Oct; 34(2):171-82.

Rossouw JE, Anderson GL, Prentice RL et al. Writing Group for the Women's Health Initiative Investigators. Risks and benefits of estrogen plus progestin in healthy postmenopausal women: principal results from the Women's Health Initiative randomized controlled trial. JAMA 2002 Jul 17; 288(3):321-33.

Rudolph LM, Cornil CA, Mittelman-Smith MA et al. Actions of steroids: New neurotransmitters. J Neurosci 2016 Nov 9; 36(45):11449-58.

Scullin MK, Bliwise DL. Sleep, cognition, and normal aging: integrating a half century of multidisciplinary research. Perspect Psychol Sci 2015 Jan; 10(1):97-137.

Vaughan L, Espeland MA, Snively B et al. Women's Health Initiative Memory Study of Younger Women (WHIMSY) Study Group. The rationale, design, and baseline characteristics of the Women's Health Initiative Memory Study of Younger Women (WHIMS-Y). Brain Res 2013 Jun 13; 1514:3-11.

Zhang T, Casanova R, Resnick SM et al. Effects of hormone therapy on brain volumes changes of postmenopausal women revealed by optimally-discriminative voxel-based morphometry. PLoS ONE 2016; 11(3):e0150834.

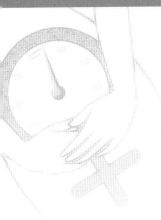

Diagnóstico e Tratamento dos Distúrbios do Sono no Climatério

Capítulo 6

Dirceu de Campos Valladares Neto

INTRODUÇÃO

O sono é condição fisiológica elementar, necessária, cíclica e temporária. Tem sido definido, do ponto de vista comportamental, como um estado reversível de desligamento perceptivo e de não responsividade ao meio ambiente. Trata-se de um estado complexo com alterações nos processos fisiológico e comportamental quando comparado ao estado acordado. Por meio de técnicas de registro da atividade elétrica do sistema nervoso é possível caracterizar diferentes estágios do sono tanto em humanos como em outras espécies.

São definidas como distúrbios do sono as condições relacionadas com o ato de dormir que trazem prejuízo direta ou indiretamente para quem as sofre, seja a paciente e/ou os que a circundam. Os distúrbios do sono no climatério são muito prevalentes e aumentam com o envelhecimento.

Os distúrbios do sono são uma queixa importante no climatério. Estima-se que estejam presentes em 39% e 47% das mulheres na perimenopausa e em 35% a 60% daquelas na pós-menopausa. Em estudo realizado em 11 cidades da América Latina, avaliando 6.079 mulheres com idades entre 40 e 59 anos, a insônia foi relatada por 56,6% da população. Monterrosa observou que 57,1% das mulheres climatéricas colombianas, que vivem nas costas do Caribe e do Pacífico, apresentaram má qualidade de sono quando diagnosticadas por meio do índice de qualidade de sono de Pittsburgh.

ETIOLOGIA DOS DISTÚRBIOS DO SONO DURANTE O CLIMATÉRIO

Acredita-se que as alterações do sono durante o climatério refletem efeitos endócrinos e apenas secundariamente fatores psicológicos. A fisiologia do ciclo sono-vigília pode ser afetada pelas mudanças na síntese do hormônio ovariano. O efeito pode ser influenciado diretamente por mudanças no perfil de esteroides, como um resultado de variações na temperatura corporal em razão da presença de ondas de calor, distúrbios do ritmo circadiano ou reatividade aumentada ao estresse.

Os sintomas vasomotores (SVM) resultam em menor eficiência do sono e em um número maior de acordares na mulher climatérica. Os SVM são essencialmente um fenômeno termorregulador como uma forma de dissipar calor: a vasodilatação periférica ocasiona aumento na perda de calor e o aumento da sudorese provoca um resfriamento por vapor. A terapia hormonal da menopausa (THM), no entanto, tem mostrado resultados controversos em relação ao efeito na qualidade do sono.

Moe e cols. sugeriram que a melhora do sono observada com a THM pode ser decorrente de níveis mais elevados do estrogênio, os quais estão associados à melhor qualidade do sono conforme registro polissonográfico. A falta do estrogênio afeta negativamente o eixo do hormônio do crescimento (GH)/IGF-1. Em estudo clínico randomizado foi mostrado, por meio de polissonografia, que mulheres na pós-menopausa recebendo THM com estrogênio equino acrescido de uma forma de progesterona micronizada dormiam melhor. No entanto, as mulheres que receberam o mesmo estrogênio acrescido de acetato de medroxiprogesterona sintética não apresentaram benefícios no sono. Isso demonstra que o estrogênio pode ter um efeito benéfico no sono, mas o tipo de progestogênio pode influenciar positiva ou negativamente o sono.

Outro estudo, do qual participaram 6.079 mulheres de 40 a 59 anos de 11 países latino-americanos, observou que 56,6% das mulheres pesquisadas relataram insônia, má qualidade do sono ou ambas. A prevalência de insônia aumentou com o aumento da idade (de 39,7% entre 40 e 44 anos e 45,2% entre 55 e 59 anos, p < 0,0001). Com relação ao estado menopausal, observou-se insônia em 39,5% das mulheres na pré-menopausa entre 40 e 44 anos e em 46,3% daquelas na pós-menopausa (p < 0,0001). A qualidade do sono também piorou com a idade e o evoluir do estado menopausal, particularmente a eficiência e a latência do sono e o aumento do uso de hipnóticos. Além disso, os distúrbios do sono se associaram a um aumento de duas vezes na gravidade dos sintomas da menopausa, o que significou um risco seis a oito vezes maior de prejuízo na qualidade de vida. A análise de regressão logística determinou que, além do aumento da idade e dos sintomas vasomotores, a presença de doença crônica, ansiedade e depressão e o uso de medicamentos (hipnóticos e terapia hormonal) foram fatores significativamente relacionados com a presença de distúrbios do sono. Nível educacional superior foi associado a menos episódios de insônia e à melhor qualidade do sono.

Por outro lado, demonstrou-se que o ronco e os sintomas da apneia do sono ocorrem mais em função do avançar da idade e do aumento do índice de massa corporal (IMC) que ocorre nesse período. De modo similar, o aumento da resistência nasal foi mais bem relacionado com o IMC e com a estrutura craniofacial do que com o estado menopausal, e a THM não apresenta resultado benéfico no distúrbio respiratório do sono em mulheres na pós-menopausa com apneia do sono.

Embora esses distúrbios do sono possam ser em parte relacionados com o período do climatério e/ou com os sintomas vasomotores associados, a etiologia é certamente multifatorial. Na maioria das vezes, os distúrbios do sono já estão presentes na vida da mulher e podem se agravar nesse período. Além disso, tem sido observado que a noctúria pode ser um preditor melhor de autorrelato de distúrbio do sono do que os sintomas vasomotores na mulher climatérica.

ESTADIAMENTO DO SONO

A Academia Americana de Distúrbios de Sono (AAMS) apresenta regras para o estadiamento do sono que vêm sendo sempre aprimoradas. Essas regras são definidas por consenso e são o principal guia para o estadiamento do sono e a caracterização de seus distúrbios. Os estádios do sono são divididos em REM (R) e não REM (N), caracterizados por um conjunto de parâmetros (atividade do eletroencefalograma + eletro-oculograma + eletromiograma). O sono não REM se subdivide em N1, quando há predomínio no eletroencefalograma, especialmente na região occipital, de ondas mistas e de baixa voltagem (3 a 7Hz) e menos de 20% de ondas lentas (0,5 a 2Hz); N2, quando há de 20% a menos de 50% de ondas lentas; e N3, quando há predomínio de ondas lentas (> 50% do estadiamento). O sono REM também difere do não REM pela presença de atonia muscular e de um sistema cardiovascular com atividade mais variada.

O tempo de sono e os estádios do sono apresentam diferenças desde a fase uterina até o envelhecimento. Durante o envelhecimento há piora da qualidade do sono em razão da diminuição de ondas lentas – as ondas delta (ondas de 0,2 a 2Hz).

MÉTODOS DIAGNÓSTICOS DOS DISTÚRBIOS DO SONO

O método de diagnóstico dos distúrbios do sono em geral é a polissonografia, considerada o padrão-ouro, embora apresente algumas limitações por não avaliar, por exemplo, o impacto do distúrbio do sono nas atividades diárias. A polissonografia está indicada na avaliação de insônia para a qual não se obteve êxito terapêutico ou quando há forte sugestão de um transtorno do sono concomitante, como, por exemplo, transtornos respiratórios durante o sono.

As escalas de sono são ferramentas para identificar, de maneira subjetiva, os distúrbios do sono. Elas oferecem vantagens por serem de fácil aplicação e interpretação e estão disponíveis para estudar diferentes distúrbios. Como a prevalência de distúrbios do sono durante o climatério é alta, torna-se necessário conhecer as diferenças entre as escalas disponíveis para estudar adequadamente essas mulheres e para quantificar a deterioração da qualidade do sono ou a presença de diferentes tipos de distúrbios do sono. No Brasil, as escalas validadas são o *índice de gravidade de insônia*, o *índice de qualidade do sono de Pittsburgh* e a *escala de sonolência de Epworth*. No entanto, as escalas já validadas no Brasil ainda não foram usadas para avaliar especificamente distúrbios do sono no climatério.

Novas formas de avaliação do sono vêm sendo propostas, como a *tonometria arterial periférica* (PAT) e o *padrão alternante cíclico* (CAP). Com a PAT é possível avaliar acordares subcorticais que resultam do efeito alfa-1-adrenérgico sobre as artérias periféricas dos dedos, o que ocasiona a diminuição do leito arterial e a consequente redução do tônus vascular. Essa leitura é feita através de luz emitida de um lado do dedo e captada no outro lado através de um sensor receptor. Acoplada a um sensor de movimento, um *piezzo* e um oxímetro, torna possível distinguir também o sono REM do não REM, além, é claro, das dessaturações de oxigênio e do batimento cardíaco.

O CAP é um marcador de instabilidade do sono observado através do traçado eletroencefalográfico (EEG). Além da duração, profundidade e continuidade, as propriedades restauradoras do sono dependem da capacidade do cérebro de criar períodos de sono estáveis e sustentados. Essa questão não se limita apenas às atividades EEG, mas reverbera sobre a atividade autônoma (p. ex., PAT) e as funções comportamentais, que ocorrem de maneira sincronizada. O CAP tem se mostrado uma ferramenta sensível para a investigação de distúrbios do sono ao longo da vida.

Nos próximos anos deverá ocorrer uma revolução nas avaliações do sono com instrumentos e equipes multidisciplinares aprimorados continuamente e focados no resultado e no atendimento personalizado.

TIPOS DE DISTÚRBIOS DO SONO

Os distúrbios do sono mais frequentemente encontrados em mulheres no climatério incluem insônia, distúrbios respiratórios noturnos, síndrome das pernas inquietas e movimento periódico dos membros.

Insônia

A insônia é o principal distúrbio do sono, sendo aproximadamente duas vezes mais comum nas mulheres do que nos homens.

Insônia se refere tanto a um sintoma como a transtornos que se apresentam em vários sistemas diagnósticos; entre as características apresentadas estão a dificuldade de dormir à noite e a queda do desempenho durante o dia. Entre os tipos de distúrbios do sono, a insônia, em especial, pode ocasionar situações que prejudicam a qualidade de vida, diminui a concentração e a atenção e promove a sensação de fadiga e cansaço físico ou mental, diminuição da motivação, irritabilidade, dificuldade nas relações interpessoais e complicações gerais. Observou-se que os distúrbios do sono podem ser acompanhados de depressão, ansiedade ou alterações cognitivas, enquanto a insônia e a sonolência diurna excessiva são fatores de risco para o desenvolvimento posterior de doenças mentais. A interpretação dos distúrbios do sono como expressão de doenças mentais possibilita uma intervenção preventiva em saúde mental (veja no Quadro 6.1 os critérios atuais para a caracterização da insônia).

O consenso do Instituto Nacional de Saúde (NIH) dos EUA sugere dois grandes grupos de insônia: insônia associada a uma condição médica ou psiquiátrica e insônia primária, quando não há outro distúrbio coexistente. Pode ser um evento episódico, persistente ou recorrente. Pode estar associado a um transtorno mental concomitante não relacionado com o sono e/ou a uma condição médica e/ou a outro transtorno do sono.

Tipos de insônia

O Quadro 6.2 apresenta os principais tipos de insônia e sua distribuição (%).

Já se pensou que a insônia seria um sintoma secundário a uma condição primária que ocasionava dificuldade para iniciar o sono ou manter-se dormindo. O modelo de Spielman dos 3P ajuda a compreender a evolução da insônia, as características e as condições associadas com exemplos e orientações para o tratamento (Quadro 6.3).

O tratamento deve ser voltado para a(s) condição(ões) base e para a melhoria das condições gerais. A terapia cognitivo-comportamental (TCC) e suas derivações são hoje as principais formas de tratar as insônias. As medicações hipnóticas de nova geração (zolpidem, zopiclona) devem ser usadas apenas em momentos de crise, com cautela e pelo menor tempo possível, especialmente por causa da possibilidade de dependência psicológica. Os medicamentos diazepínicos devem ser evitados em razão dos efeitos colaterais e dos riscos que podem acarretar, especialmente nessa faixa etária. A retirada desses medicamentos deve ser feita de maneira bastante gradual (se for comprimido, tirar 1 comprimido/semana; se for em gota, retirar ½* a 1 gota/semana). Paralelamente, a paciente deve ser encorajada a realizar atividade física regularmente (mais de três vezes por semana, mais de meia hora por dia, com predomínio de exercícios aeróbicos), meditação, promover a redução de estresse, aumentar a qualidade de vida e buscar a serenidade (Quadros 6.4 e 6.5).

Quadro 6.1 Critérios para definição de insônia

Dificuldade de iniciar o sono e/ou
Dificuldade de permanecer dormindo e/ou
Dificuldade para voltar a dormir caso acorde e/ou
Sono não reparador
Há consequências durante o dia, que durem pelo menos 1 mês, embora haja a oportunidade e as circunstâncias ideais para dormir. Quando a duração é < 1 mês, está caracterizado o quadro agudo de insônia

Quadro 6.2 Tipos de insônia e distribuição (%)

Insônia comórbida	Pacientes com uma condição médica ou psiquiátrica coexistindo com a insônia	Condição médica/ medicamentos etc. – 35% Transtorno psiquiátrico – 40%
Transtorno primário do sono	Transtornos primários do sono podem apresentar insônia como sintoma	10%
Insônia primária	Pacientes com insônia na ausência de um transtorno médico ou psiquiátrico	15%

*Uma gota de um copo de água e dispensar a metade.

Quadro 6.3 Modelo de Spielman dos 3P de insônia

Fatores	Perguntas/respostas	Exemplos	Tratamento
Predisponentes	O que torna as pessoas mais predispostas a desenvolver insônia? Hiper-responsividade cognitiva e fisiológica é o fator-chave na insônia	Genética Hipervigilância, ansiedade aguda, estresse, temor, descontrole emocional Depressão Tendência à preocupação e à ruminação	Reeducação emocional (psicoterapias, técnicas cognitivo-comportamentais e suas variantes) + antidepressivos e ansiolíticos (se indicados)
Precipitantes	Quais os acontecimentos agudos que podem desencadear a insônia? Transtornos médicos, psiquiátricos, circadianos, distúrbios do sono, além de situações estressantes	Estresse agudo Doença (médica/psiquiátrica) Medicamentos/drogas Preocupação e ruminação	Terapia de apoio + ansiolíticos (se indicados) Tratamento da(s) condição(ões) base Rever horário/trocar/parar tratamentos específicos Reeducação emocional (psicoterapias) + antidepressivos (se indicados)
Perpetuantes	O que impede a insônia de ser solucionada? Respostas comportamentais e cognitivas de má adaptação aos transtornos do sono	Atitudes disfuncionais sobre o sono Preocupação e ruminação sobre insônia Permanecer acordado na cama Permanecer mais tempo na cama	Educação/esclarecimentos sobre o sono Higiene do sono Terapia cognitivo-comportamental e suas variantes Técnicas de relaxamento

Quadro 6.4 Causas médicas de insônia

Doença cardiovascular (ICC, AVC)
Doença pulmonar (asma, DPOC)
Trato gastrointestinal (úlcera péptica, RGE)
Endocrinológicas (*diabetes mellitus*)
Renais (insuficiência renal)
Neurológicas (doenças de Alzheimer, Parkinson)
Dor de qualquer tipo (artrite, fibromialgia)
Urológicas (noctúria)
Climatério
Câncer

Quadro 6.5 Condições psiquiátricas comórbidas com insônia por ordem de importância

Transtornos de ansiedade
Transtorno depressivo maior
Distimia
Abuso de álcool
Outros transtornos psiquiátricos
Abuso de outras drogas

Transtornos respiratórios durante o sono

Os transtornos respiratórios do sono existem como um espectro de gravidade com limites entre a respiração normal e a patológica ainda não definidos com precisão. A prevalência de apneia obstrutiva do sono (AOS) aumentou em estudos epidemiológicos ao longo do tempo. A prevalência de AOS, definida como índice de apneia-hipopneia (IAH) ≥ 5, alcançou uma média de 22% (variação de 9% a 37%) em homens e 17% (variação de 4% a 50%) em mulheres em 11 estudos epidemiológicos publicados entre 1993 e 2013. A síndrome da apneia obstrutiva do sono (SAOS) com sonolência diurna excessiva ocorreu em 6% (variação de 3% a 18%) dos homens e em 4% (variação de 1% a 17%) das mulheres. A prevalência aumentou com o tempo e a SAOS foi relatada em 37% dos homens e em 50% das mulheres em estudos de 2008 e 2013, respectivamente.

As diferenças e o aumento na prevalência de apneia do sono provavelmente se devem aos diferentes equipamentos diagnósticos, definições, desenho do estudo e características dos indivíduos, incluindo os efeitos da epidemia da obesidade. A doença cardiovascular, especialmente o acidente vascular cerebral (AVC), está relacionada com a SAOS, e os indivíduos com menos de 70 anos correm risco maior de morte precoce se sofrerem de SAOS.

Após a menopausa, a incidência de transtornos respiratórios durante o sono aumenta e a diferença na prevalência entre os sexos desaparece. Como são problemas crônicos e insidiosos, não são bem avaliados, diferentemente das condições agudas (p. ex., dor). A sonolência é muitas vezes percebida como condição egossintônica, prazerosa, e se apresenta como queixa apenas quando ocasiona prejuízos notáveis nas atividades do dia a dia e/ou nos relacionamentos. As pacientes com apneia obstrutiva do sono, por exemplo, tendem a procurar auxílio especializado 10 anos após o início dos sintomas, muitas vezes motivadas pela queixa do companheiro, embora durante a entrevista percebam que o sono não é reparador, que sentem sono após o almoço ou no início da noite e que estão apresentando certo decaimento funcional.

Em nosso serviço também temos observado mulheres na casa dos 40 anos com transtorno respiratório (síndrome da resistência das vias aéreas superiores [SRVAS]) que nunca haviam procurado auxílio médico, padecendo desde a infância/adolescência de fadiga crônica e/ou de sonolência excessiva durante o dia, enxaqueca, hipotensão arterial, problemas de memória, atenção, concentração, ansiedade e vida social bastante limitada.

A procura por auxílio médico especializado surge muitas vezes quando a pessoa está passando por uma dificuldade muito importante para o gerenciamento da própria vida e apresenta sintomas depressivos e/ou ansiosos. Muitas mulheres que sofrem da SAOS têm como queixa principal a insônia e apresentam maior probabilidade do que os homens de desenvolverem transtorno do humor e hipotireoidismo.

A síndrome da apneia-hipopneia obstrutiva do sono (SAHOS) é definida pela presença, na polissonografia, de cinco ou mais eventos respiratórios/hora (apneias, hipopneias ou acordar relacionado com esforço respiratório [ARER]), havendo evidência de esforço respiratório durante todo ou em parte do evento respiratório (no caso de ARER, é mais bem observável com o uso de manometria esofágica) e sendo acompanhada de um ou mais sintomas, como insônia, sonolência durante o dia, hipertensão arterial, acidente vascular, doença cardíaca isquêmica e transtorno do humor. Na presença de 15 ou mais eventos respiratórios/hora com evidência de esforço respiratório durante todo ou em parte do evento respiratório (no caso de ARER, mais bem observado com o uso de manometria esofágica) deve-se tratar independentemente da sintomatologia concomitante. O transtorno não é mais bem explicado por outro transtorno do sono que esteja presente, por uma condição médica ou neurológica, pelo uso de medicamento ou por um transtorno decorrente do uso de substâncias.

Apneia é definida como uma queda no pico de mais de 90% da condição basal, observada por meio de *sensor térmico nasal*, durante mais de 10 segundos, com pelo menos 90% do evento preenchendo o critério de amplitude. As apneias são denominadas obstrutivas quando há esforço inspiratório continuado ou aumentado e definidas como centrais quando não há esforço. As apneias mistas são aquelas que se iniciam sem esforço inspiratório, mas o esforço retorna antes da volta da respiração.

Hipopneia é definida como a redução da oscilação da pressão nasal de 30% a menos de 90% em relação à condição basal, durante pelo menos 10 segundos, acompanhada de dessaturação da oxiemoglobina de pelo menos 4%, com pelo menos 90% do evento preenchendo o critério de redução de amplitude. A hipopneia também pode ser definida como uma redução na variação da pressão nasal de mais de 50% e de menos de 90%, durante pelo menos 10 segundos, com dessaturação de 3% ou um acordar com pelo menos 90% do evento preenchendo o critério de redução de amplitude. Assim é possível compreender a variação dos resultados nos estudos epidemiológicos sobre o tema.

O ARER consiste em uma sequência de respirações que duram pelo menos 10 segundos e se caracteriza por esforço respiratório aumentado ou achatamento das formas das ondas de pressão nasal, ocasionando o acordar quando a sequência de respirações não preenche os critérios para apneia ou hipopneia. O ARER é mais bem observado por meio de manometria esofágica.

O IAH é a soma de todas as apneias e hipopneias observadas dividida pelas horas de sono.

O índice de distúrbio respiratório (RDI) equivale à soma de todos os eventos respiratórios (apneias, hipopneias e ARER) dividida pelas horas de sono. Esse índice retrata com mais fidelidade a condição respiratória. Muitos laboratórios chegam a usar esses indicadores como sinônimos, o que ocasiona confusão e potencial subdiagnóstico. No entanto, ainda são poucos os especialistas e as clínicas especializadas que avaliam o ARER. Para conhecer os profissionais qualificados na área de atuação em medicina do sono é disponibilizado nos Conselhos Regionais de Medicina o nome daqueles com registro de qualificação de especialista (RQE).

Síndrome da resistência das vias aéreas superiores (SRVAS)

A UARS é uma síndrome clínica de sonolência diurna excessiva que resulta de cinco ou mais episódios de ARER por hora sem o predomínio de apneia e/ou hipopneias (IAH < 5). As definições mais recentes de hipopneia, ARER e SAOS aumentaram as controvérsias e a confusão a respeito da existência da SRVAS. O fato, no entanto, é que muitas mulheres e homens, até mesmo sem relatos de episódios de ronco, apresentam ARER, insônia, "sono leve", sono não reparador, cansaço ao acordar, fadiga, sonolência diurna, diminuição ou falta de motivação para as atividades do dia a dia, alterações de memória e desempenho e até mesmo humor deprimido, sintomas às vezes parecidos com os presentes na SAOS. Mulheres na pós-menopausa com SRVAS apresentam escores mais elevados em escalas de fadiga do que as na pré-menopausa, os quais retornam aos níveis de normalidade quando elas recebem tratamento.

As pacientes com SRVAS geralmente são magras e têm pescoço mais fino do que a média. Podem apresentar limitação nas vias aéreas superiores e sofrer de rinite e esofagite. Dormem predominantemente em decúbito ventral e, com o tempo, passam a dormir entre o decúbito lateral e o ventral, não gostando ou não conseguindo dormir em decúbito dorsal. Podem apresentar macroglossia, otite, laringite, sinusite, variações de pressão arterial, pressão arterial mais baixa que o normal, hipotensão ortostática e enxaqueca. Queixam-se de bruxismo e de dor na região temporomandibular ou em várias partes do corpo (fibromialgia), fenômeno de Raynaud e/ou déficit de atenção.

Além de problemas gastrointestinais crônicos, muitas pessoas com SRVAS também apresentam refluxo laringofaríngeo e refluxo gastroesofágico. São queixas comuns de refluxo laringofaríngeo: a limpeza crônica da garganta, gotejamento pós-nasal, rouquidão, tosse, dor de garganta ou de ouvido, nó na garganta, dificuldade de deglutição e aperto ou dor à deglutição. Pode haver a queixa de azia.

Estudos demonstram que, uma vez que o ácido chega à garganta, também pode se alojar nos pulmões, causando ou agravando os episódios de asma ou bronquite e até mesmo parar no nariz e nas orelhas, causando ou agravando congestionamento nasal, sinusite e/ou infecções no ouvido. A pepsina, uma das enzimas digestivas do estômago, e até mesmo o *H. pylori* foram detectados em pulmões, ouvidos e cavidade nasal de pessoas com a infecção. Qualquer grau de inflamação ou irritação que bloqueie as passagens muito estreitas da orelha ou do *sinus* pode acarretar o aumento da pressão local ou infecções. A SRVAS pode se manter estável com o decorrer do tempo ou progredir para apneias e hipopneias.

A SAHOS é um problema de saúde pública extremamente comum, apresentando distúrbios respiratórios durante o sono, má qualidade do sono, sonolência diurna excessiva com sequelas neurocognitivas adversas e hipoxia. A apneia do sono, quando não tratada, pode ocasionar hipertensão, diabetes, obesidade, depressão, falta de desejo sexual, doença cardíaca, câncer, ataque cardíaco ou mesmo AVC, além de aumentar o risco de acidentes em geral.

A comorbidade da SAHOS é ainda mais frequente em pacientes neurológicos, afetando pelo menos um terço daqueles com epilepsia e cerca de dois terços dos casos de sobreviventes de AVC. Assim como o tratamento efetivo da SAHOS pode melhorar o controle da hipertensão e reduzir o risco de complicações cardiovasculares, há evidências crescentes de que o tratamento da SAHOS comórbida também melhora os desfechos neurológicos, como o funcionamento cognitivo e o controle das crises. Pacientes com epilepsia, AVC, esclerose múltipla e enxaqueca também se beneficiam do tratamento da SAHOS.

Diagnóstico de SRVAS/SAHOS

O primeiro passo para o diagnóstico de SRVAS/SAHOS consiste na avaliação clínica, em que são levantados os sinais e sintomas, sua duração, condições de sono e percepção da qualidade do sono ao acordar. Na maioria dos casos, o exame de ouvidos, nariz e garganta é quase normal, exceto pela presença de desvio de septo e congestão nasal em virtude de alergias. Muitas vezes, a parte posterior da garganta é muito estreita e a língua muito grande, alta, encobrindo a úvula.

Em nosso serviço, as pacientes com risco potencial de apresentar SAHOS e/ou SRVAS inicialmente aprendem cuidados de higiene nasal, o que melhora a qualidade do sono em muitos casos, além de facilitar a adesão ao uso do CPAP nasal, caso esteja indicado. A elevação da cabeceira da cama pode ser de auxílio: 15cm para pacientes com história de refluxo gastroesofágico (RGE) e 8 a 12cm para as demais. É encorajado o uso de capa protetora antiácaro nos colchões e travesseiros em um quarto com poucos objetos e sempre limpo, o que minimiza os transtornos nasais. Educar a paciente e sensibilizá-la para o tratamento é primordial para a adesão terapêutica.

O próximo passo consiste, se necessário, em uma avaliação endoscópica, uma nasofaringolaringoscopia. Nas pessoas com SRVAS, a língua se encaixa mais para trás. Especialmente ao deitar, a língua cai ainda mais, deixando uma minúscula fenda (1 a 2mm). Quando estão acordadas, é possível respirar através dela, mas os músculos relaxam à medida que o sono avança. Com os níveis mais profundos de sono, ou o sono REM (quando se está sonhando), grande parte dos músculos fica completamente relaxada e ocorrem as maiores obstruções. Assim, uma vez que os tecidos tendem à obstrução ou esta ocorre ou ocasiona um vácuo à passagem do ar, o corpo acorda e volta a dormir imediatamente. Esse ciclo de eventos se perpetua em qualquer horário, de dia ou à noite.

A polissonografia é mandatória em casos de suspeita de transtornos respiratórios do sono. Em laboratórios qualificados, tanto a SAOS como a SRVAS são diagnosticadas. O principal tratamento para ambas as condições consiste no uso de CPAP nasal, que deve ser ajustado em laboratório e que poderá não apenas resolver as apneias, hipopneias e roncos, mas também as limitações de fluxo respiratório, observando-se a continuidade e a melhora das condições do sono. Grande parte das pacientes, na primeira noite de uso do CPAP nasal, apresenta rebote do sono REM, quando o corpo tende a ficar o mais relaxado possível, proporcionando melhor "limpeza" dos catabólitos que resultam das atividades do dia a dia.

Dispositivos dentários intraorais também são usados para o tratamento tanto da SAHOS como da SRVAS. Eles anteriorizam a mandíbula e a língua, promovendo melhora do calibre das vias aéreas, mas representam uma segunda escolha terapêutica. Os resultados não costumam ser tão bons quanto os obtidos com o uso do CPAP nasal.

As cirurgias estão indicadas em último caso ou na presença de massa tumoral ou deformidade em que o procedimento com certeza trará benefícios. Encontra-se disponível apenas um pequeno número de ensaios clínicos randomizados com um número limitado de pacientes, avaliando algumas modalidades cirúrgicas para ronco ou apneia do sono. Esses estudos não fornecem qualquer evidência sobre o efeito da uvulopalatoplastia assistida por *laser* ou da ablação por radiofrequência na sonolência diurna, na redução da apneia, na qualidade de vida ou no ronco. São necessárias mais pesquisas em ensaios clínicos randomizados e controlados acerca de outras cirurgias que não a uvulopalatofaringoplastia e a uvulopalatoplastia, as quais estão relacionadas com grande risco de efeitos colaterais a longo prazo, especialmente a dificuldade para engolir. Vale ressaltar que cirurgias com a retirada do palato mole estão geralmente contraindicadas.

SRVAS e síndromes somáticas

Um estudo analisou a SRVAS e sua possível associação às síndromes somáticas, que incluem ampla lista de condições médicas, como síndrome de fadiga crônica, fibromialgia, hipotireoidismo e síndrome do intestino irritável. Com base nesse paradigma e em estudos recentes, um número significativo de pacientes com essas condições pode realmente ter a SRVAS como causa base. As pessoas com essas síndromes somáticas apresentam em comum alguma forma de fadiga crônica, bem como a incapacidade de dormir bem. Obviamente, são necessários mais estudos nessa área. A SRVAS pode potencialmente explicar muitos desses sintomas. Normalmente, essas pacientes passam por vários médicos com uma diversidade de queixas, sem encontrar alívio completo. No final, algumas se desiludem com a medicina ocidental ou alopática e buscam formas alternativas ou complementares de tratamento. A SRVAS é uma condição tratável, e o primeiro passo consiste em uma avaliação minuciosa de alguém que sabe o que procurar.

Síndrome das pernas inquietas (SPI)

A SPI é um transtorno comum que frequentemente ocasiona dificuldade para iniciar o sono ou de se manter dormindo em razão do desconforto das pernas e/ou da necessidade de movimentá-las. A SPI impacta tanto a qualidade de vida quanto condições como infarto agudo do miocárdio, hipertensão e diabetes tipo 2.

A SPI afeta aproximadamente 10% dos adultos americanos e aumenta com o avançar da idade. O pico de prevalência foi observado nas mulheres de 60 a 69 anos (16,3%) e nos homens de 50 a 59 anos de idade (7,8%). Um estudo europeu mostrou diferenças similares de gênero (14,7% nas mulheres e 6,8% nos homens) com pico de prevalência para ambos os gêneros entre os 50 e os 60 anos de idade. A SPI aumenta 11% durante a gravidez. Quinze a 20% dos pacientes urêmicos e 30% dos pacientes com artrite reumatoide apresentam SPI.

A fisiopatologia da SPI pode estar relacionada com a disfunção da dopamina. Uma perspectiva interessante sobre o metabolismo do ferro e o envelhecimento foi fundamentada nos níveis de ferritina no líquido cerebroespinhal (LCE) de idosos com SPI. Os pacientes idosos apresentavam níveis de ferritina no LCE maiores do que os jovens; entretanto, em pacientes idosos com SPI por longo tempo níveis menores estavam associados à condição mais grave.

Há também hipóteses relacionadas com a diminuição do conteúdo de ferro no LCE e em áreas associadas ao controle motor, como na substância negra. O ferro é um cofator para a síntese de dopamina e age como modulador no transporte da dopamina pela barreira hematoencefálica. No entanto, a disfunção da dopamina não está presente em todos os pacientes com SPI. Nas mulheres com metrorragia da perimenopausa e, por conseguinte, anemia, pode aumentar a incidência de SPI.

SPI e os movimentos periódicos dos membros durante o sono (MPMS) devem ser diferenciados de outros transtornos sensorimotores, como câimbras noturnas das pernas, acatisia induzida por neuroléptico, artrite do membro inferior, neuropatia periférica dolorosa, síndrome do pé doloroso ou em queimação e movimento dos dedos, desconforto posicional, claudicação intermitente neurogênica ou vascular e movimentos voluntários.

Características da SPI

A SPI é caracterizada por uma tétrade de desconforto das pernas (URLA – Quadro 6.6), um critério desenvolvido pelo Grupo de Estudos Internacionais de SPI com a colaboração do Instituto Nacional de Saúde norte-americano. Em geral, os sintomas têm a duração de minutos ou horas e costumam ser bilaterais.

São características comuns, mas não essenciais:

1. História familiar: a prevalência de SPI em parentes de primeiro grau é três a cinco vezes maior do que em pessoas sem SPI.
2. Resposta à terapia dopaminérgica.
3. Movimento periódico dos membros pode ocorrer durante o sono ou durante a vigília.
4. Curso clínico natural: pode iniciar em qualquer idade, mas os pacientes mais afetados são os de meia--idade e os idosos. O curso é geralmente progressivo, mas podem ocorrer tanto um curso estático como a remissão.

Existem dois tipos de SPI: de início precoce e de início tardio, antes e após os 45 anos de idade. A SPI de início precoce geralmente tem progressão lenta, havendo o relato de história familiar, e geralmente é de etiologia genética. A SPI tardia costuma ser secundária a uma condição médica (fibromialgia, cardiopatia, artrite, neuropatia periférica ou radiculopatia, doença de Parkinson, doença vascular periférica, doença pulmonar obstrutiva crônica [DPOC], doença da tireoide, cirurgia gástrica, baixa de folato e de magnésio, ferritina sérica < 50g/L), ocorre na mesma proporção entre os sexos e progride mais rapidamente. Há relatos de remissão por períodos de 1 mês ou mais.

Tratamento da SPI

O tratamento da SPI se divide em medidas conservadoras e farmacoterapia:

- **Tratamento conservador:** é importante orientar as pacientes com SPI quanto à manutenção de uma boa higiene do sono para prevenir o desenvolvimento de insônia psicofisiológica, frequentemente encontrada entre elas. Devem evitar bebidas alcoólicas no início da noite por agravar os sintomas na maioria dos casos, assim como cafeína e nicotina. Os medicamentos em uso devem ser revistos.
- **Farmacoterapia:** sulfato ou outro sal de ferro acrescido de vitamina C (para melhorar a absorção intestinal) está indicado para pacientes com ferritina < 45µg/L. O agonista da dopamina, pramipexol, disponível no Brasil, é o medicamento de primeira linha, devendo ser usado na dose de 0,125 a 1mg. A dosagem deve ser aumentada lentamente. Em caso de sonolência ou fadiga durante o dia, comportamento compulsivo/impulsivo ou aumento dos efeitos colaterais, a medicação deve ser diminuída ou mesmo descontinuada. Caso persistam os sintomas, outros medicamentos podem ser usados, como levodopa/carbidopa (200/50mg) e mesmo medicação antiepiléptica, como gabapentina (100 a 400mg). Um ponto negativo com o uso de precursores da dopamina é a possibilidade de, com o aumento da dose, ocorrer piora dos sintomas mais à noite ou nas primeiras horas da manhã. Quando o tratamento se torna refratário à terapia tradicional, podem ser utilizados opiáceos (p. ex., metadona).

Movimento periódico dos membros durante o sono (MPMS)

A prevalência dos MPMS aumenta com o avançar da idade, estando presentes em 34% dos pacientes com mais de 60 anos de idade e podendo ser observados em uma variedade de distúrbios do sono, como na SPI, no transtorno do comportamento do sono REM e na narcolepsia. A prevalência, definida como índice de MPMS de ≥ 15 movimentos/hora, tem sido estimada em 52% da população de mulheres idosas.

A discrepância entre a maior prevalência de MPMS em relação à SPI e o fracasso em mostrar a associação entre sua presença e sintomas específicos sugerem que em muitos pacientes os MPMS podem ser um achado ocasional.

Os MPMS são descritos como episódios periódicos de movimento dos membros (superiores ou inferiores) durante o sono, observados por meio do registro eletromiográfico durante a polissonografia. Os movimentos podem estar ou não associados a acordares parciais eletroencefalográficos, geralmente desconhecidos das pacientes. Quando graves, ocasionam sonolência excessiva durante o dia. Diferentemente da SPI, de diagnóstico clínico, o fenômeno dos MPMS deve ser confirmado por meio de polissonografia.

Quadro 6.6 Tétrade de desconforto das pernas (URLA)

Urgência de mover os membros, geralmente à tardinha
Repouso ou inatividade precipita ou piora os sintomas
Levantar-se ou movimentar-se melhora a sensação
À tardinha ou à noite surgem ou há piora dos sintomas, embora eles possam ocorrer em qualquer hora do dia ou quando a paciente experimenta imobilização prolongada

Avaliação laboratorial dos membros superiores

Na polissonografia, contrações repetitivas são observadas no eletromiograma do músculo tibial anterior, cada uma delas com a duração de 0,5 a 5 segundos (média de 1,5 a 2,5 segundos). O diagnóstico de MPMS é considerado patológico quando acontecem cinco ou mais movimentos por hora de sono. São necessários quatro ou mais movimentos consecutivos com o intervalo de 20 a 40 segundos entre eles. Intervalos menores do que 5 segundos ou maiores do que 90 segundos são excluídos e não são levados em conta na determinação do índice de eventos/hora. A amplitude deve ser > 8mV acima do sinal eletromiográfico basal. Os MPMS podem ocorrer desde o início do sono, geralmente diminuindo de frequência à medida que o sono progride, e estão ausentes durante o sono REM.

Tratamento da SPI/MPMS

O tratamento da SPI e dos MPMS é igual. A piora dos quadros de SPI e MPMS com o envelhecimento sugere que essas síndromes estejam associadas a outras condições frequentes na população idosa. Em virtude da probabilidade de anemia nessa população, tem sido dada atenção especial ao transporte de ferro e seu estoque deficiente.

A maioria das pacientes responde a doses baixas tanto de agonistas da dopamina e diazepínicos como de clonazepam. Deve ser avaliado se a paciente faz uso de medicamentos que possam piorar o quadro de MPMS, como antidepressivos (venlafaxina e inibidores seletivos da recaptação de serotonina). A bupropiona é um antidepressivo que não causa MPMS.

Leitura complementar

Akashiba T, Kawahara S, Akahoshi T et al. Relationship between quality of life and mood or depression in patients with severe obstructive sleep apnea syndrome. Chest 2002; 122(3):861-5.
American Psychiatric Association (APA). Diagnostic and statistical manual of mental disorders, 4th edition (DSM-IV). Washington, American Psychiatric Association, 1994.
Asplund R, Aberg H. Nocturn micturition, sleep and well being in women of ages 40-64 years. Maturitas 1996; 24:73-81.
Assmus J, Kripke D. Differences in actigraphy and self-reported sleep quality in women on replacement therapy. Sleep 1998; 21(suppl): 268.
Avram R, Francis D, Morris G, Daniel O'Hearn. The symptoms and signs of upper airway resistance syndrome* A link to the functional somatic syndromes. CHEST 2003; 123(1):87-95.
Ballinger C. Subjective sleep disturbance at the menopause. J Psychosom Res 1976; 20:509-13
Bastien CH, Vallières A, Morin CM. Validation of the insomnia severity index as an outcome measure for insomnia research. Sleep Med 2001; 2:297-307.
Berger k, von Eckardstein A, Trenkwalder C et al. Iron metabolism and the risc of restless legs syndrome in an elderly general population – the MEMO study. J Neurol 2002; (249):1195-9.
Berry R, Brooks R, Gamaldo C et al. AASM Scoring Manual Updates for 2017 (Version 2.4). J Clin Sleep Med 2017; 13(5):665-6.
Berry RB, Budhiraja R, Gottlieb DJ, Gozal D, Iber C, Kapur VK. American Academy of Sleep Medicine; Darien, IL: 2014. The AASM manual for the scoring of sleep and associated events: rules, terminology and technical specifications. Version 2.1.
Bertolazi A. Tradução, adaptação cultural e avaliação de dois instrumentos de avaliação do sono: Escala de Sonolência de Epworth e Índice de qualidade do Sono de Pittsburgh. Universidade Federal do Rio Grande do Sul. Faculdade de Medicina. Programa de pósgraduação em medicina: ciências médicas. 2008. Dissertação para obtenção de título de mestrado.
Bliwise D. Restless legs syndrome: manifestations in aging and dementia. In: Avidan A, Alessi C eds. Geriatric sleep medicine. New York: Informa Healthcare 2008; 197-203.
Blümel J, Cano A, Mezones-Holguín E et al. A multinational study of sleep disorders during female mid-life. Maturitas 2012; 72(4): 359-66.
Breslau N, Roth T, Rosenthal L, Andreski P. Sleep disturbance and psychiatric disorders: A longitudinal epidemiological study of young Adults. Biological Psychiatry 1996; 15(3):411-8.
Brett J, Murnion B. Management of benzodiazepine misuse and dependence. Aust Prescr 2015 Oct; 38(5):152-5.
Campagnolo A, Pristonm J, Thoen R, Medeiros T, Assunção A. Laryngopharyngeal reflux: diagnosis, treatment, and latest research. Int Arch Otorhinolaryngol 2014 Apr; 18(2):184-91.
Carskadon M, Bearpark H, Sharkey K et al. Effects of menopause and nasal occlusion on breathing during sleep. Am J Respir Crit Care Med 1997; 155:205-10.
Carskadon M, Dement W. Normal human sleep. An overview. Principles and Practice of Sleep Medicine 2005: 13-23.
Castro L. Adaptação e validação do Índice de Gravidade de Insônia (IGI): Caracterização populacional, valores normativos e aspectos associados. Disponível em: http://repositorio.unifesp.br/handle/11600/23193.
Chesson Jr AW, McDowell W, Littner M et al. Practice parameters for the nonpharmacologic treatment of chronic insomnia. SLEEP, 1999; 22(8):1128-33.
Cistulli P, Barnes D, Grunstein R et al. Effects of short term hormone replacement in the treatment of obstructive sleep apnea in postmenopausal women. Thorax 1994; 49:699-702.
Claman D, Redline S, Blackwell T et al. Prevalence and correlates of periodic limb movements in older women. J Clin Sleep Med 2006; (2):438-45.
Earley C, Connor J, Beard J et al. Ferritin levels in the cerebrospinal fluid and restless leg syndrome: effects of different clinical phenotype. Sleep 2005; (28):1069-75.
Ehlers C, Kupfer D. Slow-wave sleep: do young adult men and women age differently? Journal of Sleep Research 2003. 6(3):211-5.
Erik K. Diagnosing and treating co-morbid sleep apnea in neurological disorders. Pract Neurol (Fort Wash Pa) 2010 Jul 1; 9(4):26-30.
Feher J. In Autonomic Nervous System, Quantitative Human Physiology. 2. ed., 2012.
Fortier-Brochu E, Bonneau S, Ivers H, Morin C. Relations between sleep, fatigue and health-related quality of life in individuals with insomnia. J Psychosom Res 2010 Nov; 69(5):475-83.
Franklin K, Anttila H, Axelsson S et al. Effects and side-effects of surgery for snoring and obstructive sleep apnea – a systematic review. SLEEP 2009; 32(1):27-36.
Freedman R. Hot flashes: behavioral treatments, mechanisms, and relation to sleep. Am J Med 2005; 118:124S-130S.
Freedman R, Ianni P. Role of cold and emotional stress in Raynaud's disease and scleroderma. Br Med J (Clin Res Ed) 1983 Nov 19; 287(6404):1499-502.
Garcia-Barreguero D, Allen R, Kohnen R et al. Diagnosic standards for dopaminergic augmentation of restless legs syndrome report from World Association of Sleep Medicine – International Restless Legs Syndrome Study Group consensus conference at the Max Plank Institute. Sleep Med 2007; (8):520-30.
Gislason T, Benediktsdottir B, Bjornsson J at al. Snoring, hypertension, and the sleep apnea syndrome: an epidemiologic survey of middle aged women. Chest 1993; 103:1147-51.

Goran M, Wille M, Hemels M. Short- and long-term health consequences of sleep disruption. Nat Sci Sleep 2017; 9:151-61.

Guidozzi F. Sleep and sleep disorders in menopausal women. Climacteric 2013 Apr; 16(2):214-9.

Guilleminault C, Faul JL, Stoohs R. Sleep-disordered breathing and hypotension. Am J Respir Crit Care Med 2001; 164(7):1242-7.

Guilleminault C, Palombini L, Poyares D, Chowdhury S. Chronic insomnia, post-menopausal women, and SDB. Part 2. comparison of non-drug treatment trials in normal breathing and UARS postmenopausal women complaining of insomnia. J Psychosomat Res 2002; 53:617-23

Guilleminault C, Stoohs R, Clerk A, Cetel M, Maistros P. A cause of excessive daytime sleepiness. The upper airway resistance syndrome. Chest 1993; 104:781-7.

Harlow S, Gass M, Hall J et al. Executive summary of the Stages of Reproductive Aging Workshop + 10: addressing the unfinished agenda of staging reproductive aging. Menopause 2012 Apr; 19(4):387-95.

Hening W, Allen R, Earley C et al. An update on dopaminergic treatment of restless legs syndrome and periodic limb movement disorder: An American Academy of Sleep Medicine Interim Review. Sleep 2004; 27(3):560-83.

Hening W, Allen R, Earley C et al. The treatment of restless leg syndrome and periodic limb movement disorder. Sleep 1999; (22):970-99.

Hogl B, Kiechl S, Willeit J et al. Restless leg syndrome: a community-based study of prevalence, severity and risk factors. Neurology 2005; 64:1920-4.

Iber C, Ancoli-Israel S, Chesson A, Quan SF. The AASM Manual for the Scoring and Sleep Associated Events. Rules, Terminology, and Technical Specifications. Westchester, III, 2007. American Academy of Sleep Medicine.

International Classification of Sleep Disorders. Diagnostic and coding manual. 2. ed. (ICSD), 2005. Westchester III. American Academy of Sleep Medicine.

Issa F, Sullivan C. The immediate effects of nasal continuous positive airway pressure treatment on sleep pattern in patients with obstructive sleep apnea syndrome. Electroencephalogr Clin Neurophysiology 1986; 63:10-7.

Jessica L, Daniel K, Daniel B. The pathophysiology of insomnia. Chest 2015 Apr; 147(4):1179-92.

Karl A, Franklin K, Lindberg E. Obstructive sleep apnea is a common disorder in the population – a review on the epidemiology of sleep apnea. J Thorac Dis 2015 Aug; 7(8):1311-22.

Kushida C, Morgenhaler T, Littner M et al. Practice parameters for the treatment of snoring and obstructive sleep apnea with oral appliances: an update for 2005. Sleep 2006; (29):240-3.

Lampio L, Saaresranta T, Polo O, Polo-Kantola P. Päivi. Subjective sleep in premenopausal and postmenopausal women during workdays and leisure days: a sleep diary study. Menopause 2013; 20(6): 655-60.

Ledesert B, Ringa V, Breart G. Menopause and perceived health among the women of the French GAZEL, cohort. Maturitas 1995; 20:113-20.

Lesage S, Hening W. The restless legs syndrome and periodic movement disorder: a review of management. Semin Neurol 2004; 24(3):249-59.

Linley L. Facing the future: a call for higher education in sleep technology. Sleep Med 2017 Dec; 40:124-8.

Makara-Studzińska M, Kryś-Noszczyk K, Jakiel G. Epidemiology of the symptoms of menopause – an intercontinental review. Prz Menopauzalny 2014 Jun; 13(3):203-11.

Malfertheiner P, Hallerbäck B. Clinical manifestations and complications of gastroesophageal reflux disease (GERD). Int J Clin Pract 2005 Mar; 59(3):346-55.

Martica H, Christopher E, Sara N. Insomnia and sleep apnea in midlife women: prevalence and consequences to health and functioning. Prime Rep. 2015; 7:63.

Michael J. Classification of Sleep Disorders. Neurotherapeutics 2012 Oct; 9(4):687-701.

Moe K, Larsen L, Vitiello M et al. Objective and subjective sleep of postmenopausal women: effects of long term estrogen replacement therapy. Sleep Research 1997; 26:143.

Moe K, Prinz P, Larsen L et al. Growth hormone in postmenopausal women after long term oral estrogen replacement therapy. J Gerontol A Biol Sci Med Sci 1998; 53:B117-R124.

Monterrosa C, Portela-Buelvas K, Madrid S, Carrascal J, Duran-Méndez C. Instruments to study sleep disorders in climacteric women. Sleep Sci 2016 Jul-Sep; 9(3):169-78.

Monterrosa-Castro A, Marrugo-Flórez M, Romero-Pérez I, Chedraui P, Fernández-Alonso AM, Pérez-López FR. Prevalence of insomnia and related factors in a large mid-aged female Colombian sample. Maturitas 2014; 74(4):346-51.

Monterrosa-Castro A, Marrugo-Flórez M, Romero-Pérez I, Fernández-Alonso A, Chedraui P, Pérez-López F. Assessment of sleep quality and correlates in a large cohort of Colombian women around menopause. Menopause 2013; 20(4):464-9.

Monterrosa-Castro A, Portela-Buelvas K, Salguedo-Madrid M, Mo-Carrascal J, Duran-Méndez C. Instruments to study sleep disorders in climacteric women. Sleep Sci 2016 Jul-Sep; 9(3):169-78.

Montplaisir J, Lorrain J, Denesle R et al. Sleep in menopause: differential effects of two forms or hormone replacement therapy. Menopause 2001; 8:10-6.

Morgenthaler T, Kramer M, Alessi C et al. Practice parameters for the psychological and behavioral treatment of insomnia: An update. An American Academy of Sleep Medicine. Sleep 2006; 29(11):1415-9.

Morin CM, Bootzin R, Buysse D, Edinger J, Espie C, Lichstein K. Psychological and behavioral treatment of insomnia: Update of the recent evidence (1998–2004). Sleep 2006; 29(11):1398-414.

Morin CM, Belleville G, Bélanger L, Ivers H. The insomnia severity index: psychometric indicators to detect insomnia cases and evaluate treatment response. Sleep 2011; 34(5):601-8.

Nancy E, Sybil L, Gail A. Duration of menopausal vasomotor symptoms over the menopause transition. JAMA Intern Med 2015 Apr; 175(4): 531-9.

O'Keeffe S, Gavin K, Lavan J. Iron status and restless legs syndrome in the elderly. Age Ageing 1994; 23:200-3.

Organização Mundial da Saúde. The ICD-10 classification of mental and behavioural disorders: clinical description and diagnostic guidelines. Genebra: Organização Mundial da Saúde, 1992.

Palacios V, Henderson W, Siseles N, Tan D, Villaseca P. Age of menopause and impact of climacteric symptoms by geographical region. Climateric 2010; 13:419-28.

Parrino L, Ferri R, Bruni O, Terzano MG. Cyclic alternating pattern (CAP): the marker of sleep instability. Sleep Med Rev 2012 Feb; 16(1):27-45.

Perlis M, Corbitt C, Kloss J. Insomnia research: 3Ps and beyond. Sleep Medicine Reviews 2014 Jun; 18(3):191-3.

Pincus RL, Kim HH, Silvers S, Gold S. A study of the link between gastric reflux and chronic sinusitis in adults. Ear Nose Throat J 2006 Mar; 85(3):174-8.

Polo-Kantola P, Erkkola R, Helenius H et al. When does estrogen replacement therapy improve sleep quality. Am J Obstet Gynecology l988; 178:1002-9.

Rouse J. Airway, sleep, and respiratory reflux, Cranio 2016; 34:(1):3-5.

Shepard J. Atlas of sleep medicine. Armont. 1991. Futura.

Soldatos C, Dikeos D, Paparrigopoulos T. Athens Insomnia Scale: validation of an instrument based on ICD-10 criteria. J Psychosom Res 2000; 48:555-60.

Stoohs RA, Knaack L, Blum HC, Janicki J, Hohenhorst W. Differences in clinical features of upper airway resistance syndrome, primary snoring, and obstructive sleep apnea/hypopnea syndrome. Sleep Med. 2008 Jan; 9(2):121-8.

Sun R, Chen C, Ho G, et al. Iron and the restless leg syndrome. Sleep 1998; 21(4):371-7.

Sussman M, Trocio J, Best C et al. Prevalence of menopausal symptoms among midlife women: findings from electronic medical records. BMC Women's Health 2015 Aug; 13:15-58.

Testerman T, Morris J. Beyond the stomach: An updated view of Helicobacter pylori pathogenesis, diagnosis, and treatment. World J Gastroenterol 2014 Sep 28; 20(36):12781-808.

Thomas R. Insomnia: definition, prevalence, etiology, and consequences. J Clin Sleep Med 2007 Aug 15; 3(5 Suppl):S7-S10.

Wenning G, Kiechl S, Seppi K et al. Prevalence of movement disorders in men and women aged 50-89 years (Bruneck Study cohort): a population-based study. Lancet Neurol 2005; (4): 815-20.

White D. Monitoring Peripheral Arterial Tone (PAT) to diagnose sleep apnea in the home. J Clin Sleep Med 2008 Feb 15; 4(1):73.

Winkelmann J, Orivini F, Nevsimalova S et al. Genetics of restless legs syndrome (RLS): State of the art and future directions. Move Disord 2007; 22(Suppl 18):S449-S458.

Woodward S, Freedman R. Sleep fragmentation in menopausal women with and without hot flashes. Sleep Res 1995; 24:63.

Woodward S, Freedman R. The thermoregulatory effects of menopausal hot flashes on sleep. Sleep 1994; 17:497-501.

Xu M, Bélanger L, Ivers H, Guay B, Zhang J, Morin CM. Comparison of subjective and objective sleep quality in menopausal and non-menopausal women with insomnia. Sleep Med 2011; 12(1):65-9.

Young T, Finn L, Austin D, Peterson A. Menopausal status and sleep disorder breathing in the Wisconsin Sleep Cohort Study. Am J Resp Crit Care Med 2003; 167:1181-5.

Young T, Zaccaro D. Are postmenopausal women in increased risk of sleep disorder breathing? Am Rev Respir Dis 1992; 145:A866.

Zucconi M, Ferri R, Allen R et al. The Official World Association of Sleep Medicine (WASM) standards for recording and scoring periodic leg movements in sleep (PLMS) and wakefullness (PLMW) developed in collaboration with a task force from the International Restless Legs Syndrome Study Group (IRLSSG). Sleep Med 2006; 7(2):175-83.

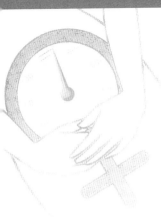

Distúrbio do Humor durante o Climatério – Como Diagnosticar e Tratar

Capítulo 7

Kelly Silva Pereira
Julia Machado Khoury
Maila de Castro Lourenço das Neves
Frederico Duarte Garcia

INTRODUÇÃO

O climatério é um marco biológico e psíquico importante no ciclo de vida da mulher. Nessa fase, além das modificações biológicas, acontecem perdas psicológicas e sociais. Simbolicamente, o climatério representa em muitas culturas uma diminuição ou a perda do papel feminino, um sinal de envelhecimento e a perda de um papel social que surge com a percepção do envelhecimento. Fisiologicamente, as modificações hormonais se refletem em vários sistemas do organismo, inclusive no sistema nervoso. Tanto as perdas simbólicas como as modificações hormonais contribuem para as alterações afetivas e de humor prevalentes em mulheres no climatério.

Os transtornos do humor são frequentes durante o climatério, atingindo até 20% das mulheres. Em um estudo longitudinal com a duração de 8 anos, o diagnóstico de depressão foi 2,5 vezes maior no período perimenopausa quando comparado com o período pré-menopausa. Além disso, esse risco diminuiu precocemente na pós-menopausa. Assim, é fundamental que os profissionais que assistem mulheres no climatério saibam identificar, avaliar e tratar as variações de humor.

Neste capítulo será definido o que é humor e apresentados os critérios diagnósticos dos transtornos do humor, além de discutidos os diagnósticos diferenciais e o tratamento desses transtornos.

O QUE É O HUMOR?

O humor corresponde à disposição afetiva de toda a experiência psíquica do sujeito. No humor existe a confluência de uma vertente somática e de uma vertente psíquica que produz o colorido da vida psíquica momentânea e, muitas vezes, pode inclusive modificar a natureza e o sentido das experiências vivenciadas. Desse modo, o humor é vivido corporal e psiquicamente.

Por exemplo, quando o humor está eufórico, a pessoa em um episódio de mania relata que seu corpo está leve, flutuante, incansável e cheio de vigor. Em contraposição, a pessoa deprimida percebe seu corpo como apagado, pesado, fraco, decaído e murcho.

Metaforicamente, o humor é o filtro que dá toda a tonalidade das vivências e percepções e, com isso, influencia as emoções, as cognições e os comportamentos.

ALTERAÇÕES DE HUMOR

As alterações de humor ao longo da vida podem ocorrer na forma de sintomas isolados, como uma tristeza, uma falta de tônus ou energia vital, ou podem constituir transtornos do humor. Nestes últimos são observados prejuízos funcionais que produzem sofrimento significativo para a pessoa acometida ou para aqueles que convivem com ela. A Associação Americana de Psiquiatria divide os transtornos de humor em dois principais: o depressivo e o bipolar.

O transtorno mais frequentemente associado ao climatério é o depressivo. No climatério, o episódio depressivo pode ocorrer pela primeira vez ou como a recorrência de episódios depressivos prévios em mulheres com antecedentes de transtornos de humor. Os antecedentes de episódios depressivos constituem um importante fator de risco para a ocorrência de depressão no climatério.

Algumas alterações fisiológicas e psicológicas parecem justificar o desencadeamento ou a piora da depressão no climatério, e diversos estudos evidenciaram o aumento do risco para a depressão nesse período quando comparado às outras fases de vida das mulheres.

O declínio funcional relacionado com os transtornos de humor no climatério ressalta a importância de sua identificação e tratamento.

FISIOPATOLOGIA E PSICOLOGIA DAS ALTERAÇÕES DO HUMOR NO CLIMATÉRIO

O declínio estrogênico e a variação hormonal contribuem para o aumento do risco de depressão no climatério.

Entre as alterações psicológicas encontradas no período perimenopausa que aumentam o risco do desenvolvimento de depressão estão, por exemplo, as mudanças de papéis, a aposentadoria, a diminuição do poder aquisitivo, o aparecimento de doenças clínicas não psiquiátricas e a mudança na aparência física. Esses fatores são comuns no climatério e simbolizam a transição da fase adulta para a fase idosa, podendo constituir precipitadores dos transtornos de humor. Portanto, é necessária uma atenção especial à identificação precoce e ao tratamento dos transtornos de humor no climatério.

A depressão está associada a prejuízo cognitivo em todas as faixas etárias; entretanto, em mulheres na perimenopausa as alterações cognitivas, principalmente as de memória, são significativas independentemente da presença de alterações de humor. Alguns estudos apontam que o declínio cognitivo está associado a comprometimento funcional, o que sugere um impacto social e econômico. Por outro lado, sabe-se que o tratamento apenas com antidepressivos se mostrou suficiente para a melhora cognitiva na depressão durante o climatério.

DIAGNÓSTICO

Segundo o *Manual Diagnóstico e Estatístico dos Transtornos Mentais* (DSM-5) da Associação Americana de Psiquiatria, um episódio depressivo maior é caracterizado pela presença de pelo menos cinco dos critérios apresentados no Quadro 7.1, que devem ocorrer durante o mesmo período de 2 semanas e que caracterizam uma mudança em relação ao funcionamento anterior. Obrigatoriamente, um dos sintomas deve ser humor deprimido ou anedonia (diminuição do prazer ou interesse pelas atividades anteriormente prazerosas).

Esses critérios são utilizados para diagnosticar o episódio depressivo em qualquer fase da vida. Assim, não existem critérios específicos para o diagnóstico de depressão no climatério. Entretanto, durante o climatério, o relato de um humor triste ou deprimido é menos comum quando comparado às faixas etárias mais jovens. Os principais sintomas da depressão relatados pelas mulheres no climatério são a fadiga ou diminuição da energia psicomotora e a dificuldade de concentração, o que torna mais difícil o diagnóstico diferencial com as doenças clínicas não psiquiátricas.

Diante de uma paciente no climatério com sintomas depressivos, é importante diferenciar a depressão uni-

Quadro 7.1 Critérios diagnósticos para um episódio depressivo maior

A. Cinco (ou mais) dos seguintes sintomas estiveram presentes durante o mesmo período de 2 semanas e representam uma mudança em relação ao funcionamento anterior; pelo menos um dos sintomas é (1) humor deprimido ou (2) perda de interesse ou prazer. **Nota:** não incluir sintomas que sejam claramente atribuíveis a outra condição médica.
a. Humor deprimido na maior parte do dia, quase todos os dias, conforme indicado por relato subjetivo (p. ex., sente-se triste, vazio ou sem esperança) ou por observação feita por outra pessoa (p. ex., parece choroso). **Nota:** em crianças e adolescentes, pode ser humor irritável.
b. Acentuada diminuição de interesse ou prazer em todas ou em quase todas as atividades na maior parte do dia, quase todos os dias (conforme indicado por relato subjetivo ou observação feita por outra pessoa).
c. Perda ou ganho significativo de peso sem estar fazendo dieta (p. ex., mudança de mais de 5% do peso corporal em 1 mês) ou redução ou aumento no apetite quase todos os dias. **Nota:** em crianças, considerar o insucesso em obter o ganho de peso esperado.
d. Insônia ou hipersonia quase diária.
e. Agitação ou retardo psicomotor quase todos os dias (observável por outras pessoas; não meramente sensações subjetivas de inquietação ou de estar mais lento).
f. Fadiga ou perda de energia quase todos os dias.
g. Sentimentos de inutilidade ou culpa excessiva ou inapropriada (que podem ser delirantes) quase todos os dias (não meramente autorrecriminação ou culpa por estar doente).
h. Capacidade diminuída para pensar ou se concentrar ou indecisão quase todos os dias (por relato subjetivo ou observação feita por outra pessoa).
i. Pensamentos recorrentes de morte (não somente medo de morrer), ideação suicida recorrente sem um plano específico, tentativa de suicídio ou plano específico para cometer suicídio.
B. Os sintomas causam sofrimento clinicamente significativo ou prejuízo no funcionamento social, profissional ou em outras áreas importantes da vida do indivíduo.
C. O episódio não é atribuível aos efeitos fisiológicos de uma substância ou a outra condição médica.

Nota: os critérios A-C representam um episódio depressivo maior. Esse tipo de episódio é comum no transtorno bipolar tipo I, embora não seja necessário para o diagnóstico desse transtorno.
Nota: respostas a uma perda significativa (p. ex., luto, ruína financeira, perdas por desastre natural, doença médica grave ou incapacidade) podem incluir sentimento de tristeza intensos, ruminação acerca da perda, insônia, falta de apetite e perda de peso observados no critério A, que podem se assemelhar a um episódio depressivo. Embora esses sintomas possam ser entendidos ou considerados apropriados à perda, a presença de um episódio depressivo maior, além da resposta normal a uma perda significativa, deve ser também cuidadosamente considerada. Essa decisão exige inevitavelmente exercício do juízo clínico com base na história do indivíduo e nas normas culturais para a expressão de sofrimento no contexto de uma perda.
Fonte: adaptado de American Psychiatry Association, 2013.

polar da depressão bipolar. Um episódio depressivo pode ser caracterizado como depressão unipolar quando inexistem, na história pregressa, dados sugestivos de episódios de mania ou hipomania. Quando há histórico de episódio maníaco ou hipomaníaco primário, ou seja, não desencadeado exclusivamente por drogas, medicamentos ou doenças clínicas não psiquiátricas, o diagnóstico deve ser de transtorno bipolar (TB) do tipo I ou do tipo II, respectivamente. Cabe ressaltar que um episódio de hipomania não é específico para TB do tipo II, podendo ocorrer em ambos os subtipos, enquanto um episódio de mania é necessário para o diagnóstico de TB do tipo I e exclui o diagnóstico de TB do tipo II. Outros achados que aumentam a suspeição (mas não a certeza) de TB são o histórico familiar de TB, o início muito precoce dos episódios de humor, ao final da adolescência ou no início da idade adulta, e a grande frequência e a curta duração de cada episódio de humor.

Um episódio maníaco é definido pelo DSM-5 como um período distinto de humor anormal e persistentemente elevado, expansivo ou irritável com aumento persistente da atividade ou da energia, com a duração de pelo menos 1 semana e presente na maior parte do dia, quase todos os dias ou com qualquer duração, se a hospitalização se fizer necessária, acompanhado por pelo menos três dos seguintes sintomas adicionais:

1. Autoestima inflada ou grandiosidade.
2. Redução da necessidade de sono (p. ex., sente-se descansado com apenas 3 horas de sono).
3. Mais loquaz que o habitual ou pressão para continuar falando.
4. Fuga de ideias ou experiência subjetiva de que os pensamentos estão acelerados.
5. Distratibilidade, ou seja, a atenção é desviada muito facilmente por estímulos externos insignificantes ou irrelevantes, conforme relatado ou observado.
6. Aumento da atividade dirigida a objetivos, seja socialmente, no trabalho ou na escola, ou aumento da atividade sem propósito (agitação psicomotora).
7. Envolvimento excessivo em atividades com elevado potencial para consequências dolorosas (p. ex., envolvimento em surtos desenfreados de compras, indiscrições sexuais ou investimentos financeiros insensatos). Se o humor é irritável em vez de elevado ou expansivo, pelo menos quatro sintomas citados devem estar presentes.

Os detalhes referentes ao diagnóstico são apresentados no Quadro 7.2.

Quadro 7.2 Episódio maníaco

A. Um período distinto de humor anormal e persistentemente elevado, expansivo ou irritável e aumento anormal e persistente da atividade dirigida a objetivos ou da energia, com duração mínima de 1 semana e presente na maior parte do dia, quase todos os dias (ou qualquer duração, se a hospitalização se fizer necessária).
B. Durante o período de perturbação do humor e aumento da energia ou atividade, três (ou mais) dos seguintes sintomas (quatro se o humor é apenas irritável) estão presentes em grau significativo e representam uma mudança notável do comportamento habitual.
a. Autoestima inflada ou grandiosidade.
b. Redução da necessidade de sono (p. ex., sente-se descansado com apenas 3 horas de sono.)
c. Mais loquaz que o habitual ou pressão para continuar falando.
d. Fuga de ideias ou experiência subjetiva de que os pensamentos estão acelerados.
e. Distratibilidade (i.e., a atenção é desviada muito facilmente por estímulos externos insignificantes ou irrelevantes), conforme relatado ou observado.
f. Aumento da atividade dirigida a objetivos (seja socialmente, no trabalho ou na escola, seja sexualmente) ou agitação psicomotora (i.e., atividade sem propósito não dirigida a objetivos).
g. Envolvimento excessivo em atividades com elevado potencial para consequências dolorosas (p. ex., envolvimento em surtos desenfreados de compras, indiscrições sexuais ou investimentos financeiros insensatos.)
C. A perturbação do humor é suficientemente grave a ponto de causar prejuízo acentuado no funcionamento social ou profissional ou para necessitar de hospitalização a fim de prevenir dano a si próprio ou a outras pessoas, ou existem características psicóticas.
D. O episódio não é atribuível aos efeitos fisiológicos de uma substância (p. ex., droga de abuso, medicamento, outro tratamento) ou a outra condição médica.

Nota: um episódio maníaco completo que surge durante tratamento antidepressivo (p. ex., medicamento, eletroconvulsoterapia), mas que persiste em um nível de sinais e sintomas além do efeito fisiológico desse tratamento, é evidência suficiente para um episódio maníaco e, portanto, para um diagnóstico de transtorno bipolar tipo I.
Nota: Os critérios A-D representam um episódio maníaco. Pelo menos um episódio maníaco na vida é necessário para o diagnóstico de transtorno bipolar tipo I.
Fonte: adaptado de American Psychiatry Association, 2013.

Ainda segundo o DSM-5, a hipomania difere da mania principalmente por suas menores duração e gravidade. Na hipomania, os sintomas costumam persistir por 4 dias e o episódio não é grave o suficiente a ponto de causar prejuízo acentuado no funcionamento social ou profissional do indivíduo e, em geral, não necessita de hospitalização. Se houver características psicóticas por definição, o episódio é maníaco.

Assim como na depressão, não há critérios específicos para o diagnóstico de mania e hipomania durante o climatério, devendo ser utilizados os mesmos critérios para todas as faixas etárias. Entretanto, no TB é comum a redução da frequência e da intensidade dos episódios maníacos e hipomaníacos ao longo da vida.

Portanto, no climatério são menos comuns os episódios maníacos e hipomaníacos e, quando eles ocorrem, geralmente apresentam menor gravidade. Além disso, o humor irritável é mais comum do que o eufórico. Nos casos de certeza ou suspeita de TB, é importante o encaminhamento ou a condução conjunta com um psiquiatra (Quadro 7.3).

DIAGNÓSTICO DIFERENCIAL

Como os sintomas de humor são mais inespecíficos no climatério, é essencial o diagnóstico diferencial com doenças clínicas não psiquiátricas. Entre eles, é importante destacar o hipotireoidismo, as deficiências vitamínicas e os próprios sintomas do climatério.

O hipotireoidismo pode iniciar ou piorar durante o climatério e é caracterizado principalmente por sintomas decorrentes da redução do metabolismo corporal, como fadiga, diminuição da energia psicomotora, ganho de peso e constipação intestinal. Esses sintomas são comuns na depressão e podem ocorrer também como consequência do tratamento com antidepressivos. Os sintomas do hipotireoidismo que não ocorrem ou são raros nos transtornos de humor são ressecamento da pele e dos fâneros, maior sensibilidade ao frio, rouquidão e bradicardia. Diante da dúvida diagnóstica, a mensuração do hormônio tireoestimulante (TSH) e dos hormônios tireoidianos pode ajudar a estabelecer a conduta.

Uma das deficiências vitamínicas mais comuns durante o climatério é a redução da vitamina B_{12}, a qual pode causar sintomas como astenia, fraqueza, cansaço, redução da energia psicomotora, prejuízos na concentração e na memória e alteração do apetite e dos hábitos intestinais. Todos esses sintomas podem ocorrer na depressão; contudo, alguns são mais sugestivos da deficiência de vitamina B_{12} e são raros ou não ocorrem na depressão, como tonturas, anemia, espasmos musculares, redução da coordenação motora e do equilíbrio, branqueamento dos fâneros, parestesias, paralisias e redução da acuidade visual. Diante da dúvida diagnóstica é importante a realização do exame neurológico e da mensuração sérica da vitamina B_{12}.

Os próprios sintomas menopausais podem ser confundidos com os sintomas de humor, mesmo quando não são associados a esses. No período perimenopausal são comuns sintomas de labilidade do humor, irritabilidade, redução da libido, ganho de peso, fadiga, cansaço, redução da energia psicomotora e insônia. Entretanto,

Quadro 7.3 Episódio hipomaníaco

A. Um período distinto de humor anormal e persistentemente elevado, expansivo ou irritável e aumento anormal e persistente da atividade ou energia, com duração mínima de 4 dias consecutivos e presente na maior parte do dia, quase todos os dias.
B. Durante o período de perturbação do humor e aumento de energia e atividade, três (ou mais) dos seguintes sintomas (quatro se o humor é apenas irritável) persistem, representam uma mudança notável em relação ao comportamento habitual e estão presentes em grau significativo:
a. Autoestima inflada ou grandiosidade.
b. Redução da necessidade de sono (p. ex., sente-se descansado com apenas 3 horas de sono).
c. Mais loquaz que o habitual ou pressão para continuar falando.
d. Fuga de ideias ou experiência subjetiva de que os pensamentos estão acelerados.
e. Distratibilidade (i.e., a atenção é desviada muito facilmente por estímulos externos insignificantes ou irrelevantes), conforme relatado ou observado.
f. Aumento da atividade dirigida a objetivos (seja socialmente, no trabalho ou na escola, seja sexualmente) ou agitação psicomotora (i.e., atividade sem propósito não dirigida a objetivos).
g. Envolvimento excessivo em atividades com elevado potencial para consequências dolorosas (p. ex., envolvimento em surtos desenfreados de compras, indiscrições sexuais ou investimentos financeiros insensatos).
C. O episódio está associado a uma mudança clara no funcionamento que não é característica do indivíduo quando assintomático.
D. A perturbação do humor e a mudança no funcionamento são observáveis por outras pessoas.
E. O episódio não é suficientemente grave a ponto de causar prejuízo acentuado no funcionamento social ou profissional ou para necessitar de hospitalização. Existindo características psicóticas, por definição, o episódio é maníaco.
F. O episódio não é atribuível aos efeitos fisiológicos de uma substância (p. ex., droga de abuso, medicamento, outro tratamento).

Nota: um episódio hipomaníaco completo que surge durante tratamento antidepressivo (p. ex., medicamento, eletroconvulsoterapia), mas que persiste em um nível de sinais e sintomas além do efeito fisiológico desse tratamento, é evidência suficiente para um diagnóstico de episódio hipomaníaco. Recomenda-se, porém, cautela para que um ou dois sintomas (principalmente aumento da irritabilidade, nervosismo ou agitação após uso de antidepressivo) não sejam considerados suficientes para o diagnóstico de episódio hipomaníaco nem necessariamente indicativos de uma diátese bipolar.
Nota: os critérios A-F representam um episódio hipomaníaco. Esses episódios são comuns no transtorno bipolar tipo I, embora não necessários para o diagnóstico deste.

quando os sintomas menopausais não são associados a transtornos do humor, geralmente não há relato de tristeza ou humor deprimido, anedonia, sentimento de culpa ou ideação suicida.

TRATAMENTO

Nas pacientes diagnosticadas com um episódio de depressão unipolar associado ou não a sintomas vasomotores, a escolha terapêutica deve ser embasada na sintomatologia predominante. No tratamento da depressão no climatério, os antidepressivos são eficazes como monoterapia ou em combinação com a terapia hormonal. Nos casos em que se suspeita ou se identifica que o episódio depressivo atual constitui um episódio de humor do TB, recomenda-se que o caso seja conduzido com o auxílio de um especialista. Portanto, neste capítulo será enfocado o tratamento da depressão unipolar durante o climatério.

Na depressão unipolar durante o climatério, se os sintomas depressivos forem mais relevantes do que os vasomotores, recomenda-se iniciar o tratamento com antidepressivos, preferencialmente os inibidores seletivos da recaptação de serotonina (ISRS).

Quando os sintomas vasomotores são mais intensos e os depressivos mais discretos, a orientação é que se inicie a terapia hormonal, caso não haja contraindicação. Em mulheres cujos sintomas depressivos e vasomotores são graves, a combinação de terapia hormonal e ISRS parece ser a melhor opção.

Antidepressivos

Como mencionado previamente, os ISRS são os antidepressivos de primeira escolha no tratamento de episódios depressivos durante o climatério. Entretanto, a seleção do fármaco específico depende do perfil de efeitos colaterais da medicação, da tolerância da paciente e do histórico de resposta prévia aos antidepressivos, além dos benefícios secundários objetivados, como a redução dos sintomas vasomotores. A Tabela 7.1 exibe os principais antidepressivos e suas respectivas doses terapêuticas.

Alguns antidepressivos parecem estar associados também à melhora dos sintomas vasomotores, o que torna o tratamento monoterapêutico com esses antidepressivos eficaz nos casos em que os sintomas vasomotores são discretos. Nesses casos, a resposta clínica de redução dos sintomas vasomotores parece ser mais rápida do que a resposta antidepressiva. Os antidepressivos que reduzem os sintomas vasomotores são a venlafaxina, a desvenlafaxina, a paroxetina, o citalopram e o escitalopram, conforme apontou um ensaio clínico envolvendo 325 mulheres no climatério. A sertralina e a fluoxetina,

Tabela 7.1 Principais antidepressivos

Classe	Antidepressivo	Dose inicial	Faixa terapêutica
Inibidores não seletivos da captação de 5-HT/NE (tricíclico)	Amitriptilina	25mg	75 a 150mg
	Clomipramina	25mg	75 a 250mg
	Imipramina	75mg	75 a 150mg
	Nortriptilina	25mg	75 a 150mg
Inibidores seletivos da recaptação de 5-HT	Citalopram	20mg	20 a 40mg
	Escitalopram	10mg	10 a 20mg
	Fluoxetina	10 a 20mg	20 a 60mg
	Fluvoxamina	50mg	50 a 300mg
	Paroxetina	10 a 20mg	20 a 50mg
	Sertralina	25 a 50mg	50 a 200mg
	Vilazodona	10mg	10 a 20mg
Inibidores da recaptação de 5-HT/NE (ISRSN)	Duloxetina	30 a 60mg	60 a 120mg
	Desvenlafaxina	50mg	50 a 100mg
	Milnaciprano	25mg	50 a 200mg
	Venlafaxina	37,5mg	75 a 375mg
Inibidores da recaptação de DA	Bupropiona	150mg	150 a 300mg
Noradrenérgico e serotoninérgico específico – NaSSA	Mirtazapina	15mg	15 a 45mg
Antagonistas alfa-2 e inibidores de recaptação de 5-HT	Trazodona	150mg	150 a 600mg
Inibidores da monoaminoxidase (IMAO)	Inibidores reversíveis da MAO A Moclobemida	300mg	300 a 600mg
	Não seletivos e irreversíveis Tranilcipromina	20mg	20 a 60mg

Fonte: Miguel EC (2011: 1160); Rocha FL (2017: 46-47); Bulário Eletrônico. Disponível em: http://www.anvisa.gov.br/datavisa/fila_bula/index.aspl. Acesso em: 26 dez 2017.

apesar de apresentarem eficácia antidepressiva, não foram eficazes no tratamento dos sintomas vasomotores.

Alguns antidepressivos, como a fluoxetina e a paroxetina, apresentam perfil mais amplo de contraindicações. Esses antidepressivos são contraindicados, por exemplo, em pacientes que fazem uso de tamoxifeno, porque inibem a enzima hepática CYP2D6, bloqueando, assim, a conversão do tamoxifeno em seu metabólito ativo. Nesses casos, a venlafaxina, o citalopram e o escitalopram são antidepressivos mais seguros em virtude do bloqueio mínimo dessa enzima.

Terapia hormonal

Ainda não existem estudos que comprovem as evidências para o uso de terapia de reposição hormonal (TRH) isoladamente no tratamento da depressão no climatério. Na prática clínica, o uso de TRH pode repercutir indiretamente no humor, dado que o tratamento dos fogachos pode melhorar a qualidade do sono e consequentemente auxiliar o tratamento dos sintomas depressivos. No entanto, quando os sintomas do climatério estão associados a transtornos do humor, a monoterapia com TRH não é suficiente. Um estudo evidenciou que, em mulheres no climatério que relatam distúrbios do sono, o tratamento dos sintomas vasomotores pode melhorar a qualidade do sono, mas isso pode não solucionar globalmente o problema quando alterações do humor estão associadas.

Uma revisão sistemática publicada em 2015 selecionou 24 estudos que avaliaram o tratamento de sintomas depressivos com TRH. Essa revisão concluiu que há poucas evidências que embasem o uso de estradiol para o tratamento de alterações do humor no climatério e nenhuma evidência após o climatério. Uma metanálise de 2016 investigou a eficácia e a segurança do uso de estrogênio bioidêntico no tratamento de sintomas depressivos na menopausa. O estudo concluiu que o estrogênio bioidêntico não tem benefício claro no tratamento de sintomas depressivos em mulheres na menopausa conforme as evidências de 10 ensaios clínicos com um total de 1.208 pacientes, mas a heterogeneidade metodológica dos estudos disponíveis limita as conclusões.

Apesar de os estudos disponíveis até o momento não apresentarem evidências para o uso de reposição hormonal isoladamente no tratamento da depressão, alguns destacam que a associação de estrogênio à terapia usual com antidepressivos pode resultar em benefício adicional no tratamento da depressão no climatério.

CONSIDERAÇÕES FINAIS

A depressão é a principal causa de incapacitação funcional na população mundial, segundo a Organização Mundial da Saúde (OMS). No climatério, o transtorno depressivo associado ao risco aumentado de alterações cognitivas característico do período pode causar muito sofrimento e maior comprometimento funcional.

O conhecimento das ferramentas diagnósticas e terapêuticas assume papel fundamental na melhoria da qualidade de vida dessas mulheres.

Já é bem estabelecida a eficácia dos antidepressivos, em especial dos ISRS, no tratamento da depressão no climatério. A reposição hormonal, em associação aos antidepressivos, parece contribuir para a melhora dos sintomas em casos específicos. Nos casos em que as alterações de humor são identificadas em indivíduos com diagnóstico ou suspeita de TB é importante considerar a condução do caso em conjunto com um psiquiatra. Nos casos graves de depressão unipolar ou quando há refratariedade ao tratamento, a condução conjunta com um especialista também é recomendada.

Leitura complementar

American Psychiatry Association. Diagnostic and statistical manual of mental disorders – DSM-5. 5. ed. Washington: American Psychiatric Association, 2013.

Alosco ML, Spitznagel MB, Cohen R et al. Reduced cognitive function predicts functional decline in patients with heart failure over 12 months. Eur J Cardiovasc Nurs 2014; 13(4):304-10.

Avis NE, Brambilla D, McKinlay SM, Vass K. A longitudinal analysis of the association between menopause and depression. Results from the Massachusetts Women's Health Study. Ann Epidemiol 1994; 4(3):214-20.

Bromberger JT, Meyer PM, Kravitz HM et al. Psychologic distress and natural menopause: A multiethnic community study. Am J Public Health 2001; 91:1435-42.

Caixeta L. Psiquiatria Geriátrica. Porto Alegre: Artmed Editora, 2015.

Cohen LS, Soares CN, Vitonis AF, Otto MW, Harlow BL. Risk for new onset of depression during the menopausal transition: the Harvard study of moods and cycles. Arch Gen Psychiatry 2006; 63(4):385-90.

Coussirat C, Batista C, Schneider RH, Resende TL, Schwanke CHA. Vitaminas B_{12}, B_6, B_9, and homocysteine and their relation with bone mass in the elderly. Revista Brasileira de Geriatria e Gerontologia 2012; 15(3):577-85.

Freeman EW, Guthrie KA, Caan B et al. Efficacy of escitalopram for hot flashes in healthy menopausal women: A randomized controlled trial. JAMA 2011; 305(3):267-74.

Freeman EW, Sammel MD, Lin H, Nelson DB. Associations of hormones and menopausal status with depressed mood in women with no history of depression. Arch Gen Psychiatry 2006; 63(4):375-82.

Grady D, Cohen B, Tice J, Kristof M, Olyaie A, Sawaya GF. Ineffectiveness of sertraline for treatment of menopausal hot flushes: a randomized controlled trial. Obstet Gynecol 2007; 109(4):823-30.

Greendale GA, Derby CA, Maki PM. Perimenopause and Cognition. Obstet Gynecol Clin North Am 2011; 38(3):519-35.

Joffe H, Petrillo LF, Koukopoulos A et al. Increased estradiol and improved sleep, but not hot flashes, predict enhanced mood during the menopausal transition. J Clin Endocrinol Metab 2011; 96:E1044-54.

Martin KA, Barbieri RL. Treatment of menopausal symptoms with hormone therapy. In: Post TW, ed. UpToDate. Waltham, MA: UpToDate Inc, 2017. Disponível em: http://www.uptodate.com. Acesso: 26 dez 2017.

Kerwin JP, Gordon PR, Senf JH. The variable response of women with menopausal hot flashes when treated with sertraline. Menopause 2007; 14(5):841-5.

Kravitz HM, Ganz PA, Bromberger J, Powell LH, Sutton-Tyrrell K, Meyer PM. Sleep difficulty in women at midlife: a community survey of sleep and the menopausal transition. Menopause 2003; 10(1):19-28.

Loprinzi CL, Barton DL, Sloan JA et al. Mayo Clinic and North Central Cancer Treatment Group hot flash studies: a 20-year experience. Menopause 2008; 15(4 Pt 1):655-60.

Loprinzi CL, Sloan JA, Perez EA et al. Phase III evaluation of fluoxetine for treatment of hot flashes. J Clin Oncol 2002; 20(6):1578-83.

Maki PM, Freeman EW, Greendale GA et al. Summary of the National Institute on Aging-sponsored conference on depressive symptoms and cognitive complaints in the menopausal transition. Menopause 2010; 17(4):815-22.

Marangell LB, Silver JM, Martinez JM, Yudofsky SC. Psicofarmacologia, Artmed Editora, 2003.

Pae CU, Mandelli L, Han C et al. Do estradiol levels influence on the cognitive function during antidepressant treatments in post-menopausal women with major depressive disorder? A comparison with pre-menopausal women. Neuro Endocrinol Lett 2008; 29(4):500-6.

Parry BL. Optimal management of perimenopausal depression. Int J Womens Health 2010; 2:143-51.

Pearlstein T, Rosen K, Stone AB. Mood disorders and menopause. Endocrinology and Metabolism Clinics of North America 1997; 26(2):279-94.

Porto C. Semiologia médica. 6. ed. Rio de Janeiro: Grupo Gen – Guanabara Koogan, 2000.

Rennó Jr J, Fernandes CE, Mantese JC et al. Saúde mental da mulher no Brasil: desafios clínicos e perspectivas em pesquisa – Women's mental health in Brazil: clinical challenges and perspectives in research. Rev Bras Psiquiatr 2005; 27(Supl II):S73-6.

Santen RJ, Loprinzi CL, Casper RF. Menopausal hot flashes. In: Post TW, ed. UpToDate. Waltham, MA, 2017. UpToDate Inc. Disponível em: http://www.uptodate.com. Acesso: 26 dez 2017.

Rubinow DR, Johnson SL, Schmidt PJ, Girdler S, Gaynes B. Efficacy of estradiol in perimenopausal depression: So much promise and so few answers. Depress Anxiety 2015; 32(8):539-49.

Sadock BJ, Sadock VA, Ruiz P. Compêndio de psiquiatria: Ciência do comportamento e psiquiatria clínica. Porto Alegre: Artmed Editora, 2016.

Schmidt PJ, Haq N, Rubinow DR. A longitudinal evaluation of the relationship between reproductive status and mood in perimenopausal women. Am J Psychiatry 2004; 161(12):2238-44.

Sherwin BB. Estrogenic effects on memory in women. Ann N Y Acad Sci 1994;743:213-30; discussion 230211.

Soares CN. Perimenopause-related mood disturbance: an update on risk factors and novel treatment strategies available. In: Meeting Program and Abstracts. Psychopharmacology and Reproductive Transitions Symposium. American Psychiatric Association 157th Annual Meeting; May 1-6, 2004; New York, NY. Arlington, Va: American Psychiatric Publishing; 2004:51-61.

Soares CN, Poitras JR, Prouty J, Alexander AB, Shifren JL, Cohen LS. Efficacy of citalopram as a monotherapy or as an adjunctive treatment to estrogen therapy for perimenopausal and postmenopausal women with depression and vasomotor symptoms. J Clin Psychiatry 2003; 64(4):473-9.

Suvanto-Luukkonen E, Koivunen R, Sundstrom H et al. Citalopram and fluoxetine in the treatment of postmenopausal symptoms: a prospective, randomized, 9-month, placebo-controlled, double-blind study. Menopause 2005; 12(1):18-26.

Whedon JM, KizhakkeVeettil A, Rugo NA, Kieffer KA. Bioidentical estrogen for menopausal depressive symptoms: A systematic review and meta-analysis. J Womens Health (Larchmt) 2017; 26(1):18-28.

Woods NF, Mitchell ES. Symptoms during the perimenopause: prevalence, severity, trajectory, and significance in women's lives. Am J Med 2005; 118(Suppl 12B):14-24.

World Health Organization, D. L. s. t. s. W., as depression tops list of causes of ill health, 2017.

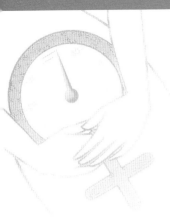

Tratamento Hormonal dos Sintomas Climatéricos na Peri e Pós-Menopausa

Capítulo 8

Maria Celeste Osório Wender
Maiara Conzatti
Fernanda Vargas Ferreira

INTRODUÇÃO

Nos últimos anos vem se fortalecendo o princípio da individualização quanto ao tipo de terapia hormonal (TH) mais apropriado, à dose, à formulação, à via de administração e à duração do uso.

Novas análises do acompanhamento, por um período de 18 anos, das participantes do *Women's Health Initiative* (WHI) foram realizadas e não se identificou associação entre a TH e o risco cardiovascular ou mortalidade por câncer.

O estudo WHI é considerado extremamente importante, uma vez que foi a primeira divulgação a avaliar a incidência de doenças cardíacas, cânceres de mama e colorretal e de fraturas em mulheres na pós-menopausa. No entanto, seus resultados iniciais, divulgados em 2002, acarretaram um declínio importante na prescrição de TH para tratamento dos sintomas climatéricos. Isso decorreu do relato de que a TH na forma de estrogênios equinos conjugados (EEC), associados ou não ao acetato de medroxiprogesterona (AMP), aumentaria a ocorrência de câncer de mama invasivo, doença cardíaca coronariana (DCC), acidente vascular encefálico (AVE) e embolia pulmonar (EP).

Ao mesmo tempo, esse panorama levantou dúvidas quanto à validade externa dos dados divulgados, já que o WHI utilizou um único regime terapêutico por mais tempo em relação à prática clínica usual, resultando em debates contínuos.

PRINCÍPIOS GERAIS

O tratamento de primeira escolha dos sintomas causados pelo hipoestrogenismo é a TH com suas variadas doses, tipos de hormônios, vias de administração e regimes.

Segue um breve resumo das recomendações que serão descritas ao longo deste capítulo.

Resumo de recomendações

- A dose e a duração da TH para tratamento dos sintomas devem ser individualizadas.
- O tratamento dos sintomas vasomotores moderados a intensos permanece como a indicação primária da TH.
- O início da TH é especialmente indicado para as mulheres sintomáticas com idade < 60 anos e com menos de 10 anos de pós-menopausa.
- A TH somente com estrogênio reduz a mortalidade por causas gerais e por doenças cardiovasculares em mulheres que iniciaram TH antes dos 60 anos e com menos de 10 anos de pós-menopausa. Em contrapartida, o uso diário de terapia combinada progestogênio-estrogênio não apresenta dados robustos para cardioproteção.
- Quando o uso de progestogênio for indicado, preconiza-se o emprego de progesterona micronizada ou didrogesterona.
- Deve-se preferir o uso de preparações transdérmicas em razão da menor incidência de eventos trombóticos e, possivelmente, dos riscos baixos de AVE e DCC, especialmente naquelas pacientes com maior perfil de risco cardiovascular.
- A continuidade da TH pode ser considerada após os 65 anos para mulheres com sintomas vasomotores persistentes com reflexos negativos sobre a qualidade de vida e/ou prevenção de osteoporose mediante avaliação cuidadosa e aconselhamento sobre os riscos e benefícios.
- Nas mulheres com síndrome geniturinária da menopausa como única sintomatologia, prioriza-se o uso do estrogênio tópico.
- A TH aumenta a densidade mineral óssea (DMO) e em doses convencionais é efetiva e apropriada para prevenção de fraturas osteoporóticas em mulheres na pós-menopausa, principalmente com sintomas climatéricos associados.

- A TH diminui o risco de fraturas em mulheres com alto ou baixo risco de fraturas, bem como de fraturas secundárias.
- Embora ainda haja escassez de evidências científicas quanto aos efeitos da TH sobre sintomas depressivos e de ansiedade, alguns estudos apontam efeito positivo com baixas doses de estrogênio.
- A TH melhora modestamente a qualidade do sono, especialmente em mulheres com sintomatologia vasomotora associada.

INDICAÇÕES

A TH é a primeira linha de tratamento em mulheres pós-menopáusicas para manejo dos sintomas vasomotores e da síndrome geniturinária da menopausa refratária a tratamentos tópicos hormonais. Para prevenção de fraturas deve ser investigada a presença de osteoporose. A terapêutica deve ser individualizada, considerando-se as preferências da paciente, seus fatores de risco e a idade.

Modificações no estilo de vida, como dieta equilibrada e saudável, prática regular de exercício físico, cessação do hábito tabágico e consumo de níveis adequados de álcool, devem ser consideradas estratégias de promoção de saúde junto à TH.

Sintomas vasomotores

Durante os estágios iniciais da menopausa, aproximadamente 75% das mulheres reportam sintomas como fogachos e sudorese noturna. Esses sintomas frequentemente perturbam o sono e podem causar mudanças de humor, como ansiedade e sintomas depressivos, dificuldade de concentração e redução da memória de curto prazo.

A TH sistêmica é o tratamento atualmente mais efetivo para esses sintomas e deveria ser recomendada para mulheres com sintomas moderados a graves, sem contraindicações, uma vez que os benefícios superam os riscos.

A exposição crônica ao estrogênio, contudo, aumenta o risco de hiperplasia endometrial e câncer; por isso, para mulheres com útero intacto a TH deve ser combinada, composta pela associação de estrogênio e progestogênio, com o objetivo de prevenir o crescimento endometrial durante o uso da TH, equiparando o risco ao de pacientes não usuárias desses hormônios. Nos casos em que o uso de progestogênio é necessário, sugere-se a progesterona micronizada ou a didrogesterona, já que evidências apontam que esse composto não se associou ao aumento do risco de neoplasia mamária.

Síndrome geniturinária da menopausa

A síndrome geniturinária da menopausa, conhecida anteriormente como atrofia vulvovaginal (AVV), ocorre em mais de 45% das mulheres na peri e pós-menopausa com impacto negativo sobre a saúde física e sexual e a qualidade de vida. Envolve ressecamento vaginal, prurido e dor no intercurso sexual, urgência miccional, disúria e infecções recorrentes do trato urinário (IRTU). Essa sintomatologia está relacionada diretamente com a menor circulação dos níveis de estrogênio e com o envelhecimento, que resultam em redução no fluxo sanguíneo vaginal, diminuição na lubrificação, menores flexibilidade e elasticidade dos tecidos vulvovaginais e aumento do pH da vagina.

Quando a síndrome geniturinária da menopausa é o único sintoma, a terapia local é a mais adequada, uma vez que se correlaciona com melhores taxas de alívio de sintomas por melhorar a secura vaginal, o prurido e a dispareunia.

Além disso, baixas doses de estrogênio intravaginal são efetivas e seguras para o tratamento, não acarretando riscos sistêmicos. Nesse sentido, todas as formulações à base de estrogênio (cremes, óvulos ou comprimidos vaginais) são efetivas.

No Brasil, encontra-se em processo de aprovação pela Agência Nacional de Vigilância Sanitária (ANVISA) a liberação de comprimidos de estradiol para uso vaginal.

Osteoporose

A osteoporose é uma desordem esquelética caracterizada pelo comprometimento da resistência óssea, predispondo ao aumento do risco de fraturas, e induzida predominantemente pela deficiência de estrogênio na pós-menopausa, cujo principal desfecho clínico é a ocorrência de fraturas de baixo impacto.

As fraturas osteoporóticas mais frequentes são as vertebrais, radiais e femorais, que podem causar dor, incapacidade física, deformidades e menor qualidade de vida. Baixa DMO, especialmente no colo femoral, é um importante preditor para fraturas; além disso, o risco aumenta duas a três vezes a cada redução de um desvio padrão na DMO, o que demanda a identificação de fatores de risco para osteoporose e fraturas.

Os fatores de risco mais importantes associados à osteoporose pós-menopáusica e às fraturas são: idade, sexo feminino, etnia branca ou asiática, histórico individual e familiar de fraturas, baixa DMO do colo femoral e baixo índice de massa corporal (IMC), além de fatores ambientais e comportamentais, como tabagismo, consumo abusivo de álcool (≥ 3 unidades por dia), inatividade física e baixa ingestão de cálcio.

Historicamente, desde a primeira publicação que relacionava a osteoporose com a menopausa em 1941, acreditava-se que a TH diminuiria a perda de massa óssea, prevenindo maior dano ósseo. Isso foi confirmado por dados secundários do WHI que evidenciaram maior conservação da DMO de quadril e de coluna vertebral com o uso de TH.

A TH, incluindo a tibolona, é efetiva na prevenção de perda óssea em mulheres pós-menopáusicas, especialmente naquelas entre os 50 e os 60 anos com no máximo 10 anos de pós-menopausa. Todavia, considera-se que a TH pode prevenir fraturas osteoporóticas em qualquer idade após a menopausa, resultando, assim, na primeira linha de tratamento.

QUANDO USAR

As candidatas à TH são mulheres sem contraindicações para a terapêutica, jovens (< 60 anos), em menopausa recente (primeiros 10 anos) e com baixo risco cardiovascular (bom perfil lipídico e metabólico e sem história de tromboembolismo).

Em 2017, postulou-se que a TH não deve ser usada para prevenção primária de doenças crônicas se não houver indicações clínicas para isso. Embora a TH com estrogênio isolado, para fins de prevenção, diminua a incidência de diabetes e de fraturas, em contraposição parece aumentar o risco de alterações de vesícula biliar, AVE, tromboembolismo venoso (TEV) e incontinência urinária. Concomitantemente, na terapia combinada, há risco menor de câncer colorretal, diabetes e fraturas, porém parece haver risco maior de câncer de mama invasivo, demência, alterações de vesícula biliar, AVE, incontinência urinária e TEV.

BENEFÍCIOS ADICIONAIS

Humor e sono

A TH pode ser benéfica na melhora do humor em mulheres pós-menopáusicas com sintomas depressivos e/ou de ansiedade. A depressão pode estar relacionada não só com os sintomas vasomotores, a má qualidade do sono, a dificuldade de concentração e as algias, mas também com o próprio estado menopausal, já que mulheres na perimenopausa podem apresentar sintomatologia depressiva.

Ademais, a incidência de depressão em mulheres jovens e idosas é similar, sugerindo que a transição menopausal e os fatores hormonais aumentam esses sintomas. Adicionalmente, outros fatores têm sido associados à depressão, como histórico de eventos adversos na vida (p. ex., crise matrimonial e violência familiar), distúrbio do sono, baixa escolaridade, menopausa precoce e menopausa não natural.

Embora a relação entre depressão e sintomas climatéricos ainda não esteja totalmente esclarecida, são recomendadas a detecção de sintomas depressivos e a administração de terapias farmacológicas e não farmacológicas. Considerando a TH como opção de tratamento para sintomas depressivos, um ensaio clínico comparou os grupos controle e estradiol transdérmico por 3 semanas e demonstrou melhora dos sintomas depressivos com essa terapêutica. Contudo, outro estudo, com 4 meses de seguimento, não mostrou efeito com o tratamento oral (estrogênio equino conjugado [EEC], 0,625/mg).

Os distúrbios do sono também estão fortemente relacionados com sintomas depressivos durante a transição menopausal. Associam-se a esse quadro idade avançada, estresse, abuso de drogas e álcool, menor nível educacional e econômico e presença de doenças. Usualmente, as mulheres já na perimenopausa experimentam menor duração do sono, episódios de despertar noturno e menor eficácia, e os sintomas vasomotores parecem dificultar ainda mais o ciclo sono-vigília.

Considerando que os hormônios ovarianos parecem modular o sono, a TH pode ser uma opção de tratamento, conforme evidenciado por estudo que investigou a qualidade do sono e os fogachos em mulheres na peri e pós-menopausa com sintomas depressivos, empregando 17-β estradiol transdérmico (0,05mg/dia), zolpidem ou placebo por 8 semanas. Os resultados apontaram melhora do sono e do humor mediante aumento do nível de estradiol. Outra pesquisa, publicada em 2015, comparou os efeitos de estradiol (0,05mg/dia), venlafaxina ou placebo sobre a insônia e a qualidade do sono em mulheres peri e pós-menopáusicas com fogachos e evidenciou que a baixa dose de estradiol, comparada ao placebo, melhorou modestamente a insônia.

CONTRAINDICAÇÕES

As contraindicações ao uso de TH oral incluem história de câncer de mama ou endométrio, porfiria, história de doença tromboembólica, sangramento vaginal inexplicado, doença hepática grave ativa, doença cardiovascular aguda, imobilização, história de DCC ou AVE, hipertrigliceridemia, demência, hiperplasia atípica ductal de mama, hipertensão arterial não controlada e enxaqueca.

Recentemente foi publicado o seguimento observacional do WHI, que objetivou determinar a associação entre estrogênio vaginal e DCC, câncer de mama invasivo, AVE, EP, fratura de quadril, câncer colorretal ou endometrial e mortalidade por qualquer causa. Nas usuárias com útero intacto, o risco de AVE, câncer de mama invasivo, câncer colorretal, câncer endometrial e EP/TVP não foi maior do que nas pacientes não usuárias. Além disso, o risco de DCC, fraturas e mortalidade por qualquer causa foi menor nas pacientes que usaram a terapêutica transdérmica.

REGIMES TERAPÊUTICOS

O estrogênio utilizado de forma oral, após metabolizado, transforma-se em estrona e conjugados, que apresentam menor atividade estrogênica do que o composto original. Uma metanálise de 2015 mostrou que o estrogênio oral está associado a aumento do risco de TEV, TVP e AVE, mas não ao de infarto agudo do miocárdio (IAM), quando comparado com a formulação transdérmica. Esse diferente padrão de risco decorre da forma de metabolização das preparações transdérmicas que acarreta menos efeitos em fatores de coagulação, na pressão sanguínea, nos triglicerídeos, na proteína C reativa e nos hormônios sexuais. Assim como na terapia oral, nas mulheres com útero intacto deve ser realizado o uso adicional de progestogênio. Em mulheres com risco de TEV, estudos observacionais apontam que essa é a via de escolha para TH.

A tibolona é um esteroide sintético com propriedades estrogênicas, androgênicas e progestogênicas utilizado no tratamento de sintomas climatéricos e na prevenção de osteoporose, pois tem demonstrado prevenir a perda óssea e reduzir o risco de fraturas vertebrais e não vertebrais. O uso desse fármaco está associado à redução da frequência dos sintomas climatéricos e à melhor qualidade de vida e da função sexual.

Em revisão da Cochrane, quando comparada com TH combinada, a tibolona se mostrou pouco efetiva no alívio dos sintomas vasomotores, contudo não demonstra diferenças quanto aos riscos de câncer endometrial e de mama, AVE, doenças cardiovasculares e taxas de mortalidade. Também com relação aos efeitos adversos, está associada a risco menor em comparação com a TH estroprogestativa.

O Quadro 8.1 apresenta as principais formulações disponíveis no Brasil.

Quadro 8.1 Formulações disponíveis no Brasil para TH oral

Estrogênio isolado	Combinados cíclicos
Estrogênios conjugados 0,3mg (baixa dose) Estrogênios conjugados 0,625mg 17-β-estradiol 1mg (baixa dose) Valerato de estradiol 1mg (baixa dose) Valerato de estradiol 2mg Estriol 1mg (baixa dose) Estriol 2mg	Estrogênios conjugados 0,625mg + acetato de medroxiprogesterona 5mg 17-β-estradiol 1mg + gestodeno 0,025mg 17-β-estradiol 1mg + didrogesterona 10mg 17-β-estradiol 1mg + trimegestona 0,250mg 17-β-estradiol 1mg + acetato de noretisterona 1mg Valerato de estradiol 2mg + levonorgestrel 0,25mg Valerato de estradiol 2mg + ciproterona 1mg
Combinados contínuos	**Progestogênio isolado**
EC 0,625mg + AMP 2,5mg 17-β-estradiol 1mg + acetato de noretisterona 0,5mg 17-β-estradiol 2mg + acetato de noretisterona 1mg 17-β-estradiol 1mg + didrogesterona 5mg 17-β-estradiol 1mg + trimegestona 0,125mg	Tibolona 1,25mg (baixa dose) Tibolona 2,5mg
Formulações disponíveis no Brasil para TH transdérmica (adesivo)	
Estradiol 25µg/dia – 50µg/dia – 100µg/dia Estradiol 50µg + acetato de noretisterona (cíclico ou contínuo)	
Formulações disponíveis no Brasil para TH tópica	
Estriol 1mg/g	Stele® (União Química): utilizar um aplicador por dia, quatro vezes por semana e, após, um aplicador por dia, duas vezes por semana Ovestrion® (Schering-Plough): utilizar um aplicador por dia, quatro vezes por semana e, após, um aplicador por dia, duas vezes por semana Estriopax® (Neo Química): utilizar um aplicador por dia, quatro vezes por semana e, após, um aplicador por dia, duas vezes por semana
Promestrieno 10mg/g	Antrofi® (Eurofarma): utilizar um aplicador por dia, quatro vezes por semana e, após, um aplicador por dia, duas vezes por semana Colpotrofine® creme (TEVA)*: utilizar um aplicador por dia, quatro vezes por semana e, após, um aplicador por dia, duas vezes por semana Colpotrofine® cápsula vaginal (TEVA)*: utilizar um aplicador por dia, quatro vezes por semana e, após, um aplicador por dia, duas vezes por semana Promin® (Supera): utilizar um aplicador por dia, quatro vezes por semana e, após, um aplicador por dia, duas vezes por semana

*Provável retirada do mercado brasileiro.
Fonte: adaptado de Rotinas em Ginecologia. 7. ed, Porto Alegre: Artmed, 2017: 495-515.

SEGURANÇA E TERAPIA HORMONAL

A prescrição da TH deve levar em consideração o perfil de risco da paciente. A dose, a duração, o regime e a via de administração devem ser individualizados. Recomenda-se a revisão periódica da prescrição. A dose de escolha é a menor dose efetiva, e a via de preferência é a transdérmica.

O tempo de tratamento deve ser estabelecido com base nos sintomas, nas preferências e no perfil de risco-benefício da paciente. Segundo a Sociedade Americana de Menopausa, é aceitável estender a TH com a menor dose efetiva se os benefícios suplantarem os riscos. Em mulheres com alto risco de fratura, se as terapias alternativas não são apropriadas ou causam efeitos adversos inaceitáveis, a terapêutica pode ser mantida por mais tempo.

Os efeitos adversos mais comuns são náusea, sensação de inchaço, ganho de peso ponderal, retenção de líquidos, variações no humor (relacionadas com os progestogênios), hemorragia intracíclica, dor de cabeça e sensibilidade mamária.

Para mulheres que pretendem descontinuar a TH, sugere-se uma tomada de decisão compartilhada com seu médico, considerando a preferência individual quanto à descontinuidade, se gradual ou abrupta. Aparentemente, a descontinuidade gradual está relacionada com o retorno de sintomas menopáusicos em menor intensidade do que a interrupção abrupta. Ademais, após a descontinuidade, podem ocorrer aumento da reabsorção óssea e retorno de sintomas vulvovaginais.

Em estudo que combinou ECC + AMP, a descontinuidade pareceu aumentar o risco de sintomas vasomotores e articulares em mais de quatro vezes quando comparado com o placebo. Adicionalmente, um estudo de Ockene e cols. (2005) evidenciou que mais de 50% das mulheres tiveram reincidência de sintomas vasomotores, especialmente aquelas que já apresentavam sintomatologia no início do tratamento. O ressurgimento dos sintomas aconteceu independentemente da idade e da duração do tratamento.

TERAPIA HORMONAL E RISCO CARDIOVASCULAR

Após a menopausa, o risco cardiovascular (RCV) em mulheres aumenta independentemente do uso de TH. A prevenção primária, como cessação do tabagismo e redução da ingesta de sal, tem tido papel importante na mudança desse cenário.

A teoria da janela de oportunidade, referente aos efeitos protetores quando a TH é iniciada na perimenopausa ou logo após, dispõe de boas evidências. Nesse cenário, há redução de DCC e mortalidade em mulheres com menos de 60 anos e aumento dos eventos cardiovasculares quando a terapêutica é iniciada 10 anos após a menopausa. Isso evidencia a diferença do efeito e dos riscos da TH iniciada em mulheres mais jovens, reforçando a importância do tempo entre a menopausa e seu início.

Os dados de 13 anos de seguimento no estudo da WHI revelaram uma redução de DCC e do risco de IAM no grupo de 50 a 59 anos em uso de ECC isolado. Entretanto, esses benefícios não foram observados no grupo que fez uso associado de progestogênio, sugerindo que o efeito cardioprotetor pode ser potencializado ou atenuado de acordo com o regime de tratamento.

O estudo ELITE (*Early versus Late Intervention Trial with Estradiol*) acompanhou 643 pacientes estratificadas por tempo desde a menopausa (< 6 anos ou > 10 anos) entre TH (estrogênio oral + progestogênio gel vaginal) ou placebo. O desfecho primário foi a progressão de aterosclerose medida através da íntima da carótida ao ultrassom, mensurada a cada 6 meses, e a aterosclerose coronária vista por tomografia de tórax foi o desfecho secundário. Observou-se que a progressão diferiu entre os grupos de controle e intervenção em mulheres cujo tempo de pós-menopausa foi < 6 anos, sendo a evolução das placas menor no grupo da TH. Já entre as mulheres com menopausa há mais de 10 anos, a progressão da aterosclerose foi similar entre os grupos. Assim, na avaliação da mulher sintomática candidata à TH, o perfil de RCV deve ser avaliado cuidadosamente, determinando o uso, as doses e as vias de administração.

Uma recente publicação da WHI após 18 anos de seguimento demonstrou que mulheres pós-menopáusicas em uso de EEC + AMP ou EEC isolado não apresentaram maior mortalidade por todas as causas, DCV ou câncer durante os anos de seguimento quando comparadas às que receberam tratamento placebo. Além disso, nas mulheres que iniciaram a TH dentro dos primeiros 10 anos de menopausa foi observada diminuição do risco de DCC e não parece haver aumento do risco de AVE.

Em síntese, diversas subanálises da WHI indicam que a TH oferece proteção contra eventos cardíacos se iniciada próximo à menopausa. Além disso, as mulheres com razão favorável entre as lipoproteínas de baixa densidade (LDL) e de alta densidade (HDL) apresentaram risco menor para doença coronariana com o uso de TH. Esses achados indicam que a TH reduz a progressão da aterosclerose em mulheres na pós-menopausa recente.

TERAPIA HORMONAL E CÂNCER
Câncer de mama

Os dados acerca dos riscos para câncer de mama e TH são conflitantes. Estudos com estrogênio associado a progestogênio em mulheres pós-menopáusicas com útero mostraram aumento significativo na incidência de câncer de mama (TR = 1,28; IC 95% = 1,11 a 1,98, P < 0,001) e de mortalidade por essa neoplasia. Por outro lado, em mulheres histerectomizadas, o uso isolado do estrogênio diminuiu significativamente a incidência de câncer de mama e a mortalidade por essa causa.

A associação entre TH e câncer de mama, contudo, continua controversa. Diversos ensaios de longo prazo mostram relação entre o uso de estrogênio e progestogênio e o aumento do risco após 5 anos de uso. Esse aumento de risco seria de 0,1% ao ano, o que é similar ou menor do que os riscos relacionados com o estilo de vida, como obesidade, sedentarismo e consumo de álcool. O estudo WHI, em consonância com estudos posteriores, mostrou aumento dessa neoplasia com uso de terapia combinada, mas não houve aumento do risco 7 anos após o início do uso isolado de estrogênio. Contudo, recente publicação demonstrou que durante os 18 anos de seguimento da WHI as taxas de mortalidade por câncer de qualquer tipo foram praticamente idênticas quando comparadas as usuárias e as não usuárias de TH.

Os dois estudos mais citados sobre o uso de TH após câncer de mama apresentaram resultados divergentes. O HABITS (*Hormonal Replacement Therapy after Breast Cancer – Is it safe?*) apresentou resultados desfavoráveis no grupo de TH, mas o estudo Estocolmo não mostrou diferença em recidivas entre o uso e o não uso de TH após 4,1 anos de seguimento. Dados desse mesmo estudo, após um seguimento mediano de 10,8 anos, continuaram não mostrando diferenças entre os grupos. Ambos os estudos foram cancelados antes do término do período de randomização, o que torna seus resultados inconclusivos. Apesar da discordância dos resultados desses dois estudos, mantém-se a contraindicação da TH em mulheres tratadas por câncer de mama.

Outros cânceres ginecológicos

Fisiologicamente, o câncer de endométrio é, na maioria dos casos, uma patologia estrogênio-dependente, o que explica o fato de ocorrer aumento do risco de câncer de endométrio com o uso isolado de estrogênio em mulheres pós-menopáusicas com útero intacto, o qual é proporcional à dose e ao tempo de uso de TH.

Para redução desse risco é necessária a adição de um progestogênio à TH por mais de 25 dias por mês. Já a administração por menos de 10 dias por mês está associada a aumento do risco. Para as pacientes que já tiveram essa neoplasia maligna, a recorrência e as taxas de morte são similares em mulheres que usaram ou não TH após câncer de endométrio de estádio inicial, baixo risco e cirurgicamente tratado de maneira precoce (graus 1 e 2 e com receptores de estrogênio e progesterona negativos).

Em metanálise que objetivou determinar o risco para câncer de ovário com diferentes tipos e regimes de TH, encontrou-se aumento no risco para câncer de ovário com o uso dos diversos regimes estudados. O risco de câncer de ovário, contudo, vai diminuindo com a suspensão do fármaco, porém, mesmo após 10 anos sem a medicação, continua havendo maior risco dessa neoplasia.

O tamanho do efeito desses estudos em nível populacional, todavia, é muito pequeno e seus resultados divergentes, principalmente em razão da baixa incidência dessa neoplasia maligna.

CONSIDERAÇÕES FINAIS

Apesar de as manifestações do climatério serem individuais, muitas vezes têm como resultado um impacto negativo na qualidade de vida na forma de comprometimento da função sexual, diminuição da produtividade, depressão e ansiedade em seus diferentes graus, dificuldade de concentração e alterações na qualidade do sono. Mais de 75% das mulheres vão apresentar esses sintomas de modo moderado ou grave e mesmo assim, apesar das inúmeras alternativas de tratamento, muitas ainda não são avaliadas e tratadas da maneira adequada.

É primordial o acesso a evidências atuais e de qualidade para a melhor decisão diante das diferentes situações clínicas, do mesmo modo que é necessário oferecer educação em saúde e trabalhar de maneira preventiva com essa população tão diferenciada, sempre visando a um estilo de vida saudável e à busca pela qualidade de vida das mulheres climatéricas.

Leitura complementar

Albright F SP, Richardson AM. Postmenopausal osteoporosis: its clinical features. JAMA 1941; 116(22):2465-74.

Al-Safi ZA, Santoro N. Menopausal hormone therapy and menopausal symptoms. Fertil Steril 2014; 101(4):905-15.

Ameye L, Antoine C, Paesmans M, de Azambuja E, Rozenberg S. Menopausal hormone therapy use in 17 European countries during the last decade. Maturitas 2014; 79(3):287-91.

Anderson GL, Chlebowski RT, Aragaki AK et al. Conjugated equine oestrogen and breast cancer incidence and mortality in postmenopausal women with hysterectomy: extended follow-up of the Women's Health Initiative randomised placebo-controlled trial. Lancet Oncol 2012; 13(5):476-86.

Anderson GL, Chlebowski RT, Rossouw JE et al. Prior hormone therapy and breast cancer risk in the Women's Health Initiative randomized trial of estrogen plus progestin. Maturitas 2006; 55(2): 103-15.

Anderson GL, Limacher M, Assaf AR et al. Effects of conjugated equine estrogen in postmenopausal women with hysterectomy: the Women's Health Initiative randomized controlled trial. JAMA 2004; 291(14):1701-12.

Baber RJ, Panay N, Fenton A. 2016 IMS Recommendations on womens midlife health and menopause hormone therapy. Climacteric 2016; 19(2):109-50.

Baker FC, Willoughby AR, Sassoon SA, Colrain IM, de Zambotti M. Insomnia in women approaching menopause: Beyond perception. Psychoneuroendocrinology 2015; 60:96-104.

Bassuk SS, Manson JE. Menopausal hormone therapy and cardiovascular disease risk: utility of biomarkers and clinical factors for risk stratification. Clin Chem 2014; 60(1):68-77.

Beck KL, Anderson MC, Kirk JK. Transdermal estrogens in the changing landscape of hormone replacement therapy. Postgrad Med 2017; 129(6):632-6.

Beral V. Breast cancer and hormone-replacement therapy in the Million Women Study. Lancet 2003; 362(9382):419-27.

Beral V, Gaitskell K, Hermon C, Moser K, Reeves G, Peto R. Menopausal hormone use and ovarian cancer risk: individual participant meta-analysis of 52 epidemiological studies. Lancet 2015; 385(9980):1835-42.

Biliatis I, Thomakos N, Rodolakis A, Akrivos N, Zacharakis D, Antsaklis A. Safety of hormone replacement therapy in gynaecological cancer survivors. J Obstet Gynaecol 2012; 32(4):321-5.

Boardman HM, Hartley L, Eisinga A et al. Hormone therapy for preventing cardiovascular disease in post-menopausal women. Cochrane Database Syst Rev 2015(3):CD002229.

Borkoles E, Reynolds N, Thompson DR, Ski CF, Stojanovska L, Polman RC. The role of depressive symptomatology in peri- and postmenopause. Maturitas 2015; 81(2):306-10.

Brinton LA, Felix AS. Menopausal hormone therapy and risk of endometrial cancer. J Steroid Biochem Mol Biol 2014; 142:83-9.

Brunner RL, Aragaki A, Barnabei V et al. Menopausal symptom experience before and after stopping estrogen therapy in the Women's Health Initiative randomized, placebo-controlled trial. Menopause 2010; 17(5):946-54.

Buchtemann D, Luppa M, Bramesfeld A, Riedel-Heller S. Incidence of late-life depression: a systematic review. J Affect Disord 2012; 142(1-3):172-9.

Canonico M, Oger E, Plu-Bureau G et al. Hormone therapy and venous thromboembolism among postmenopausal women: impact of the route of estrogen administration and progestogens: the ESTHER study. Circulation. 2007; 115(7):840-5.

Cardozo L, Bachmann G, McClish D, Fonda D, Birgerson L. Meta-analysis of estrogen therapy in the management of urogenital atrophy in postmenopausal women: second report of the Hormones and Urogenital Therapy Committee. Obstet Gynecol 1998; 92(4 Pt 2):722-7.

Chen WY, Manson JE, Hankinson SE et al. Unopposed estrogen therapy and the risk of invasive breast cancer. Arch Intern Med 2006; 166(9):1027-32.

Chlebowski RT, Anderson GL, Gass M et al. Estrogen plus progestin and breast cancer incidence and mortality in postmenopausal women. JAMA 2010; 304(15):1684-92.

Chlebowski RT, Hendrix SL, Langer RD et al. Influence of estrogen plus progestin on breast cancer and mammography in healthy postmenopausal women: the Women's Health Initiative randomized trial. JAMA 2003; 289(24):3243-53.

Cobin RH, Goodman NF, Committee ARES. American Association of Clinical Endocrinologists and American College of Endocrinology Position Statement on Menopause – 2017 Update. Endocr Pract 2017; 23(7):869-80.

Cohen LS, Soares CN, Vitonis AF, Otto MW, Harlow BL. Risk for new onset of depression during the menopausal transition: the Harvard study of moods and cycles. Arch Gen Psychiatry 2006; 63(4):385-90.

Cosman F, de Beur SJ, LeBoff MS et al. Clinician's guide to prevention and treatment of osteoporosis. Osteoporos Int 2014; 25(10):2359-81.

Crandall CJ, Hovey KM, Andrews CA et al. Breast cancer, endometrial cancer, and cardiovascular events in participants who used vaginal estrogen in the Women's Health Initiative Observational Study. Menopause 2018; 25(1):11-20.

Cummings SR, Black DM, Nevitt MC et al. Bone density at various sites for prediction of hip fractures. The Study of Osteoporotic Fractures Research Group. Lancet 1993; 341(8837):72-5.

de Villiers TJ, Gass ML, Haines CJ et al. Global consensus statement on menopausal hormone therapy. Climacteric 2013; 16(2):203-4.

de Villiers TJ, Hall JE, Pinkerton JV et al. Revised global consensus statement on menopausal hormone therapy. Maturitas 2016; 91:153-5.

Design of the Women's Health Initiative clinical trial and observational study. The Women's Health Initiative Study Group. Control Clin Trials 1998; 19(1):61-109.

Effects of Hormone therapy on bone mineral density: Results from the postmenopausal estrogen/progestin interventions (PEPI) trial. JAMA 1996; 276(17):1389-96.

Ensrud KE, Guthrie KA, Hohensee C et al. Effects of estradiol and venlafaxine on insomnia symptoms and sleep quality in women with hot flashes. Sleep 2015; 38(1):97-108.

Fahlen M, Fornander T, Johansson H et al. Hormone replacement therapy after breast cancer: 10 year follow up of the Stockholm randomised trial. Eur J Cancer 2013; 49(1):52-9.

Formoso G, Perrone E, Maltoni S et al. Short-term and long-term effects of tibolone in postmenopausal women. Cochrane Database of Systematic Reviews 2016; 2016(10).

Fournier A, Berrino F, Clavel-Chapelon F. Unequal risks for breast cancer associated with different hormone replacement therapies: results from the E3N cohort study. Breast Cancer Res Treat 2008; 107(1):103-11.

Fournier A, Berrino F, Riboli E, Avenel V, Clavel-Chapelon F. Breast cancer risk in relation to different types of hormone replacement therapy in the E3N-EPIC cohort. Int J Cancer 2005; 114(3):448-54.

Freeman EW, Sammel MD, Lin H, Nelson DB. Associations of hormones and menopausal status with depressed mood in women with no history of depression. Arch Gen Psychiatry 2006; 63(4):375-82.

Freitas FM, Rivoire CH, Passos WA, Pandolfi E. Rotinas em ginecologia. 7. ed. Porto Alegre: Artmed 2017:748.

Furness S, Roberts H, Marjoribanks J, Lethaby A. Hormone therapy in postmenopausal women and risk of endometrial hyperplasia. Cochrane Database of Systematic Reviews 2012(8).

Gartlehner G, Patel SV, Feltner C et al. Hormone therapy for the primary prevention of chronic conditions in postmenopausal women evidence report and systematic review for the US Preventive Services Task Force. JAMA 2017; 318(22):2234-49.

Grossman DC, Curry SJ, Owens DK et al. Hormone therapy for the primary prevention of chronic conditions in postmenopausal women: US Preventive Services Task Force Recommendation Statement. JAMA 2017; 318(22):2224-33.

Gupta B, Mittal P, Khuteta R, Bhargava A. A comparative study of cee, tibolone, and DHEA as hormone replacement therapy for surgical menopause. J Obstet Gynaecol India 2013; 63(3):194-8.

Haskell SG, Bean-Mayberry B, Gordon K. Discontinuing postmenopausal hormone therapy: an observational study of tapering versus quitting cold turkey: is there a difference in recurrence of menopausal symptoms? Menopause 2009; 16(3):494-9.

Heiss G, Wallace R, Anderson GL et al. Health risks and benefits 3 years after stopping randomized treatment with estrogen and progestin. JAMA 2008; 299(9):1036-45.

Hodis HN, Collins P, Mack WJ, Schierbeck LL. The timing hypothesis for coronary heart disease prevention with hormone therapy: past, present and future in perspective. Climacteric 2012; 15(3):217-28.

Hodis HN, Mack WJ, Henderson VW et al. Vascular effects of early versus late postmenopausal treatment with estradiol. N Engl J Med 2016; 374(13):1221-31.

Holmberg L, Anderson H. HABITS (hormonal replacement therapy after breast cancer – is it safe?), a randomised comparison: trial stopped. Lancet 2004; 363(9407):453-5.

Hulley S, Grady D, Bush T et al. Randomized trial of estrogen plus progestin for secondary prevention of coronary heart disease in postmenopausal women. Heart and Estrogen/progestin Replacement Study (HERS) Research Group. JAMA 1998; 280(7):605-13.

Jafary F, Farahbakhsh K, Shafiabadi A, Delavar A. Quality of life and menopause: Developing a theoretical model based on meaning in life, self-efficacy beliefs, and body image. Aging Ment Health 2011; 15(5):630-7.

Joffe H, Crawford SL, Freeman MP et al. Independent contributions of nocturnal hot flashes and sleep disturbance to depression in estrogen-deprived women. J Clin Endocrinol Metab 2016; 101(10): 3847-55.

Joffe H, Petrillo LF, Koukopoulos A et al. Increased estradiol and improved sleep, but not hot flashes, predict enhanced mood during the menopausal transition. J Clin Endocrinol Metab 2011; 96(7):E1044-54.

Koskela-Niska V, Lyytinen H, Riska A, Pukkala E, Ylikorkala O. Ovarian cancer risk in postmenopausal women using estradiol-progestin therapy - a nationwide study. Climacteric 2013; 16(1):48-53.

Maki PM, Gast MJ, Vieweg AJ, Burriss SW, Yaffe K. Hormone therapy in menopausal women with cognitive complaints: A randomized, double-blind trial. Neurology 2007; 69(13):1322-30.

Manson JE, Aragaki AK, Rossouw JE et al. Menopausal hormone therapy and long-term all-cause and cause-specific mortality: The Women's Health Initiative Randomized Trials. JAMA 2017; 318(10): 927-38.

Manson JE, Chlebowski RT, Stefanick ML et al. Menopausal hormone therapy and health outcomes during the intervention and extended poststopping phases of the Women's Health Initiative randomized trials. JAMA 2013; 310(13):1353-68.

Manson JE, Kaunitz AM. Menopause management – Getting clinical care back on track. N Engl J Med 2016; 374(9):803-6.

Margarido PF, Bagnoli VR, Maggio da Fonseca A et al. Transdermal estrogen therapy effects on fibrinogen levels in women with a past history of venous thromboembolism: a pilot study. Clin Exp Obstet Gynecol 2011; 38(3):232-5.

Maruthur NM, Wang NY, Appel LJ. Lifestyle interventions reduce coronary heart disease risk: results from the PREMIER Trial. Circulation 2009; 119(15):2026-31.

Mikkola TS, Savolainen-Peltonen H, Venetkoski M, Ylikorkala O. New evidence for cardiac benefit of postmenopausal hormone therapy. Climacteric 2017; 20(1):5-10.

Modelska K, Cummings S. Tibolone for postmenopausal women: systematic review of randomized trials. J Clin Endocrinol Metab 2002; 87(1):16-23.

Mohammed K, Abu Dabrh AM, Benkhadra K et al. Oral vs transdermal estrogen therapy and vascular events: A systematic review and metaanalysis. J Clin Endocrinol Metab 2015; 100(11):4012-20.

Nappi RE, Palacios S. Impact of vulvovaginal atrophy on sexual health and quality of life at postmenopause. Climacteric 2014; 17(1):3-9.

NIH Consensus Development Panel on Osteoporosis Prevention, Diagnosis, and Therapy, March 7-29, 2000: highlights of the conference. South Med J 2001; 94(6):569-73.

O'Donnell RL, Clement KM, Edmondson RJ. Hormone replacement therapy after treatment for a gynaecological malignancy. Curr Opin Obstet Gynecol 2016; 28(1):32-41.

Ockene JK, Barad DH, Cochrane BB et al. Symptom experience after discontinuing use of estrogen plus progestin. JAMA 2005; 294(2):183-93.

Orwig DL, Chan J, Magaziner J. Hip fracture and its consequences: differences between men and women. Orthop Clin North Am 2006; 37(4):611-22.

Polisseni AF, Andrade AT, Ribeiro LC et al. Effects of a continuous-combined regimen of low-dose hormone therapy (oestradiol and norethindrone acetate) and tibolone on the quality of life in symptomatic postmenopausal women: a double-blind, randomised study. Maturitas 2013; 74(2):172-8.

Post MS, Christella M, Thomassen LG et al. Effect of oral and transdermal estrogen replacement therapy on hemostatic variables associated with venous thrombosis: a randomized, placebo-controlled study in postmenopausal women. Arterioscler Thromb Vasc Biol 2003; 23(6):1116-21.

Radominski SC, Bernardo W, Paula AP et al. Brazilian guidelines for the diagnosis and treatment of postmenopausal osteoporosis. Rev Bras Reumatol Engl Ed 2017:452-66.

Rossouw JE, Anderson GL, Prentice RL et al. Risks and benefits of estrogen plus progestin in healthy postmenopausal women – Principal results from the Women's Health Initiative randomized controlled trial. JAMA – Journal of the American Medical Association 2002; 288(3):321-33.

Salpeter SR, Cheng J, Thabane L, Buckley NS, Salpeter EE. Bayesian meta-analysis of hormone therapy and mortality in younger postmenopausal women. Am J Med 2009; 122(11):1016-22.e1.

Santen RJ. Vaginal administration of estradiol: Effects of dose, preparation and timing on plasma estradiol levels. Climacteric 2015; 18(2):121-34.

Santen RJ, Kagan R, Altomare CJ, Komm B, Mirkin S, Taylor HS. Current and evolving approaches to individualizing estrogen receptor-based therapy for menopausal women. J Clin Endocr Metab 2014; 99(3):733-47.

Santoro N, Komi J. Prevalence and impact of vaginal symptoms among postmenopausal women. J Sex Med 2009; 6(8):2133-42.

Savolainen-Peltonen H, Tuomikoski P, Korhonen P et al. Cardiac death risk in relation to the age at initiation or the progestin component of hormone therapies. J Clin Endocrinol Metab 2016; 101(7):2794-801.

Schmidt PJ, Nieman L, Danaceau MA et al. Estrogen replacement in perimenopause-related depression: a preliminary report. Am J Obstet Gynecol 2000; 183(2):414-20.

Shi LF, Wu Y, Li CY. Hormone therapy and risk of ovarian cancer in postmenopausal women: a systematic review and meta-analysis. Menopause 2016; 23(4):417-24.

Sjogren LL, Morch LS, Lokkegaard E. Hormone replacement therapy and the risk of endometrial cancer: A systematic review. Maturitas 2016; 91:25-35.

Stefanick ML, Anderson GL, Margolis KL et al. Effects of conjugated equine estrogens on breast cancer and mammography screening in postmenopausal women with hysterectomy. JAMA 2006; 295(14):1647-57.

Stuenkel CA, Davis SR, Gompel A et al. Treatment of symptoms of the menopause: An endocrine society clinical practice guideline. J Clin Endocr Metab 2015; 100(11):3975-4011.

Suckling J, Lethaby A, Kennedy R. Local oestrogen for vaginal atrophy in postmenopausal women. Cochrane Database Syst Rev 2006(4):Cd001500.

Tao MF, Sun DM, Shao HF, Li CB, Teng YC. Poor sleep in middle-aged women is not associated with menopause per se. Braz J Med Biol Res 2016; 49(1):e4718.

The 2012 Hormone Therapy Position Statement of the North American Menopause Society. Menopause 2012; 19(3):257-71.

The 2017 Hormone Therapy Position Statement of The North American Menopause Society. Menopause 2017; 24(7):728-53.

von Schoultz E, Rutqvist LE. Menopausal hormone therapy after breast cancer: the Stockholm randomized trial. J Natl Cancer Inst 2005; 97(7):533-5.

Weber MT, Maki PM, McDermott MP. Cognition and mood in perimenopause: a systematic review and meta-analysis. J Steroid Biochem Mol Biol 2014; 142:90-8.

Wender MCO, Pompei LdM, Fernandes CE. Consenso Brasileiro de Terapêutica Hormonal da Menopausa – Associação Brasileira de Climatério (SOBRAC). São Paulo: Médica L, 2014.

Woods NF, Hohensee C, Carpenter JS et al. Symptom clusters among MsFLASH clinical trial participants. Menopause 2016; 23(2):158-65.

Ziaei S, Moghasemi M, Faghihzadeh S. Comparative effects of conventional hormone replacement therapy and tibolone on climacteric symptoms and sexual dysfunction in postmenopausal women. Climacteric 2010; 13(2):147-56.

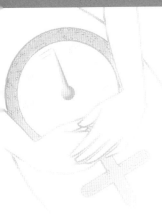

Diagnóstico e Conduta na Insuficiência Ovariana Prematura

Capítulo 9

Cristina Laguna Benetti-Pinto
Daniela Angerame Yela

INTRODUÇÃO

Insuficiência ovariana prematura (IOP) é a denominação utilizada atualmente para descrever uma síndrome clínica caracterizada pela perda da função ovariana antes dos 40 anos de idade. Caracteriza-se por ciclos menstruais longos ou amenorreia com aumento dos níveis de do hormônio folículo-estimulante (FSH) e redução dos níveis de estradiol, isto é, trata-se de uma síndrome com manifestações clínicas decorrentes de hipogonadismo hipergonadotrófico.

Desde sua descrição original, a IOP tem passado por mudanças em sua sinonímia. Diferentes denominações já foram adotadas, como menopausa precoce, climatério precoce (expressões definitivamente abandonadas), falência ovariana prematura, falência ovariana precoce, insuficiência ovariana precoce, insuficiência ovariana primária e, finalmente, insuficiência ovariana prematura. Considerando que a redução da função e da reserva ovariana pode ocorrer tanto brusca como gradativamente, prefere-se o uso do termo *insuficiência*, por ser o que melhor descreve o estado evolutivo da perda da função ovariana, em diferentes graus, até sua completa exaustão, e prematuramente, isto é, antes dos 40 anos de idade.

Estima-se em 1% a 1,1% a prevalência da IOP, podendo ser maior principalmente em decorrência do sucesso dos tratamentos oncológicos empregados em mulheres jovens. Essa perspectiva faz com que os cuidados com o diagnóstico, o tratamento e o acompanhamento das mulheres que recebam esse diagnóstico devam receber mais atenção.

ETIOPATOGENIA

Há diferentes etiologias para que a disfunção ovariana ocorra de modo a causar insuficiente produção de esteroides sexuais, porém a fisiopatogenia desses defeitos pode ser resumida em duas categorias maiores:

- Depleção folicular.
- Disfunção folicular.

Na depleção não há folículos primordiais capazes de manter adequada função ovariana cíclica, enquanto na disfunção os folículos estão presentes, mas os ovários são incapazes de responder às gonadotrofinas. São situações distintas com manifestações clínicas e consequências semelhantes, não havendo atualmente indicação para caracterizá-las por meio de biópsia ovariana. Causas genéticas, autoimunes, ambientais e tóxicas são associadas à depleção folicular precoce.

Na IOP sem depleção folicular, isto é, por disfunção folicular, os mecanismos principais são secreção de gonadotrofinas inativas, defeito de ativação do receptor de gonadotrofina e defeitos enzimáticos que alteram a produção de estradiol, os quais estão presentes em algumas causas incomuns de hiperplasia suprarrenal congênita ou por defeitos genéticos enzimáticos da biossíntese do estradiol.

A redução precoce dos folículos pode se instalar na fase intrauterina (diminuição do número de células germinativas ou atresia acelerada) ou a qualquer momento após o nascimento (destruição acelerada das células germinativas), enquanto a disfunção folicular é uma condição permanente. Esse conceito temporal explica por que a IOP pode se manifestar como amenorreia primária ou como amenorreia secundária.

ETIOLOGIA

De maneira didática, as causas de IOP podem ser divididas em:

- Autoimunes.
- Genéticas: ligadas ao cromossomo X ou autossômicas.
- Infecciosas: parotidite, varicela, citomegalovírus e outros.
- Iatrogênicas: quimioterapia, radiação ou cirurgia.

- Toxinas e drogas.
- Idiopática.

A associação entre IOP e doenças autoimunes é relativamente frequente (em torno de 30%), sendo descritas associações ao hipotireoidismo consequente à tireoidite de Hashimoto, doença de Addison, *diabetes mellitus* e, em menor frequência, a outras doenças endócrinas ou não endócrinas, como asma, doença de Crohn, glomerulonefrite, hipoparatireoidismo, púrpura trombocitopênica idiopática, artrite reumatoide juvenil, síndrome de Sjögren, síndrome de má absorção, poliendocrinopatias (tipos I e II), cirrose biliar primária, lúpus eritematoso sistêmico, anemia perniciosa, anemia hemolítica, vitiligo, alopecia e *miastenia gravis*.

O mecanismo de lesão do tecido ovariano não é completamente elucidado, sugerindo-se que possa haver autoimunidade marcada por antígenos específicos ao ovário ou autoimunidade mediada por células T ou B/anticorpos. Assim, embora haja evidências para a doença autoimune do ovário, em especial quando associada à insuficiência suprarrenal, a falta de um marcador específico para diagnosticar autoanticorpos se deve aos diferentes tipos celulares que podem estar envolvidos, além de os exames serem de difícil acessibilidade na prática clínica e de baixo valor preditivo para IOP.

Os fatores genéticos envolvidos com a IOP podem ser decorrentes de defeitos no cromossomo X ou consequentes a mutações autossômicas ou somáticas. A anormalidade genética mais comum associada à IOP em mulheres adultas é a pré-mutação do X frágil, seguida pelas anormalidades do cromossomo X não relacionadas com a síndrome de Turner. A síndrome do X frágil decorrente da pré-mutação do gene *FMR1* também é causa de retardo mental familiar. Por isso, mulheres com antecedentes familiares de IOP devem ser avaliadas quanto à presença da síndrome do X frágil, que se caracteriza pelo aumento do número de repetições da sequência de bases CGG. Estima-se a síndrome do X frágil seja diagnosticada em cerca de 13% das mulheres com história de IOP familiar, porém em apenas 3% dos casos de IOP esporádica.

A ausência de folículos nos ovários (IOP por depleção folicular) envolve principalmente anormalidades do cromossomo X em pacientes com cariótipo normal, porém pode haver pequenas deleções ou adições ao cromossomo X ou mosaicos de X, ou ainda a síndrome de Turner (45,XO). A perda do segundo cromossomo X é considerada o defeito cromossômico mais frequente em humanos, ocorrendo em 1,5% das concepções.

Os defeitos no cromossomo X e os defeitos somáticos incluem ainda mutações em *FOXL2*, *eIF4ENIF1*, *STAG3*, *NR5A1*, *BMP15*, receptor do FSH, subunidade alfa de gonadotrofina, enzimas esteroidogênicas (como a deficiência da 17-α-hidroxilase, combinação da deficiência da 17-α-hidroxilase/17,20-liase, mutações no gene da aromatase). A cada ano novas alterações gênicas são identificadas, porém a maioria desses defeitos genéticos é rara.

O efeito de "disruptores endócrinos", como metais pesados, solventes, pesticidas, plásticos, produtos químicos industriais e tabagismo, tem sido avaliado como agente causal da IOP, porém mais estudos são necessários para estabelecer sua real interferência. O tabagismo é citado por haver evidências de redução da idade em que a menopausa costuma ocorrer, sendo por isso associado ao risco de IOP. As viroses podem cursar com ooforites e assim propiciar a destruição folicular, como parotidite, rubéola, varicela, herpes zoster, citomegalovírus, tuberculose, malária e *Shigella*, além da infecção por HIV. A associação de viroses à orquite e à insuficiência testicular é referida na literatura, fazendo com que presumivelmente se aceite que causem ooforite, porém as evidências de que causem IOP são circunstanciais e relativamente frágeis.

Os quimioterápicos e a radioterapia são as toxinas mais fortemente associadas à IOP, cuja ação depende da dose, do local de aplicação e da idade em que forem utilizados, pois os ovários na pré-puberdade podem apresentar grau maior de "resistência" a esse tipo de toxicidade. Entre os quimioterápicos, os mais associados a dano ovariano são mostarda, clorambucil, ciclofosfamida, melfalan, bussulfano, procarbazina e dacarbazina. Vimblastina, arabinosídeo-C, cisplatina, carmustina, lomustina, etoposídeo e imatinibe também estão provavelmente associados, enquanto o risco é baixo com a utilização do metotrexato, do 5-fluorouracil, da vincristina, da mercaptopurina e da metamicina. Quanto à radioterapia, uma dose de radiação ovariana ≥ 600cGy produz IOP em virtualmente todas as mulheres com mais de 40 anos de idade, mas há diferenças na sensibilidade entre os indivíduos. De todo modo, considerando que os resultados do tratamento de câncer têm melhorado em todas as fases da vida, é provável que aumente o número de mulheres com IOP após tratamento oncológico.

Ainda entre as causas iatrogênicas, as cirurgias pélvicas podem comprometer a reserva ovariana a partir do comprometimento do suprimento sanguíneo ou como sequela de processos inflamatórios. Mais recentemente, a embolização da artéria uterina para tratamento dos leiomiomas tem sido associada à diminuição da fertilidade com redução da função ovariana e IOP. A ooforectomia bilateral, cuja realização vem aumentando em decorrência de endometriose ou câncer de mama, é causa de IOP aguda e costuma ser extremamente sintomática.

Muitas causas de IOP ainda não são conhecidas, de modo que cerca de 60% delas permanecem como idiopáticas.

CONSEQUÊNCIAS DA IOP

A IOP causa um estado de hipoestrogenismo persistente e precoce no organismo feminino com repercussões clínicas e psicológicas a curto e longo prazo. As de curto prazo são os sintomas vasomotores (fogachos, sudorese e palpitações) e os sintomas decorrentes da atrofia urogenital (ressecamento vaginal, dispareunia, prurido e infecção urinária recorrente). As consequências a longo prazo são as doenças cardiovasculares e neurológicas, a osteoporose e o aumento do risco de morte prematura. A infertilidade é uma consequência terrível, em especial para as mulheres sem prole definida:

- **Sintomas vasomotores:** em especial os fogachos, geralmente referidos pelas mulheres com ciclos menstruais longos ou com amenorreia secundária, são pouco comuns nas mulheres com amenorreia primária.
- **Sintomas geniturinários:** secura vaginal, dispareunia e prurido, por exemplo, são decorrentes da vaginite atrófica causada pelos níveis baixos de estrogênio. Convém ressaltar que mesmo em mulheres em tratamento com terapia hormonal é possível encontrar esses sintomas.
- **Perda óssea e osteoporose:** a IOP é importante fator de risco para perda óssea, sendo tanto mais grave quanto mais precoce for a insuficiência estrogênica não tratada. Nos casos em que há amenorreia primária, o pico de massa óssea está comprometido. Há referência ao aumento da incidência de fraturas osteoporóticas.
- **Doença cardiovascular:** a IOP está associada ao aumento do risco de morbidade e mortalidade cardiovascular. A principal causa da diminuição da expectativa de vida em mulheres com IOP é atribuída à doença cardiovascular (DCV) com maior prevalência de fatores de risco para DCV em mulheres com IOP: disfunção endotelial, alteração do perfil lipídico, resistência insulínica e síndrome metabólica. O risco de mortalidade por doença cardiovascular isquêmica é aproximadamente 80% maior em mulheres com IOP, quando comparadas às mulheres com menopausa ao redor de 49 a 55 anos.
- **Distúrbios neurológicos:** há evidências de que a IOP esteja associada a uma disfunção neurológica nos domínios de cognição global e memória verbal e a um risco aumentado de demência. Um estudo investigou mulheres submetidas à ooforectomia precocemente e observou que elas tiveram risco aumentado para doença de Parkinson, alteração cognitiva, demência, depressão e ansiedade. O efeito foi idade-dependente, sugerindo que o cérebro de mulheres jovens é mais vulnerável à deficiência estrogênica.
- **Disfunção sexual:** estudos revelam que as fantasias sexuais, bem como a masturbação, ocorrem com frequência menor, além de haver redução da excitação sexual e da lubrificação e aumento da dor durante o contato sexual, quando as mulheres com IOP são comparadas às mulheres de mesma idade com ovários funcionantes. Esses achados foram confirmados por estudo brasileiro realizado em mulheres com IOP, sendo observada disfunção sexual em 62,1% das com IOP, o que reforça a necessidade de que os profissionais de saúde estejam preparados para essas queixas.
- **Saúde emocional e infertilidade:** muitas mulheres referem que o diagnóstico de IOP é traumático, comparável à perda de um ente querido. Há dados mostrando maior prevalência de depressão e ansiedade e impacto na qualidade de vida. Em especial naquelas sem prole definida, a associação da IOP à infertilidade destrói planos de vida e sonhos de constituir família. A infertilidade está claramente associada à redução da reserva/função ovariana, sendo muitas vezes a primeira queixa a sugerir a necessidade de investigação da IOP.
- **Aspecto físico:** quando a IOP se manifesta precocemente, antes da puberdade, o desenvolvimento dos caracteres sexuais secundários pode estar comprometido e nem sempre o tratamento hormonal é capaz de mimetizar adequadamente o crescimento das mamas. Em alguns casos de IOP de causa genética, estigmas podem ser observados, sendo o exemplo mais típico a síndrome de Turner, em que há alteração no crescimento com baixa estatura final, pescoço alado e alterações na implantação dos cabelos, entre outros. Em alguns casos de alteração autossômica, as manifestações fenotípicas indicam a necessidade de investigação causal, como na síndrome blefarofimose/ptose/epicanto inverso e na síndrome GAPO.
- **Câncer:** o temor do câncer de mama leva grande parte das usuárias a não aderir completamente à terapia hormonal (TH). Convém frisar que não há evidências de que os estudos com TH após a menopausa possam ser extrapolados para as mulheres com IOP. Médicos e portadoras de IOP devem ser alertados sobre essas informações. As mulheres com IOP devem ser informadas de que até o momento não há

evidências na literatura que mostrem que a TH aumente o risco de câncer de mama antes da idade natural da menopausa.

DIAGNÓSTICO

A investigação da insuficiência ovariana está indicada em mulheres com menos de 40 anos de idade que apresentem:

- ausência de desenvolvimento sexual aos 13 anos ou ausência de menarca aos 15 anos de idade (amenorreia primária);
- irregularidade menstrual com ciclos longos ou amenorreia secundária;
- infertilidade, quando se indica a avaliação da reserva ovariana.

Os sintomas relacionados com a deficiência estrogênica, como vasomotores, distúrbios do sono, secura vaginal, dispareunia e disfunção sexual, são encontrados principalmente na presença de amenorreia secundária.

O principal exame para caracterizar a IOP é a dosagem de FSH. Considerando a visão de um quadro de progressiva perda da função ovariana, o valor de corte atualmente aceito para o diagnóstico de IOP é FSH > 25mUI/mL. Não se recomenda instituir o diagnóstico com base em uma única dosagem de FSH, devendo ser obtidos valores de FSH acima do nível de corte em dois momentos distintos com intervalo de pelo menos 4 semanas. A dosagem de estradiol pode ser solicitada, mas sua análise está sempre vinculada ao resultado do FSH.

Os demais exames são indicados para investigação da causa da IOP. Para todos os fatores etiológicos, a anamnese cuidadosa e o exame físico podem fornecer evidências e direcionar as estratégias investigativas.

Para investigação da etiologia genética estão indicados:

- Análise cromossômica, em especial quando a IOP ocorre até os 30 anos, exceto se a causa for iatrogênica. Em casos selecionados, o cariótipo poderá ser indicado para mulheres com mais de 30 anos.
- Investigação da pré-mutação do X frágil (síndrome do X frágil) na IOP familiar ou quando houver história de retardo mental familiar. Caso a investigação seja estendida para outros casos, cabe lembrar da baixa prevalência.
- Investigar causa autossômica apenas quando há estigmas e evidências clínicas ou familiares de uma mutação específica.

Para investigação da etiologia autoimune, a clínica é soberana. Desse modo, podem ser realizados anticorpos anti-TPO e, quando possível, anticorpos antiadrenais ou anti-21-hidroxilase, pois as doenças autoimunes mais frequentemente associadas à IOP são o hipotireoidismo e a doença de Addison. No entanto, esses e os demais exames complementares serão sempre direcionados pela clínica.

Não está indicada investigação específica para causas infecciosas.

Para as causas iatrogênicas, a história clínica fornecerá dados a respeito de cirurgia prévia, rádio ou quimioterapia. O tabagismo deve ser considerado, porém sem evidências de como quantificá-lo.

TRATAMENTO

Um dos aspectos de maior importância na IOP é como informar a paciente de seu diagnóstico, fornecendo orientações sobre as causas, repercussões e como e por que tratar. A literatura cita descrições de pacientes com relação a seu diagnóstico como "devastador", "terrível", "semelhante à perda de um ente querido". Muitas não estão preparadas para esse diagnóstico; assim, em um momento inicial, muitas não aceitam e negam a insuficiência ovariana, à semelhança do que acontece em outras doenças crônicas de maior gravidade.

A aceitação do diagnóstico e o correto entendimento da terapêutica podem aumentar a aderência ao tratamento e reduzir as inseguranças.

Considerando que na IOP o organismo feminino deixa de produzir adequadamente hormônios sexuais em fase precoce da vida, o tratamento baseia-se fundamentalmente na administração desses hormônios, em especial os estrogênios. Entretanto, a TH representa um enorme desafio em razão da relativa escassez de estudos que a direcionem e da resistência de algumas mulheres e de profissionais da saúde que erroneamente transferem resultados de estudos com mulheres mais velhas, após a menopausa, para mulheres jovens com IOP.

A reposição estrogênica pode ser feita basicamente a partir de três tipos de estrogênio: 17-β-estradiol, estrogênios conjugados e etinilestradiol (este um estrogênio sintético), sendo preferido o primeiro, já que o objetivo da TH é mimetizar a função ovariana. A dose a ser utilizada depende da idade e da presença ou não de caracteres sexuais secundários. Os progestogênios são administrados para proteção endometrial. Não há estudos comparando o uso dos vários progestogênios disponíveis para essa população.

A reposição androgênica é menos estudada, e o fato de não haver produtos com doses adequadas à mulher brasileira dificulta ainda mais sua utilização. A deficiência androgênica é mais clara em mulheres ooforectomizadas e nas disgenesias gonadais. Nas mulheres com IOP após amenorreia secundária, os dados são conflitantes, provavelmente em virtude do momento em que a deficiência androgênica foi avaliada (no início da sintomatologia ou após anos de falência gonadal).

O Quadro 9.1, elaborado pelos autores a partir da literatura, apresenta sugestões de tratamento estroprogestativo para as diferentes fases da vida, sendo menores as doses na puberdade com a introdução gradativa na tentativa de "mimetizar" a puberdade, favorecendo o desenvolvimento mamário.

Outros esquemas de TH são possíveis com outros compostos ou outras vias, porém não há estudos comparando os resultados obtidos com as diferentes opções.

Há situações em que, embora a função ovariana já não seja adequada, necessitando da reposição estrogênica, existe o risco de ovulação esporádica. Nesses casos, se a gravidez não é desejada e o risco é inaceitável, o uso de contraceptivos combinados pode ser indicado, muitos dos quais contêm etinilestradiol. Quando utilizados, sugere-se que o uso contínuo possa ser preferível para reduzir o tempo de hipoestrogenismo que ocorre nas pausas.

Independentemente do uso da TH, as mulheres com IOP devem receber orientações dietéticas e de atividade física, avaliação e suporte emocional e sexual e, quando necessário, orientação quanto ao tratamento reprodutivo. Dieta rica em cálcio e a suplementação de cálcio e vitamina D, quando necessária, aliadas a atividade física, hábitos saudáveis e redução do tabagismo, podem minimizar o risco de perda óssea.

Estilo de vida saudável e dieta são medidas indicadas também para redução do risco de DCV.

As mulheres sem prole constituída e que desejam engravidar precisam ser orientadas de que o risco de concepção espontânea é raro. Procedimento de reprodução assistida com oócito doação é a opção terapêutica.

Quando a investigação genética revelar a presença de cromossomo Y, a gonadectomia deverá ser realizada em virtude do risco de malignização da gônada.

Quando a terapêutica estroprogestativa for contraindicada, os sintomas vasomotores poderão ser minimizados com o uso de medicações, como inibidores da recaptação da serotonina (p. ex., paroxetina, venlafaxina, sertralina), clonidina e gabapentina. Os estrogênios tópicos e os lubrificantes vaginais podem ser indicados para os sintomas geniturinários.

CONSIDERAÇÕES FINAIS

O diagnóstico de IOP pode ter graves consequências psicológicas e físicas. Para minimizar essas repercussões, alguns pontos devem ser observados:

- Estabelecer diagnóstico correto com pelo menos dois exames laboratoriais.
- Avaliar se há causa conhecida e orientar a mulher para o alto percentual de IOP idiopática.

Quadro 9.1 Sugestões de tratamento para as diferentes fases da vida

Idade (anos)		Medicações
12 a 13	Caracteres sexuais secundários ausentes e FSH elevado: iniciar doses baixas de estrogênio	17-β-estradiol (E2) Transdérmico: E2 6,25µg/dia Oral: E2 0,25mg/dia
12,5 a 15	Aumentar E2 a cada 6 a 12 meses durante 2 a 3 anos até a dose adulta	E2 transdérmico: 12,5; 25; 37,5; 50; 75; 100µg/dia (a dose na fase adulta varia de 100 a 200µg/dia) E2 oral: 0,5; 1,0; 1,5; 2,0mg/dia (a dose na fase adulta varia de 2 a 4mg/dia)
14 a 16	Iniciar progestogênio após 2 anos ou quando ocorrer o primeiro sangramento (o que ocorrer antes)	Adicionar progesterona oral micronizada 100 a 200mg/dia ou didrogesterona 5 a 10mg/dia durante 14 dias do mês

16 a 40	Doses plenas de estrogênio	VO: E2 2 a 4mg
		Transdérmica: E2 100 a 200µg
		Progestogênio sequencial – VO:
		  Pg micronizada: 200mg/dia por 10 dias ou 100mg/dia por 12 a 14 dias
		  AMP: 10mg/dia por 10 a 12 dias
		Regime contínuo – VO:
		  NETA 1mg/dia
		  AMP 2,5mg/dia

40 a 50	Avaliar dose de E2 para garantir proteção de massa óssea e sintomas	
< 50	Uso de TH com base nas considerações para a mulher após a menopausa	

Pg: progesterona; NETA: noretisterona; AMP: acetato de medroxiprogesterona.

- Prover orientação detalhada sobre o diagnóstico e suas consequências.
- Oferecer suporte emocional.
- Oferecer, estimular e monitorizar a aderência ao tratamento hormonal.
- Orientar dieta e hábitos de vida, controlando fatores de risco para doença cardiovascular e óssea.
- Prover suplementação de cálcio e vitamina D, quando necessário.
- Discutir as opções reprodutivas, quando necessário.
- Na presença de cariótipo com cromossomo Y, indicar gonadectomia.
- Avaliar a necessidade de suporte multiprofissional.
- Seguimento de rotina nos programas de prevenção oncológica.

Leitura complementar

American College of Obstetricians and Gynecologists Committee on Genetics. ACOG committee opinion. No. 338: Screening for fragile X syndrome. Obstet Gynecol 2006; 107(6):1483.

Anasti JN, Kalantaridou SN, Kimzey LM, Defensor LA, Nelson LM. Bone loss in young women with karyotypically normal spontaneous premature ovarian failure. Obstet Gynecol 1998; 91:12-5.

Bachelot A, Rouxel A, Massin et al. POF-GIS Study Group. Phenotyping and genetic studies of 357 consecutive patients presenting with premature ovarian failure. Eur J Endocrinol 2009; 161:179-87.

Benetti-Pinto CL, Bedone AJ, Magna LA, Marques-Netto JF. Factors associated with the reduction of bone density in patients with gonadal dysgenesis. Ferti Steril 2002; 77(3):571-5.

Benetti-Pinto CL, de Almeida DM, Makuch MY. Quality of life in women with premature ovarian failure. Gynecol Endocrinol 2011; 27(9):645.

Benetti-Pinto CL, Ferreira VB, Yela DA. Long-term follow-up of bone density in women with primary ovarian insufficiency. Menopause 2015; 22(9): 946-9.

Benetti-Pinto CL, Vale D, Garmes H, Bedone AJ. 17-hidroxyprogesterone deficiency as a cause of sexual infantilism and arterial hypertension: Laboratoty and molecular diagnosis – a case report. Gynecol Endocrinol 2007; 23(2):94-8.

Bondy CA, Turner Syndrome Study Group. Care of girls and women with Turner syndrome: a guideline of the Turner Syndrome Study Group. J Clin Endocrinol Metab 2007; 92:10-25.

Bove R, Secor E, Chibnik LB et al. Age at surgical menopause influences cognitive decline and Alzheimer pathology in older women. Neurology 2014; 82(3):222-9.

Cartwright B, Robinson J, Rymer J. Treatment of premature ovarian failure trial: description of an ongoing clinical trial. Menopause Int 2010; 16:18-22.

Chemaitilly W, Li Z, Krasin MJ et al. Premature Ovarian Insufficiency in Childhood Cancer Survivors: A Report From the St. Jude Lifetime Cohort. J Clin Endocrinol Metab 2017; 102(7):2242-50.

Codacci-Pisanelli G, Del Pup L, Del Grande M, Peccatori FA. Mechanisms of chemotherapy-induced ovarian damage in breast cancer patients. Crit Rev Oncol Hematol 2017; 113:90-6.

Coulam CB, Adamson SC, Annegers JF. Incidence of premature ovarian failure. Obstet Gynecol 1986; 67:604-6.

Davis M, Ventura JL, Wieners M et al. The psychosocial transition associated with spontaneous 46,XX primary ovarian insufficiency: illness uncertainty, stigma, goal flexibility, and purpose in life as factors in emotional health. Fertil Steril 2010; 93(7):2321.

de Almeida DM, Benetti-Pinto CL, Makuch MY. Sexual function of women with premature ovarian failure. Menopause 2011; 18:262-6.

Eisenbarth GS. Autoimmune polyendocrine syndromes. N Engl J Mcd 2004; 350:2068-79.

Groff AA, Covington SN, Halverson LR et al. Assessing the emotional needs of women with spontaneous premature ovarian failure. Fertil Steril 2005; 83(6):1734.

Jacobsen BK, Knutsen SF, Fraser GE. Age at natural menopause and total mortality and mortality from ischemic heart disease: the Adventist Health Study. J Clin Epidemiol 1999; 52:303-7.

Kalantaridou SN, Vanderhoof VH, Calis KA, Corrigan EC, Troendle JF, Nelson LM. Sexual function in young women with spontaneous 46,XX primary ovarian insufficiency. Fertil Steril 2008; 90:1805-11.

Kovanci E, Schutt AK. Premature ovarian failure: Clinical presentation and treatment. Obstet Gynecol Clin North Am 2015; 42(1):153-61.

Leite-Silva P, Bedone A, Pinto-Neto AM, Costa JV, Costa-Paiva L. Factors associated with bone density in young women with karyotypically normal spontaneous premature ovarian failure. Arch Gynecol Obstet 2009; 280(2):177-81.

Lokkegaard E, Jovanovic Z, Heitmann BL, Keiding N, Ottesen B, Pedersen AT. The association between early menopause and risk of ischaemic heart disease: influence of hormonetherapy. Maturitas 2006; 53:226-33.

Luborsky JL, Meyer P, Sowers MF, Gold EB, Santoro N. Premature menopause in a multi-ethnic population study of the menopause transition. Hum Reprod 2003; 18(1):199-206.

Morrison JC, Givens JR, Wiser WL, Fish SA. Mumps oophoritis: a cause of premature menopause. Fertil Steril 1975; 26(7):655.

Nelson LM, Anasti JN, Kimzey LM et al. Development of luteinized graafian follicles in patients with karyotypically normal spontaneous premature ovarian failure. J Clin Endocrinol Metab 1994; 79(5):1470.

Pacello PC, Yela DA, Rabelo S, Giraldo PC, Benetti-Pinto CL. Dyspareunia and lubrication in premature ovarian failure using hormonal therapy and vaginal health. Climacteric 2014; 17:342-7.

Panay N, Kalu E. Management of premature ovarian failure. Best Practice Research Clinical Obstetric and Gynaecology 2009; 23:129-40.

Popat VB, Calis KA, Vanderhoof VH et al. Bone mineral density in estrogen-deficient young women. J Clin Endocrinol Metab 2009; 94(7):2277.

Rebar RW, Connolly HV. Clinical features of young women with hypergonadotropic amenorrhea. Fertil Steril 1990; 53:804-10.

Rocca WA, Shuster LT, Grossardt BR et al. Long-term effects of bilateral oophorectomy on brain aging: unanswered questions from the Mayo Clinic Cohort Study of Oophorectomy and Aging. Women's Health 2009; 5(1):39-48.

Rossetti R, Ferrari I, Bonomi M, Persani L. Genetics of primary ovarian insufficiency. Clin Genet 2017; 91(2):183-98.

Rousseau F, Rouillard P, Morel ML, Khandjian EW, Morgan K. Prevalence of carriers of premutation-size alleles of the FMRI gene-and implications for the population genetics of the fragile X syndrome. Am J Hum Genet 1995; 57(5):1006.

Schlessinger D, Herrera L, Crisponi L et al. Genes and translocations involved in POF. Am J Med Genet 2002; 111:328-33.

Torrealday S, Kodaman P, Pal L. Premature Ovarian Insufficiency – an update on recent advances in understanding and management. F1000Res 2017 Nov 29; 6:2069.

Tuohy VK, Altuntas CZ. Autoimmunity and premature ovarian failure. Curr Opin Obstet Gynecol 2007; 19(4):366-9.

Webber L, Davies M, Anderson R et al. ESHRE Guideline: management of women with premature ovarian insufficiency. The ESHRE Guideline Group on POI. Human Reproduction 2016; 31:926-37.

Wu X, Cai H, Kallianpur A et al. Impact of premature ovarian failure on mortality and morbidity among Chinese women. PloS One 2014; 9:895-7.

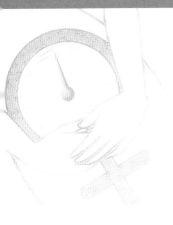

Tratamento não Hormonal dos Sintomas Climatéricos

Capítulo 10

Sônia Maria Rolim Rosa Lima

INTRODUÇÃO

As opções para o tratamento dos sintomas do climatério têm constituído tema de grande preocupação entre as mulheres e os profissionais da saúde. Embora o tratamento hormonal permaneça como o mais apropriado, o interesse por outros produtos continua crescendo cada vez mais, especialmente naquelas condições em que os estrogênios e os progestogênios não são indicados ou mesmo estão contraindicados.

A despeito dos efeitos clínicos atribuídos ao uso da terapia hormonal (TH), a taxa de aderência ao tratamento varia de 10% a 50%, e a grande maioria das mulheres após a menopausa não faz uso da TH por tempo suficiente para promover impacto na prevenção das doenças crônicas. Assim, o estudo de terapias alternativas é interessante para as mulheres que se recusam, não aderem ao tratamento ou que apresentem contraindicações ao tratamento com esteroides sexuais.

Como a demanda por tratamentos opcionais tem aumentado, neste capítulo a ênfase será dirigida aos produtos que, com base em estudos epidemiológicos e clínicos, demonstrem eficácia e segurança. No Quadro 10.1 estão listadas as contraindicações à TH (estrogênios associados a progestogênios ou estrogênios isolados).

TRATAMENTOS NÃO HORMONAIS DOS SINTOMAS VASOMOTORES (SVM)

As opções incluem mudanças no estilo de vida, dieta, técnicas comportamentais, medicamentos não hormonais e terapias alternativas e complementares.

Mudanças no estilo de vida e dieta

Apesar de consideradas medidas de senso comum, muitas não apresentam dados definitivos quanto à eficácia por não serem investigadas em grandes ensaios clínicos:

Quadro 10.1 Contraindicações absolutas à TH*

Sangramento genital de causa desconhecida
Disfunção ou doença hepática em atividade
História atual ou pregressa de doença arterial tromboembólica, doença coronária ou doença cerebrovascular
História de tromboembolismo venoso agudo e recorrente
Lúpus eritematoso sistêmico
História de câncer de mama, endométrio ou neoplasias estrogênio-dependentes
Lesão precursora de câncer de mama
Meningioma (para progestogênio)
Porfiria
Hipertensão arterial não controlada
Diabetes mellitus não controlado
Hipersensibilidade à TH

*TH: terapia hormonal E+P ou E isolado.

- Evitar alimentos que possam desencadear as ondas de calor, como álcool, cafeína e alimentos quentes e condimentados.
- Fazer exercícios físicos regulares para manutenção ou obtenção de peso corporal saudável e para promover melhor qualidade de sono restaurador. No entanto, não há evidência suficiente para determinar sua efetividade no tratamento dos SVM.
- Evitar ou substituir o uso de medicamentos que possam provocar ondas de calor, como bloqueadores de canal de cálcio, bromocriptina, ácido nicotínico, opiáceos e agentes colinérgicos.
- Diminuir o índice de massa corpórea (IMC): diversos estudos têm demonstrado que IMC > 27 está associado a maior frequência dos SVM. Entretanto, não há evidência disponível de que a redução de peso melhore os SVM.
- Evitar o tabagismo: o tabagismo pregresso ou atual aumenta a ocorrência dos SVM, talvez em razão de seu efeito no metabolismo do estrogênio. Ser fumante passivo também está associado à maior ocorrência dos SVM de maneira não dose-dependente.

- Reduzir o estresse: a ansiedade tem sido associada ao aumento da ocorrência, frequência e gravidade das ondas de calor.
- Evitar banhos ou duchas quentes, sauna, clima ou ambientes quentes. Ambientes quentes aumentam a temperatura corporal e podem desencadear os SVM. Ambientes com temperatura mais baixa estão associados à menor incidência das ondas de calor.
- Evitar roupas de tecido sintético, lã ou seda. Preferir algodão/linho e roupas frescas. Evitar roupas com gola alta e fechada.
- Hidratar-se: consumir água gelada.
- Preferir ambientes ventilados e com ar condicionado.
- Optar por banho fresco antes de dormir e uso de lençóis de algodão.

Técnicas psicocorporais

Yoga, Tai Chi, hipnoterapia, relaxamento e meditação são formas de medicina complementar e alternativa fundamentadas na teoria de que fatores mentais e emocionais influenciam a saúde física por meio de um sistema de conexões principalmente neuronais e hormonais ao longo do corpo. Essas técnicas promovem a saúde por meio do poder consciente e inconsciente da mente sobre os processos corporais. Sugere-se que tenham efeitos positivos nos SVM decorrentes do climatério.

Acupuntura

A acupuntura é um tratamento popular da medicina complementar e alternativa para os SVM. Alguns trabalhos têm apresentado resultados promissores. Em recente metanálise, Chiu e cols. (2015) concluíram que a acupuntura melhora a frequência e a intensidade das ondas de calor e a qualidade de vida (no domínio vasomotor) das mulheres no período do climatério.

Medicamentos

O tratamento medicamentoso para as ondas de calor inclui os antidepressivos (inibidores seletivos da recaptação de serotonina [ISRS] e inibidores da recaptação de serotonina e noradrenalina [ISRS/ISRN]), os anticonvulsivantes, os anti-hipertensivos e os medicamentos fitoterápicos.

Antidepressivos

Os ISRS e os ISRS/ISRN alteram a concentração central de serotonina e/ou noradrenalina. Estudos clínicos controlados por placebo têm sugerido que os agentes da família dos ISRS e dos ISRS/ISRN reduzem em 50% a 60% os episódios de fogacho.

Inibidores seletivos da recaptação de serotonina e noradrenalina

- **Venlafaxina:** indicada para tratamento de síndromes depressivas de grau variável e transtornos obsessivo-compulsivos. Podem ocorrer reações adversas, como náusea, diarreia, erupções cutâneas, ansiedade, insônia, anorexia, nervosismo, confusão mental, secura na boca, astenia e cefaleia, além de, de acordo com a dose, sonolência, constipação intestinal e disfunção sexual. No entanto, a incidência dos sintomas costuma ser baixa (< 3%).

   Estudos randomizados que compararam três doses de venlafaxina (37,5, 75 ou 150mg/dia) e placebo em mulheres portadoras de câncer de mama ou de alto risco observaram a diminuição da frequência das ondas de calor (30% a 58% × 19% placebo) com todas as doses, porém foram relatados efeitos maiores quando administradas doses mais altas (dose recomendada: 37,5 a 75mg/dia).

- **Desvenlafaxina:** estudo randomizado foi realizado em mulheres após a menopausa com o succinato de desvenlafaxina (ISRN), principal metabólito ativo da venlafaxina, nas doses 50, 100, 150 ou 200mg, ou placebo diariamente por 52 semanas. O escore de fogachos foi avaliado após 1 mês e 3 meses de tratamento. Observou-se que a dose de 100mg/dia de desvenlafaxina alcançou redução significativamente maior do que o placebo na média diária do número de fogachos com 1 mês (p = 0,013) e com 3 meses de tratamento (p = 0,005), atingindo uma redução de 64% nesta última. A média diária de intensidade dos sintomas foi significativamente mais baixa no grupo que usou 100mg de desvenlafaxina comparado com placebo na semana 12 (p = 0,020). As reações medicamentosas mais comuns foram náusea, tontura e insônia (dose recomendada: 50 a 150mg/dia).

Inibidores seletivos da recaptação de serotonina

- **Paroxetina:** indicada para tratamento das síndromes depressivas com melancolia, episódios depressivos maiores ou mais intensos, depressão recorrente e transtorno obsessivo-compulsivo, pode ser utilizada também como adjuvante ou tratamento único da neuropatia diabética, da cefaleia crônica ou em transtornos da conduta alimentar. As possíveis reações adversas são: astenia, dor abdominal, palpitação, vasodilatação, sudorese, tontura, insônia, sonolência, tremores, agitação, ansiedade, boca seca, náusea e vômitos.

   A paroxetina foi avaliada em estudo randomizado, duplo-cego, placebo-controlado, que analisou as doses de 10 e 20mg em comparação a placebo para redução dos fogachos. Essas doses foram eficazes em reduzir a frequência dos fogachos em torno de 40,6% e 51,7%, comparadas com 13,7% (p = 0,0006) e 26,6% do placebo (p = 0,002), respectivamente. A eficácia entre as duas doses foi similar, mas as mulheres se mostraram menos predispostas a descontinuar a dose mais baixa (5% × 27% nos grupos de baixa e alta dose, respectivamente) (dose recomendada: 7,5 a 20mg/dia).

- **Sertralina:** estudo duplo-cego, placebo-controlado, avaliou a resposta de 50mg de sertralina sobre os fogachos. O estudo foi conduzido em 102 mulheres de 40 a 65 anos de idade com fogachos e sem TH pelo período de 1 mês. A média de resposta foi estatisticamente significativa entre as 87 mulheres que completaram o estudo, mas clinicamente modesta quanto à redução da frequência e da intensidade dos sintomas (dose recomendada: 50 a 100mg/dia).
- **Fluoxetina e seu metabólito principal, a norfloxetina:** indicada para tratamento dos transtornos depressivos e do transtorno obsessivo-compulsivo (TOC). A dose recomendada é de 20 a 40mg/dia, individualizada para cada mulher. As possíveis reações adversas são: agitação, ansiedade, dor abdominal, insônia, sonolência, fadiga, astenia, tremores, nervosismo, boca seca, náusea, diarreia e vômitos. Seus resultados no tratamento dos fogachos foram semelhantes aos obtidos com o citalopram (dose recomendada: 20 a 40mg/dia).
- **Citalopram:** investigadores avaliaram o efeito do citalopram em 9 meses de estudo placebo-controlado que incluiu 150 mulheres após a menopausa (Suvanto-Luukkonen e cols., 2005). Nos 9 meses de terapia, os fogachos foram reduzidos em 58%, 62% e 64% nos grupos de placebo, fluoxetina e citalopram, respectivamente (dose recomendada: 10 a 20mg/dia).

Observação importante:

Para muitas mulheres com câncer de mama são prescritos antidepressivos para o tratamento de transtornos psiquiátricos comuns, como depressão ou ansiedade, ou para sintomas de instabilidade vasomotora. No entanto, a maioria dos antidepressivos, como muitos dos ISRS, têm entre suas propriedades a inibição do sistema enzimático do citocromo P450 em sua isoforma D6 (CYP2D6), que afeta o metabolismo do tamoxifeno para seu metabólito mais potente, o endoxifeno. Medicamentos que têm ação inibitória sobre o sistema enzimático hepático da CYP2D6 diminuem as concentrações plasmáticas do endoxifeno e consequentemente podem aumentar o risco de recidiva do câncer de mama. Quando há necessidade de prescrição de antidepressivos para mulheres que estão sendo tratadas com tamoxifeno, as opções terapêuticas com menos influência sobre o metabolismo do tamoxifeno são a *venlafaxina* e a *desvelafaxina*.

Anticonvulsivantes

Gabapentina

Análoga do ácido gama-aminobutírico usada no tratamento de epilepsia, dor neurogênica e enxaqueca, a gabapentina é utilizada também para tratamento dos sintomas vasomotores no climatério; acredita-se que seu mecanismo de ação esteja relacionado com a modulação dos canais de cálcio. Seus efeitos colaterais são tontura, sonolência, palpitações, *rush* cutâneo e edema periférico.

Portadoras de câncer de mama com dois ou mais episódios de fogachos por dia foram randomizadas para os grupos de placebo e gabapentina 300mg ou 900mg, divididos em três tomadas diárias por 8 semanas. A redução da intensidade dos fogachos entre o início do tratamento e após 4 e 8 semanas foi de, respectivamente, 21% (IC 95%: 12 a 30) e 15% (IC 95%: 1 a 29) no grupo placebo, de 33% (IC 95%: 23 a 43) e 31% (IC 95%: 16 a 46) no grupo que usou 300mg de gabapentina e de 49% (IC 95%: 42 a 56) e 46% (IC 95%: 34 a 58) no grupo que usou 900mg de gabapentina, com diferença estatisticamente significativa (p = 0,0001 na quarta semana e p = 0,007 na oitava semana). O efeito adverso mais referido foi cansaço, particularmente nos primeiros dias de uso.

Um estudo foi realizado com 197 mulheres no climatério com idades variando entre 45 e 65 anos e com no mínimo 14 episódios de fogacho por semana, as quais foram randomizadas para receber 300mg de gabapentina ou placebo três vezes ao dia por 4 semanas. Os escores de fogachos reduziram 51% (IC 95%: 43% a 58%) em 4 semanas no grupo da gabapentina comparados com 26% (IC 95%: 18% a 35%) no grupo placebo, demonstrando que 900mg diários de gabapentina são um tratamento efetivo e bem tolerado para os fogachos. Um estudo demonstrou que a dose de 2.400mg (não prescrita habitualmente) foi equivalente a 0,625mg de estrogênios conjugados na melhora das ondas de calor (dose recomendada: 300 a 900mg/dia).

Anti-hipertensivos

Clonidina

Agente alfa-adrenérgico de ação central originalmente desenvolvida para tratamento da hipertensão arterial, a clonidina está entre os medicamentos mais antigos utilizados no tratamento não hormonal das ondas de calor em mulheres com contraindicação para TH. Seus efeitos colaterais são sedação, secura na boca, tontura, cefaleia, sonolência, distúrbios do sono, diarreia, fraqueza, náusea, vômitos e parestesias. Não é conhecido seu exato mecanismo de ação no alívio dos sintomas vasomotores, mas acredita-se que esteja relacionado com sua habilidade em reduzir a reatividade vascular. O sucesso do tratamento parece ser bastante limitado.

A apresentação transdérmica, na dose de 2,5, 5,0 e 7,5mg, que libera 0,1, 0,2 ou 0,3mg/dia de clonidina por 7 dias, respectivamente, não está disponível no Brasil. A apresentação transdérmica tem como desvantagens a maior incidência de dermatite e o custo mais elevado, quando comparada à apresentação oral (dose recomendada: 0,1 a 0,4mg/dia).

Fitomedicamentos

Os fitomedicamentos aprovados pela ANVISA para o tratamento dos sintomas do climatério são os derivados do *Glycine max (L.) Merr* (soja), o *Trifolium pratense L.* e a *Actaea racemosa L.* ou *Cimicifuga racemosa L.* Em virtude de suas propriedades e do mecanismo de ação, recomenda-se o uso da *Actaea racemosa L.* para o tratamento das ondas de calor em mulheres com antecedentes de câncer de mama.

Isoflavonas

O reino vegetal é rico em substâncias que têm atividade farmacológica, entre as quais se destacam os fito-hormônios. Pelo menos 12.200 substâncias naturais foram identificadas nas plantas graças às suas propriedades estruturais, hormonais e químicas, entre elas as vitaminas C e E, os folatos, as fibras, os carotenoides, os glucosinolatos e os fitoestrogênios. Esses fitoquímicos despertam grande interesse, pois podem explicar o fato de as dietas contendo grande quantidade de fibras estarem associadas a baixas mortalidade e morbidade em populações que têm o hábito de ingerir regularmente esses alimentos. Os vegetarianos apresentam uma taxa global de mortalidade menor do que os onívoros.

Os fitoestrogênios são compostos com propriedades estrogênicas encontrados em plantas com atividade e estrutura química semelhantes às dos estrogênios naturais. Apresentam como característica a propriedade de se unir a receptores de estrogênio, levando à indução de produtos gênicos específicos.

Entre os fitoestrogênios se destacam as isoflavonas, que são derivados fenólicos heretocíclicos, isto é, têm em sua composição dois anéis fenólicos, um deles com radical hidroxila, que os torna capazes de se ligar aos receptores estrogênicos, exercendo atividade agonista e antagonista. São encontrados em grande quantidade na soja (*Glycine max [L.] Merr*) e em seus derivados, e em plantas, entre as quais se destaca o *Trifolium pratense L.* Representam, na atualidade, os fitoterápicos mais estudados para o tratamento dos sintomas do climatério.

Os fitoestrogênios são classificados em fenólicos, esteroides, saponinas e terpenoides. Entre os derivados fenólicos estão as isoflavonas, lignanas, coumestanas, flavonoides, flavonona, calconas e flavonas. Entre as isoflavonas se destacam a daidzeína, a genisteína, a gliciteína, a daidzina, a glicitina, a formonetina e a biochanina A, e entre os derivados terpenoides estão a *Actaea racemosa L.* ou *Cimicifuga racemosa L.*, que apresenta propriedades estrogênicas e dopaminérgicas.

A forma química de apresentação da isoflavona tem importância capital em sua atividade biológica, em sua biodisponibilidade e mais tarde em seus efeitos fisiológicos. Há duas décadas foi demonstrada a importância da microflora intestinal nos efeitos metabólicos e na disponibilidade tanto das lignanas como das isoflavonas. Assim, uso de antibióticos, doenças intestinais, parasitoses, consumo de álcool e a quantidade de fibras, gorduras e proteínas podem influenciar sua absorção.

Os principais fitoestrogênios presentes no *Glycine max (L.) Merr* são a genisteína e a daidzeína e seus glicosídeos, genistina e daidzina, respectivamente. Os fitoestrogênios derivados do *Trifolium pratense L.* são a daidzeína e a genisteína e suas formas metiladas, a formononetina e a biochanina.

As isoflavonas têm maior afinidade pelo receptor estrogênico beta do que pelo alfa. Apresentam estrutura fenólica que constitui pré-requisito para que se liguem ao receptor estrogênico. Entretanto, como diferentes tecidos apresentam concentrações variadas de receptores alfa ou beta, o efeito potencial dependerá do número de receptores e de sua capacidade de ligação.

Estudo prospectivo, randomizado, duplo-cego e placebo-controlado com 120 mulheres com idades variando entre 45 e 65 anos, com amenorreia > 12 meses e ausência de qualquer tratamento nos últimos 6 meses, avaliou os efeitos do tratamento com *Trifolium pratense L.* sobre os sintomas do climatério e a satisfação sexual em mulheres após a menopausa. As participantes foram divididas em dois grupos: trifolium, recebendo 40mg/dia de *Trifolium pratense L.*, e placebo (uma cápsula/dia contendo lactose). O tratamento teve a duração de 12 meses. As pacientes foram submetidas à avaliação clínica e laboratorial antes do tratamento e em 4, 8 e 12 meses. O índice de Kupperman apresentou melhora significativa nos sintomas da menopausa após 4 meses de tratamento, especialmente em relação a ondas de calor, quando comparado aos dados basais em ambos os grupos.

O Cochrane Gynaecology and Fertility Group revisou a ação dos fitoestrogênios nas ondas de calor e encontrou 43 estudos clínicos randomizados (ECR) realizados até julho de 2013, incluindo 4.084 participantes que estavam nos períodos da perimenopausa e após a menopausa. Alguns ensaios relataram ligeira redução das ondas de calor e dos suores noturnos com o tratamento à base de fitoestrogênios. Extratos que continham altas concentrações de genisteína foram responsáveis pela redução do número de fogachos. Não foi encontrada evidência de efeitos prejudiciais sob o endométrio, estimulação do epitélio vaginal ou outros efeitos adversos com o uso a curto prazo.

Li e cols. realizaram uma metanálise a partir de 55 artigos e 16 estudos sobre as isoflavonas de soja que preencheram os critérios de inclusão. Foram comparados os valores do efeito médio sob as ondas de calor nos grupos isoflavonas de soja *versus* placebo em 1.710 indivíduos. O modelo desenvolvido descreveu adequadamente o curso do tempo na redução de ondas de calor, e a porcentagem máxima de redução de ondas de calor pelas isoflavonas de soja foi de 25,2% após a eliminação do efeito placebo, representando 57% dos efeitos máximos do estradiol. No entanto, foi necessário um intervalo de 13,4 semanas para que as isoflavonas de soja atingissem metade de seus efeitos máximos, mais do que o estradiol, que exigiu 3,09 semanas. Esses resultados sugerem a necessidade de um intervalo de tratamento de 48 semanas para que sejam atingidos 80% dos seus efeitos máximos.

Outra metanálise, realizada por Franco e cols., que identificaram 62 estudos, incluindo 6.653 mulheres, descreve que a diminuição da frequência diária das ondas de calor foi moderada com os fitoestrogênios (1,31 [IC 95%: –2,02 a –0,61]).

- ***Glycine max (L.) Merr:*** dose recomendada: 50 a 120mg de isoflavonas/dia.
- ***Trifolium pratense L.:*** extrato bruto, 240 a 480mg, correspondendo a 40 a 80mg/dia de isoflavonas.

Actaea racemosa L. ou Cimicifuga racemosa (CR) ou cimicífuga

Utilizada por nativos da América do Norte e posteriormente na Europa para o tratamento de afecções ginecológicas antes mesmo da descoberta da América, a CR foi descrita pela primeira vez em uma farmacopeia em 1844. Sua indicação para o tratamento dos sintomas do climatério é adotada em países europeus, principalmente na Alemanha, há mais de 50 anos. No Brasil, foi aprovada para alívio dos sintomas do climatério, como rubor, fogachos, transpiração excessiva, palpitações, alterações do humor, ansiedade e depressão.

O desenvolvimento de produtos padronizados no final da década de 1980 estimulou a realização de estudos científicos em vários centros de pesquisa. O grande diferencial desses produtos é a presença de uma substância marcadora que pode ser dosada e repetida nas várias amostras.

No caso da CR, os marcadores são os triterpenos glicosídicos, principalmente a 27-deoxiacteína. Apresenta como principais classes químicas: triterpenos (cimifugosídeo, 26-deoxiacteína, acteína e cimigenol), alcaloides, taninos e ácidos fenólicos. A resposta do organismo é decorrente de uma ação no sistema nervoso central (SNC) e não de uma ação hormonal direta nos órgãos periféricos.

Doses altas estão associadas a vertigens, tremores, bradicardia, queda da pressão arterial, náusea e ansiedade. Seu uso deve ser evitado durante a gestação em virtude do possível aumento da contratilidade uterina. Estudos envolvendo grandes grupos de mulheres concluíram que, embora alguns efeitos colaterais tenham sido relatados, a incidência foi baixa (5,4%) e 97% foram revertidos com facilidade sem a interrupção do tratamento, podendo ser considerada uma medicação segura.

Desde o lançamento do primeiro produto fitoterápico constituído pela *Actaea racemosa L.* ou *Cimicifuga racemosa (L.) Nutt.* usada em estudos pré-clínicos e clínicos, a substância demonstrou:

- Eficácia no alívio dos sintomas climatéricos, sendo licenciada como produto fitoterápico de qualidade.
- Ação em regiões do SNC responsáveis pela termorregulação, humor e sono.
- Benéfica e podendo ser utilizada em mulheres sintomáticas já na perimenopausa.
- Possíveis benefícios suplementares (aumento da sobrevida em mulheres após câncer de mama, adjuvante na profilaxia da osteoporose e na redução de miomas).
- Segurança: a *Cimicifuga racemosa (L.) Nutt.* cumpre os requisitos regulamentares para sua utilização em tratamento a longo prazo, é segura em órgãos e tecidos sensíveis ao estrogênio, como mama, útero ou tumores, não interfere ou prejudica a ação do tamoxifeno ou dos inibidores da aromatase e não demonstra hepatotoxicidade em estudos clínicos (dose recomendada: 40 a 60mg/dia).

Síndrome geniturinária

Para as queixas decorrentes da atrofia vulvovaginal podem ser prescritos lubrificantes e hidratantes vaginais (com base de policarbofila – ácido poliacrílico) – promestrieno.

O ospemifene de uso oral é um SERM (*selective estrogen receptor modulator*) que apresenta ação antiestrogênica sobre a mama, porém com ação no epitélio vaginal, aumentando sua espessura e diminuindo a secura vaginal, o prurido e a irritação vulvar. Aprovado em 2013 pela FDA e pela European Medicines Agency com essa finalidade, ainda não se encontra disponível no Brasil. Quanto ao promestrieno, existem evidências que confirmam sua eficácia no tratamento das afecções atróficas genitais decorrentes do hipoestrogenismo aliada à segurança decorrente da absorção desprezível quando de sua administração local. Aconselha-se a discussão com o oncologista antes de seu uso.

A American Society of Clinical Oncology (ASCO), a American Cancer Society (ACS) e a North American Menopause Society recomendam o uso de lubrificantes e hidratantes vaginais como primeira linha de tratamento para as queixas de secura vaginal e dispareunia: os lubrificantes para uso por ocasião do ato sexual e os hidratantes, de duas a três vezes por semana. Para as mulheres com queixa de dor no introito vaginal por ocasião do ato sexual, aconselham-se o uso de dilatadores e a aplicação tópica de lidocaína gel 4%.

Isoflavonas derivadas do Glycine max (L.) Merr no tratamento da atrofia vaginal: nova fronteira

São escassos os estudos que analisaram os efeitos das isoflavonas derivadas do extrato seco do *Glycine max (L.) Merr* administradas por via vaginal no epitélio vaginal, na morfometria, no comportamento de receptores de estrogênios, na flora vaginal e no endométrio. Foi realizada pesquisa com mulheres após a menopausa comparando os efeitos das isoflavonas derivadas do extrato seco do *Glycine max (L.) Merr*, dos estrogênios conjugados equinos e do placebo, por via vaginal, nesse epitélio e no endométrio. O resultado revelou melhora dos sintomas de atrofia vaginal com aumento significativo dos valores de maturação celular, semelhantes aos dos estrogênios conjugados, ambos superiores aos do grupo placebo. Após o tratamento, nenhum dos grupos apresentou aumento da espessura endometrial e nas concentrações séricas do FSH e do estradiol.

Em outro estudo com o mesmo produto administrado por via vaginal em outro grupo de mulheres após a menopausa, avaliando os sintomas de secura vaginal e dispareunia, a morfologia do epitélio vaginal e a expressão dos receptores de estrogênio, houve melhora significativa da sintomatologia após tratamento no grupo tratado em relação ao grupo placebo, com aumento da espessura do epitélio vaginal e da porcentagem de células imunopositivas para receptores de estrogênios.

As isoflavonas administradas pela via vaginal constituem importante alternativa para o tratamento dos sintomas de atrofia genital e representam uma nova fronteira na ginecologia.

Laser CO_2 fracional

Recentemente, um novo tratamento com *laser* foi proposto como solução não invasiva a longo prazo para os sintomas vulvovaginais e urinários. Embora os resultados histológicos preliminares tenham sido promissores, seu efeito terapêutico e clínico ainda não foi plenamente determinado. No entanto, apesar da escassez de evidências quanto à sua segurança e benefício a longo prazo, os tratamentos a *laser* são amplamente comercializados para uma gama de sintomas geniturinários, com alta aceitação tanto por clínicos como pelas mulheres. No entanto, as evidências de eficácia e segurança do *laser* são limitadas, sendo necessários ensaios clínicos controlados por placebo e randomizados antes de sua implementação generalizada com o objetivo de esclarecer os riscos potenciais.

CONSIDERAÇÕES FINAIS

Na Figura 10.1 é apresentada uma sugestão para o tratamento dos sintomas vasomotores e geniturinários no período do climatério em que há contraindicação à TH.

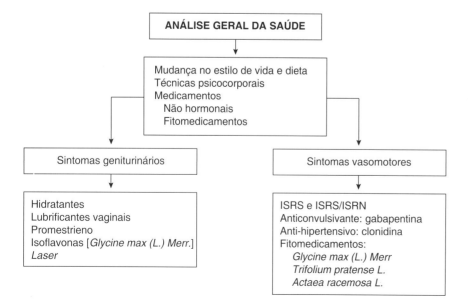

Figura 10.1 Algoritmo de tratamento.

Leitura complementar

Alves DL, Lima SM, da Silva CR et al. Effects of Trifolium pratense and Cimicifuga racemosa on the endometrium of Wistar rats. Maturitas 2008 Dec 20; 61(4):364-70. doi: 10.1016/j.maturitas.2008.08.006. Epub 2008 Dec 17. PubMed PMID: 19095386.

An J, Tzagarakis-Foster C, Scharschmidt TC, Lomri N, Leitman DC. Estrogen receptor beta-selective transcriptional activity and recruitment of coregulators by phytoestrogens. J Biol Chem 2001 May 25; 276(21):17808-14. Epub 2001 Feb 21. PubMed PMID: 11279159.

Borrelli F, Izzo AA, Ernst E. Pharmacological effects of Cimicifuga racemosa. Life Sci 2003 Jul 25; 73(10):1215-29. Review. PubMed PMID: 12850238.

Brasil. Ministério da Saúde. Agência de Vigilância Sanitária (ANVISA). Memento fitoterápico. Farmacopeia brasileira. Brasília: ANVISA, 2016: 115p.

Burdette JE, Liu J, Chen SN et al. Black cohosh acts as a mixed competitive ligand and partial agonist of the serotonin receptor. J Agric Food Chem 2003 Sep 10; 51(19):5661-70. PubMed PMID: 12952416.

Butt DA, Lock M, Lewis JE, Ross S, Moineddin R. Gabapentin for the treatment of menopausal hot flashes: a randomized controlled trial. Menopause 2008 Mar-Apr; 15(2):310-8. PubMed PMID: 17917611.

Campana AOP. Tratamento das ondas de calor em mulheres com contraindicação à terapia hormonal. In: Lima SMR, Botogoski SR, Reis BF, eds. Menopausa, o que você precisa saber: abordagem prática e atual do período do climatério. 2. ed. São Paulo: Atheneu, 2014:601-15.

Chiu HY, Pan CH, Shyu YK, Han BC, Tsai PS. Effects of acupuncture on menopauserelated symptoms and quality of life in women in natural menopause: a meta-analysis of randomized controlled trials. Menopause 2015 Feb; 22(2):234-44. doi: 10.1097/GME.0000000000000260. Review. PubMed PMID: 25003620.

de Luca AC, da Fonseca AM, Lopes CM, Bagnoli VR, Soares JM, Baracat EC. Acupuncture-ameliorated menopausal symptoms: single-blind, placebo-controlled, randomized trial. Climacteric 2011 Feb; 14(1):140-5. doi: 10.3109/13697137.2010.484875. Epub 2010 May 24. PubMed PMID: 20497031.

del Giorno C, Fonseca AM, Bagnoli VR, Assis JS, Soares JM, Baracat EC. Effects of Trifolium pratense on the climacteric and sexual symptoms in postmenopause women. Rev Assoc Med Bras 2010; 56(5):558-62.

Edwards D, Panay N. Treating vulvovaginal atrophy/genitourinary syndrome of menopause: how important is vaginal lubricant and moisturizer composition? Climacteric 2016 Apr; 19(2):151-61. doi: 10.3109/13697137.2015.1124259. Epub 2015 Dec 26. Review. PubMed PMID: 26707589; PubMed Central PMCID: PMC4819835.

Elkins GR, Fisher WI, Johnson AK, Carpenter JS, Keith TZ. Clinical hypnosis in the treatment of postmenopausal hot flashes: a randomized controlled trial. Menopause 2013 Mar; 20(3):291-8. doi:10.1097/GME.0b013e31826ce3ed. PubMed PMID: 23435026; PubMed Central PMCID: PMC3556367.

Evans ML, Pritts E, Vittinghoff E, McClish K, Morgan KS, Jaffe RB. Management of postmenopausal hot flushes with venlafaxine hydrochloride: a randomized, controlled trial. Obstet Gynecol 2005 Jan; 105(1):161-6. PubMed PMID: 15625158.

Felix LMC, Aoki T, Lima SMRR. Tratamento das ondas de calor em mulheres com câncer de mama. Femina (Rio de Janeiro), 2010; 38:233-7.

Felix LMC, Lima SMRR, Campaner A B. Terapêutica não hormonal no tratamento de distúrbios do climatério. Femina (Rio de Janeiro) 2009; 37:543-6.

Franco OH, et al. Use of plant-based therapies and menopausal symptoms: A systematic review and meta-analysis. JAMA 21; 315(23):2554-63. doi: 10.1001/jama.2016.8012.

Fugh-Berman A. Herbs, phytoestrogens and other CAM therapies. In: Lobo RA. Treatment of the postmenopausal women: Basic and clinical aspects. 3. ed. Philadelphia: Lippicott Williams & Wilkins, 2007:683-90.

Hendrich J, Van Minh AT, Heblich F et al. Pharmacological disruption of calcium channel trafficking by the alpha2delta lig and gabapentin. Proc Natl Acad Sci USA 2008 Mar 4; 105(9):3628-33. doi: 10.1073/pnas.0708930105. Epub 2008 Feb 25. PubMed PMID: 18299583; PubMed Central PMCID: PMC2265195.

Henneicke-von Zepelin HH. 60 years of Cimicifuga racemosa medicinal products: Clinical research milestones, current study findings and current development. Wien Med Wochenschr 2017 May; 167(7-8):147-59.

Hill DA, Crider M, Hill SR. Hormone therapy and other treatments for symptoms of menopause. Am Fam Physician 2016 Dec 1; 94(11):884-889. Review. PubMed PMID:27929271.

Kaunitz AM, Manson JE. Management of menopausal symptoms. Obstet Gynecol 2015Oct; 126(4):859-76. doi: 10.1097/AOG.0000000000001058. Review. PubMed PMID:26348174; PubMed Central PMCID: PMC4594172.

Kerwin JP, Gordon PR, Senf JH. The variable response of women with menopausal hot flashes when treated with sertraline. Menopause 2007 Sep-Oct; 14(5):841-5.PubMed PMID: 17413648.

Krause MS, Nakajima ST. Hormonal and nonhormonal treatment of vasomotor symptoms. Obstet Gynecol Clin North Am. 2015 Mar; 42(1):163-79. doi: 10.1016/j.ogc.2014.09.008. Epub 2014 Dec 2. Review. PubMed PMID: 25681847.

Lesi G, Razzini G, Musti MA et al. Acupuncture as an integrative approach for the treatment of hot flashes in women with breast cancer: a prospective multicenter randomized controlled trial (AcCliMaT). J Clin Oncol 2016 May 20; 34(15):1795-802. doi: 10.1200/JCO.2015.63.2893. Epub 2016 Mar 28. PubMed PMID: 27022113.

L'Espérance S, Frenette S, Dionne A, Dionne JY. Comité de l'évolution des pratiques en oncologie (CEPO). Pharmacological and non-hormonal treatment of hot flashes in breast cancer survivors: CEPO review and recommendations. Support Care Cancer 2013 May; 21(5):1461-74. doi: 10.1007/s00520-013-1732-8. Epub 2013 Feb 23. Review. PubMed PMID: 23435567.

Lethaby A, Marjoribanks J, Kronenberg F, Roberts H, Eden J, Brown J. Phytoestrogens for menopausal vasomotor symptoms. Cochrane Gynaecology and Fertility Group 10 Dez 2013. doi: 10.1002/14651858.CD001395.pub4.

Li L, Lv Y, Xu L, Zheng Q. Quantitative efficacy of soy isoflavones on menopausal hot flashes. Br J Clin Pharmacol 2015; 79(4):593-604. doi: 10.1111/bcp.12533.

Lima SMRR, Bernardo BFA, Yamada SS, Reis BF, Dutra GM, Galvão MAL. Effects of Glycine max (L.) Merr soy isoflavone vaginal gel on epithelium morphology and estrogen receptor expression in postmenopausal women: A 12-week, randomized, double-blind, placebo-controlled trial. Maturitas (Amsterdam) 2014; 78:205-11.

Lima SMRR, Botogoski SR, Reis BF. Vias de administração e esquemas terapêuticos. In: Lima SMRR, Botogoski SR, Reis BF, eds. Menopausa, o que você precisa saber: abordagem prática e atual do período do climatério. 2. ed. São Paulo: Atheneu, 2014.

Lima SMRR, Silva CR. Análise crítica das evidências terapêuticas dos efeitos da Glycine max. In: Lima SMRR. Fitomedicamentos na prática ginecológica e obstétrica. São Paulo: Atheneu, 2006:175-84.

Lima SMRR, Yamada SS, Reis BF, Postigo S, Silva MALG, Aoki T. Effective treatment of vaginal atrophy with isoflavone vaginal gel. Maturitas (Amsterdam) 2013; 74:252-8.

Lima SMR, Campaner AB, Auge APF. Isoflavones derived from Glycine max (L.) Merr. in the treatment of vaginal atrophy: A new frontier. Rev. Assoc. Med. Bras [Internet] 2017 [cited 2018 Jan 12]; 63(9):727-8. Available from: http://www.scielo.br/scielo.php?script=sci_arttext&pid=S0104-42302017000900727&lng=en. http://dx.doi.org/10.1590/1806-9282.63.09.727.

Loprinzi CL, Stearns V, Barton D. Centrally active nonhormonal hot flash therapies. Am J Med 2005 Dec 19; 118 Suppl 12B:118-23. PubMed PMID: 16414336.

Mintziori G, Lambrinoudaki I, Goulis DG et al. EMAS position statement: Nonhormonal management of menopausal vasomotor symptoms. Maturitas 2015 Jul; 81(3):410-3. doi:10.1016/j.maturitas.2015.04.009. Epub 2015 Apr 22. Review. PubMed PMID: 25982505.

Obermeyer CM. Menopause across cultures: a review of the evidence. Menopause 2000 May-Jun; 7(3):184-92. Review. PubMed PMID: 10810964.

Pandya KJ, Morrow GR, Roscoe JA et al. Gabapentin for hot flashes in 420 women with breast cancer: a randomised double-blind placebo-controlled trial. Lancet 2005 Sep 3-9; 366(9488):818-24. PubMed PMID: 16139656; PubMed Central PMCID: PMC1627210.

Reddy SY, Warner H, Guttuso T Jr et al. Gabapentin, estrogen, and placebo for treating hot flushes: a randomized controlled trial. Obstet Gynecol 2006 Jul; 108(1):41-8. PubMed PMID: 16816054.

Reis BF, Lima SMRR. Fitomedicamentos: fitoestrogênios e ondas de calor. In: Lima SMRR, org. – Fitomedicamentos na prática médica. 1. ed. São Paulo: Atheneu, 2012; 1:359-66.

Ruddy KJ, Partridge Ann H, Nekhlyudov L, Hayes DF, Vora SR. Approach to the patient following treatment for breast cancer. UpToDate. [on line]. Literature review current through: Oct 2017. This topic last updated: Oct 13, 2017. Available from: https://www.uptodate.com/contents/approach-to-the-patient-following-treatment-for-breast-cancer [2017 Oct 25].

Setchell KDR. The history and basic science development of soy isoflavones. Menopause 2017 Dec; 24(12):1338-1350. doi: 10.1097/GME.0000000000001018. PubMed PMID: 29189602.

Sica DA, Grubbs R. Transdermal clonidine: therapeutic considerations. J Clin Hypertens (Greenwich) 2005 Sep; 7(9):558-62. PubMed PMID: 16227779.

Song S, Budden A, Short A, Nesbitt-Hawes E, Deans R, Abbott J. The evidence for laser treatments to the vulvo-vagina: Making sure we do not repeat past mistakes. Aust N Z J Obstet Gynaecol 2017 Oct 25. doi: 10.1111/ajo.12735. [Epub ahead of print] Review. PubMed PMID: 29067688.

Speroff L, Gass M, Constantine G, Olivier S. Study 315 Investigators. Efficacy and tolerability of desvenlafaxine succinate treatment for menopausal vasomotor symptoms: a randomized controlled trial. Obstet Gynecol 2008 Jan; 111(1):77-87. doi: 10.1097/01.AOG.0000297371.89129.b3. PubMed PMID: 18165395.

Stearns V, Slack R, Greep N et al. Paroxetine is an effective treatment for hot flashes: results from a prospective randomized clinical trial. J Clin Oncol. 2005 Oct 1; 23(28):6919-30.

Suvanto-Luukkonen E, Koivunen R, Sundström H et al. Citalopram and fluoxetine in the treatment of postmenopausal symptoms: a prospective, randomized, 9-month, placebo-controlled, double-blind study. Menopause 2005 Jan-Feb; 12(1):18-26. PubMed PMID: 15668596.

The NAMS 2017 Hormone Therapy Position Statement Advisory Panel. The 2017 hormone therapy position statement of The North American Menopause Society. Menopause 2017 Jul; 24(7):728-53. doi: 10.1097/GME.0000000000000921. PubMedPMID: 28650869.

World Health Organization. WHO monographs on selected medicinal plants. Geneva, Switzerland: World Health Organization 2004; 2:55-65.

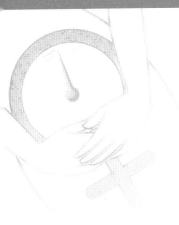

Propedêutica e Tratamento da Osteoporose

Capítulo 11

Lúcia Costa Paiva
Luiz Francisco Baccaro

INTRODUÇÃO

A osteoporose é uma doença crônica esquelética caracterizada pela baixa massa óssea e a deterioração microarquitetural de tecido ósseo, levando à diminuição da força óssea e ao aumento no risco de fraturas. Considerada a doença óssea mais comum, sua prevalência aumenta com a idade e apresenta alta variabilidade nas diferentes populações, como na população brasileira, onde acomete cerca de 6% a 33% das mulheres com mais de 40 anos de idade.

Os locais mais comuns de ocorrência de fraturas são as vértebras, o quadril, o colo do fêmur e o antebraço distal. As fraturas estão associadas a dor crônica, limitação das atividades, incapacidade física e dependência permanente com aumento da morbidade, piora da qualidade de vida e aumento da mortalidade. A fratura de quadril é uma das consequências mais temidas da osteoporose. Após uma fratura de quadril, há um risco 2,5 vezes maior de novas fraturas. Aproximadamente 50% das pacientes que sofreram uma fratura de quadril não podem mais viver de maneira independente e 28,7% morrem dentro de 12 meses em decorrência de complicações, como infecções, tromboembolismo, ulcerações e comorbidades, como doenças cardiovasculares.

As fraturas vertebrais inicialmente são assintomáticas, mas podem resultar em dor nas costas, cifose, alterações do equilíbrio postural e doença pulmonar restritiva e também estão associadas ao aumento de cinco vezes no risco de novas fraturas vertebrais e de duas a três vezes de fraturas em outras regiões.

PROPEDÊUTICA

A propedêutica inicial da osteoporose deve ser realizada através da história clínica, do exame físico e da avaliação do risco de fratura. Na maioria das vezes, porém, além da história clínica, são necessários exames complementares de imagem para quantificar a densidade mineral óssea e, em alguns casos, identificar fraturas vertebrais assintomáticas.

Fatores de risco clínicos

Todas as mulheres pós-menopáusicas devem ser submetidas a uma história clínica detalhada e ao exame físico para avaliação clínica de osteoporose e risco de fratura.

Na história clínica, a identificação de fatores de risco para osteoporose e para fraturas deve ser pesquisada para identificação das mulheres com risco maior e das que necessitam de investigação adicional. Alguns fatores aumentam o risco de osteoporose e de fraturas, como idade avançada, baixa densidade óssea prévia, menopausa precoce, índice de massa corporal (IMC) < 19kg/m^2, história pessoal ou familiar de fratura por osteoporose, uso de corticoides, tabagismo e baixo consumo de cálcio. Alguns medicamentos podem estar associados à perda de massa óssea e à osteoporose secundária, como glicocorticoides, anticonvulsivantes e anticoagulantes, entre outros. Como muitos desses fatores podem estar presentes em um mesmo indivíduo, quanto maior o número de fatores de risco presentes, mais elevado o risco de fraturas.

A Organização Mundial da Saúde (OMS) elaborou um instrumento para identificar especificamente o risco de fratura, o *Fracture Risk Assessment Tool* (FRAX®), que pode ser acessado no endereço eletrônico http://www.shef.ac.uk/FRAX. Com base em um conjunto de fatores de risco identificados na história clínica, com a inclusão ou não do resultado da densitometria, esse instrumento calcula a probabilidade de ocorrer fratura nos próximos 10 anos. Em vários países, uma probabilidade de fratura de quadril > 3% ou de fratura > 20% em 10 anos é considerada de alto risco e indicativa de início da terapêutica medicamentosa (limiar de intervenção) para osteoporose. Uma publicação recente de Clark e cols. estabeleceu os limiares para início do tratamento medicamentoso em sete países da América Latina de acordo com a idade. No Brasil, o limiar para intervenção para fratura maior de acordo com a idade varia de 3,8% a 25% dos 40 aos 90 anos, respectivamente.

Apesar de o FRAX apresentar algumas limitações, como não incluir todos os fatores de risco, não considerar o histórico de quedas, não poder ser utilizado em indivíduos em tratamento medicamentoso para osteoporose e considerar apenas a densidade óssea do fêmur, é uma ferramenta útil para auxiliar a identificação das mulheres com risco maior de fratura. Em locais onde a densitometria óssea é limitada ou não se encontra disponível, o FRAX pode calcular o risco de fratura e auxiliar a tomada de decisão terapêutica.

Fatores de risco para quedas

As quedas representam um fator de risco importante de fraturas em idosas. A identificação e a correção dos fatores de risco para quedas, como correção da acuidade visual, controle de medicamentos que podem alterar a estabilidade, como agentes psicoativos e anti-hipertensivos, medidas de segurança no ambiente domiciliar e o aconselhamento das pacientes para que mantenham um estilo de vida ativo, incluindo exercícios de peso, equilíbrio e resistência, também são medidas úteis para reduzir o risco de quedas e fraturas.

Exame físico

O exame físico com a medida seriada da altura deve ser realizado anualmente. A constatação por meio de medidas confiáveis de redução de 2cm na estatura ou redução histórica relatada pela paciente > 4cm e/ou a presença de cifose torácica acentuada são sinais clínicos da presença de osteoporose e podem ser indicativos de fratura vertebral.

Método de diagnóstico

Para o diagnóstico são necessários exames complementares de imagem para identificação da diminuição na densidade mineral óssea (DMO) ou mesmo de fraturas vertebrais assintomáticas. A presença de fratura óssea resultante de trauma de baixa intensidade, mesmo na ausência do diagnóstico densitométrico, é critério para diagnóstico de osteoporose.

Densitometria óssea

O diagnóstico de osteoporose é estabelecido por meio da medida da DMO do fêmur e da coluna lombar, utilizando-se a densitometria óssea (DXA – *Dual-energy X-ray Absorptiometry*), com base no sítio ou local com T-escore mais baixo. Medidas do 1/3 radiano (33% do rádio) podem ser utilizadas para o diagnóstico apenas quando as medidas da coluna lombar e do fêmur não estão disponíveis.

Os critérios densitométricos para o diagnóstico foram desenvolvidos pela OMS. Para mulheres na pós-menopausa, o diagnóstico é fundamentado no valor do T-escore, que descreve o número de desvios padrões (DP) em que a DMO da paciente difere do valor médio esperado para adultos jovens. Valores de T-escore ≤ –2,5DP são considerados osteoporose. Para cada diminuição de 1DP no T-escore o risco de fratura aumenta cerca de duas vezes (Tabela 11.1).

Em mulheres jovens na pré-menopausa, o diagnóstico deve ser embasado no Z-escore, que expressa a diferença entre a DMO do indivíduo e a média da densidade da população de referência da mesma idade, sexo e etnia. Valores de Z-escore ≤ –2DP são considerados baixa massa óssea e podem sugerir causas secundárias de osteoporose. Para cada diminuição de 1DP no T-escore o risco de fratura aumenta cerca de duas vezes.

A densitometria é recomendada para mulheres com 65 anos ou mais. Entre as mulheres mais jovens na pós-menopausa o exame só é indicado quando apresentam fatores de risco ou doenças clínicas associadas a risco maior de fraturas (Quadro 11.1).

Exames laboratoriais

A perda de massa óssea também pode ser decorrente de doenças ou do uso de alguns medicamentos que afetam a massa óssea. A perda de massa óssea associada a essas situações é denominada osteoporose secundária. Entre as causas secundárias estão as doenças endócrinas,

Tabela 11.1 Classificação da DMO de acordo com critérios da OMS

Classificação	T-escore
Normal	≥ –1,0
Baixa massa óssea (osteopenia)	Entre –1,0 e –2,5
Osteoporose	≤ –2,5
Osteoporose severa ou estabelecida	≤ –2,5 com uma ou mais fraturas

Quadro 11.1 Recomendações para rastreamento da osteoporose

1. Mulheres com idade ≥ 65 anos
2. Mulheres na pós-menopausa entre 50 e 65 anos com base no perfil de fatores de risco
3. Presença de fratura após os 50 anos
4. Mulheres com condições clínicas ou uso de medicamentos (p. ex., glicocorticoides em dose diária ≥ 5mg de prednisona ou equivalente durante ≥ 3 meses) associados à perda de massa óssea

como hiperparatireoidismo, hipertireoidismo e hipogonadismo, doenças gastrointestinais, como doenças inflamatórias intestinais, síndrome de má absorção e gastrectomias, deficiência ou insuficiência de vitamina D, deficiência de cálcio, alcoolismo e outras doenças crônicas, como artrite reumatoide, insuficiência renal, hipercalciúria, mieloma múltiplo e HIV/AIDS.

Alguns medicamentos também estão associados à perda de massa óssea, como corticoides (dose diária ≥ 5mg de prednisona ou equivalente durante ≥ 3 meses), anticonvulsivantes, como fenobarbital, fenitoína e carbamazepina, agentes imunossupressores, anticoagulantes, como heparina, anticoncepcionais hormonais injetáveis de progestogênios, como acetato de medroxiprogesterona, e outros agentes anti-hormonais, como tamoxifeno em mulheres na pré-menopausa, inibidores da aromatase, agonistas do GnRH e hormônio tireoidiano.

Para mulheres com suspeita de causas secundárias de osteoporose é necessária a realização de exames laboratoriais sanguíneos e urinários antes do início do tratamento para o esclarecimento dessas causas. Na presença de fraturas recentes, fraturas múltiplas ou DMO muito baixa, deve ser realizada a pesquisa de etiologias secundárias. Os principais exames para pesquisa de causas secundárias são mostrados no Quadro 11.2. Entretanto, como a osteoporose pode ser decorrente de diversas causas, essa investigação depende de critérios clínicos. Recomenda-se também dosar 25-hidroxivitamina D sérica (25[OH]D) em pacientes de risco para deficiência de vitamina D, particularmente aquelas com osteoporose.

Exames de imagem vertebral

As fraturas vertebrais muitas vezes são assintomáticas, mas sua presença aumenta o risco de nova fratura vertebral. Para detecção de fraturas é recomendada a realização de exame de imagem por meio de radiografia late-

Quadro 11.2 Exames laboratoriais para pesquisa de osteoporose secundária

Sangue
Hemograma
Cálcio sérico, fosfatase alcalina
Função renal
Função hepática
Nível de hormônio estimulante da tireoide (TSH)
25(OH)D
Paratormônio (PTH)
Urina
Cálcio e creatinina em urina de 24 horas
Testes adicionais conforme indicação clínica

Quadro 11.3 Indicações de radiografia da coluna vertebral ou VFA

Em mulheres com idade ≥ 70 anos se T-escore à DMO na coluna lombar, fêmur total ou colo do fêmur ≤ –1,0
Em mulheres entre os 65 e os 69 anos se T-escore à DMO na coluna lombar, fêmur total ou colo do fêmur ≤ –1,5
Em mulheres na pós-menopausa entre os 50 e os 64 anos apresentando: Fratura por trauma de baixo impacto   Histórico de perda de altura de pelo menos 4cm   Perda prospectiva de altura de pelo menos 2cm   Tratamento recente de longa duração com corticoides

ral da coluna toracolombar ou de morfometria vertebral (*Vertebral Fracture Assessment* [VFA]). A VFA consiste na avaliação morfológica das vértebras em perfil, classificando os tipos e os graus das fraturas usando equipamento de densitometria.

Exames de imagem para pesquisa de fraturas vertebrais estão indicados de acordo com os critérios adotados pela National Osteoporosis Foundation (NOF) (Quadro 11.3).

TRATAMENTO

Medidas gerais

Medidas que possam ajudar a preservar a saúde óssea devem ser recomendadas à população geral. Todas as mulheres na pós-menopausa devem ser encorajadas a manter hábitos de vida saudáveis, como praticar exercícios físicos e ter uma alimentação balanceada. Além disso, o tabagismo e o alcoolismo devem ser sempre combatidos, pois sabidamente trazem prejuízos à massa óssea. Atenção especial deve ser dada a intervenções que visem diminuir o risco de quedas em mulheres na pós-menopausa, especialmente as idosas portadoras de osteoporose.

Prevenção de quedas

As quedas representam um fator de risco importante para fraturas em idosas. A identificação e a correção dos fatores de risco para quedas, como correção da acuidade visual, controle de medicamentos que podem alterar a estabilidade, como agentes psicoativos e anti-hipertensivos, medidas de segurança no ambiente domiciliar, como evitar tapetes escorregadios, ambientes com escadas e pouca luminosidade, e o aconselhamento para manter um estilo de vida ativo, incluindo exercícios físicos supervisionados de peso, equilíbrio e resistência, também são medidas úteis para reduzir o risco de quedas e de fraturas.

Cálcio e vitamina D

A ingestão adequada de cálcio é fundamental para aquisição do pico de massa óssea, prevenção da osteoporose e manutenção da saúde óssea em todas as idades. A ingestão de cálcio por mulheres na pós-menopausa deve ser estimulada preferencialmente através da dieta. Alimentos derivados de produtos lácteos são a principal fonte de cálcio da dieta, sendo importante questionar e orientar as mulheres sobre a ingestão de alimentos ricos em cálcio.

Suplementos minerais de cálcio, como carbonato de cálcio e citrato de cálcio, podem ser utilizados por pacientes que não conseguem suprir as quantidades necessárias por meio da alimentação. Para as mulheres com mais de 50 anos é recomendada a ingestão diária de 1.200mg de cálcio. O carbonato de cálcio tem custo menor e maior quantidade de cálcio disponível (40%); entretanto, deve ser ingerido durante as refeições porque necessita da presença de suco gástrico para melhor absorção e pode causar mais efeitos gastrointestinais, como constipação. Por conter menor quantidade de cálcio (21%), o citrato de cálcio está contido em comprimidos maiores, o que pode dificultar a deglutição; no entanto, não depende de suco gástrico para absorção e causa menos efeitos gastrointestinais. Os suplementos de cálcio estão associados ao aumento do risco de nefrolitíase. Estudos têm mostrado que a suplementação de cálcio tem efeito pequeno, porém benéfico, sobre a massa óssea. Metanálise recente da NOF mostra que a suplementação de cálcio também reduz em 15% a incidência de fraturas vertebrais e em 30% as de quadril.

Recentemente, surgiram controvérsias quanto ao aumento do risco de doenças cardiovasculares devido ao uso de suplementos de cálcio. Metanálise publicada em 2010 mostrou aumento de 31% no risco de infarto do miocárdio em usuárias de suplementação de cálcio ($\geq$ 500mg/dia). Outros estudos, porém, não encontram associação de risco entre suplementação de cálcio e maior risco de doença cardiovascular. Evidências mais recentes não confirmam a hipótese de que a suplementação de cálcio aumente a doença cardíaca coronariana ou o risco de mortalidade por todas as causas em mulheres idosas.

A vitamina D tem um papel importante na absorção de cálcio intestinal, na redução de fraturas, na função muscular e na diminuição do risco de quedas, podendo ser encontrada em alguns alimentos de origem animal, como peixes com alto teor de gordura (p. ex., salmão, sardinha e atum), assim como em cogumelos *shitake*, gema de ovo e óleos de peixe. As fontes alimentares de vitamina D fornecem quantidades muito pequenas e não há no Brasil uma política de fortificação alimentar com vitamina D.

A síntese cutânea de vitamina D através da exposição solar é a principal fonte de vitamina D do organismo, e a complementação por meio de suplementos é justificável em pacientes com pouca exposição aos raios solares UV-B.

Sociedades internacionais recomendam a ingestão de 800 a 1.000UI de vitamina D por dia para a maioria da população. Tanto a D2 (ergocalciferol) como a D3 (colecalciferol) são fabricadas comercialmente para uso em suplementos dietéticos. Apesar de haver certa controvérsia na literatura, dados mais consistentes sugerem que a vitamina D2 apresenta apenas de um terço à metade da potência biológica da vitamina D3 para ser convertida em 25(OH)D.

A deficiência de vitamina D é um problema comum em indivíduos com osteoporose. Em razão de seu custo elevado, não é recomendada dosagem de vitamina D para a população geral. Para indivíduos com risco de hipovitaminose D, como idosos, institucionalizados, indivíduos com osteoporose, histórico de quedas e fraturas, uso de medicamentos, como corticoides e anticonvulsivantes, síndrome de má absorção, cirurgia bariátrica, obesos, entre outras causas, é necessária a dosagem sérica de 25(OH)D para suplementação e correção suficiente de modo a normalizar os níveis séricos. O Institute of Medicine (IOM) americano considera suficientes níveis de 25(OH)D $\geq$ 20ng/mL para manutenção da massa óssea. A nova posição da Sociedade Brasileira de Endocrinologia e Metabologia também considera normais valores $\geq$ 20ng/mL para a população geral saudável e entre 30 e 60ng/mL para os indivíduos com osteoporose ou outros grupos de risco. A Sociedade recomenda que para mulheres osteoporóticas devam ser mantidas doses de 25(OH)D > 30ng/mL e para tanto é sugerida a administração de doses diárias de suplementação de vitamina D entre 600UI para adultos em geral e 800UI para mulheres com osteoporose e entre 1.500 e 2.000 UI/dia para indivíduos de risco para a deficiência.

Tratamento medicamentoso

O tratamento medicamentoso é recomendado para mulheres que apresentam osteoporose à densitometria. Para aquelas com valores densitométricos compatíveis com osteopenia, devem ser considerados os fatores de risco individuais para fraturas. A ferramenta FRAX®, desenvolvida pela OMS, já está disponível para uso na população brasileira e pode ajudar na decisão terapêutica.

O objetivo do tratamento da osteoporose é reduzir o risco de fratura. Várias intervenções farmacológicas são eficazes em reduzir o risco de fraturas em mulheres com osteoporose (Tabela 11.2). A escolha do fármaco depende de fatores como eficácia antifratura no sítio acometido, gravidade da doença, custos e efeitos adversos. Na maioria dos casos, as pacientes com baixo a moderado risco de fraturas podem iniciar com medicações por via oral. Medicações injetáveis, como ácido zoledrônico, denosumabe e teriparatida, podem ser consideradas como terapia inicial

Tabela 11.2 Tratamento medicamentoso para osteoporose e eficácia antifratura

Fármaco	Dose	Fraturas vertebrais	Quadril
TH	–	+	+
Alendronato	10mg/dia 70mg/semana	++	++
Risedronato	5mg/dia 35mg/semana 150mg/mês	++	++
Ibandronato	2,5mg/dia 150mg/mês 3mg EV a cada 3 meses	++	–
Ac. zoledrônico	5mg EV por ano	++	++
Raloxifeno	60mg/dia VO	++	–
Denosumabe	60mg/6 meses SC	++	++
Teriparatida	20μg/dia SC	++	++
Ranelato de estrôncio	2g/dia VO	++	++

para mulheres de alto risco para fraturas, intolerância à medicação oral, problemas em se lembrar de usar a medicação ou a não aderência à via oral, respeitando as indicações e contraindicações de cada medicamento.

Bisfosfonatos

Os bisfosfonatos são agentes análogos do pirofosfato que atuam como potentes inibidores da reabsorção óssea. Agem basicamente induzindo a apoptose dos osteoclastos com consequente diminuição da reabsorção óssea. Constituem-se atualmente em uma das principais opções para o tratamento da osteoporose na pós-menopausa. Mulheres com risco baixo ou moderado de fraturas podem iniciar a terapia com bisfosfonatos orais.

O alendronato sódico, utilizado na dosagem diária de 10mg ou 70mg semanais, reduz a incidência de fraturas femorais ou vertebrais em aproximadamente 50% ao longo de 3 anos em pacientes com histórico de fratura prévia de coluna vertebral, além de diminuir a incidência de fratura vertebral em 44% nas pacientes sem histórico de fratura vertebral prévia.

O risedronato, na dose de 5mg diários ou 35mg semanais, também reduz o risco de fraturas vertebrais de 41% a 49% e de fraturas não vertebrais de 33% a 39% em pacientes com fraturas prévias.

O ibandronato, sachês de 150mg VO ao mês ou 3mg EV a cada 3 meses, reduz a incidência de fraturas vertebrais em aproximadamente 50% ao longo de 3 anos, e alguns estudos de metanálise sugerem que também seja eficaz na redução de fraturas não vertebrais.

Os bisfosfonatos orais devem ser ingeridos com água pela manhã, em jejum, e a paciente deve permanecer em jejum por mais 30 minutos após a ingestão do comprimido para que o medicamento seja adequadamente absorvido. Não deve ser ingerido com outros medicamentos ou cálcio porque diminuem sua absorção.

O ácido zoledrônico 5mg EV uma vez ao ano reduz em 70% o risco de fraturas vertebrais, em 41% o de colo femoral e em 25% o risco de fraturas não vertebrais. É eficaz em reduzir o risco de novas fraturas em pacientes com fraturas prévias ou de alto risco. Os efeitos adversos incluem reação pós-dose após a primeira injeção e sintomas gastrointestinais. Os sintomas pós-dose incluem febre, mialgia, sintomas similares de gripe, artralgia e cefaleia nos primeiros dias após a administração, geralmente de intensidade leve a moderada.

Os bisfosfonatos são contraindicados em pacientes com hipocalcemia, insuficiência renal com *clearance* de creatinina ≤ 35mL/min e em indivíduos com anormalidades do esôfago com retardo do esvaziamento gástrico. A necrose de mandíbula é um evento adverso muito raro (1/100.000 casos) que pode ocorrer em indivíduos que receberam bisfosfonato EV em altas doses, como para tratamento oncológico. As condições predisponentes incluem procedimentos invasivos dentários e higiene dental precária. Não existe relação comprovada entre o uso de bisfosfonatos em doses convencionais por via oral e o aumento na incidência de osteonecrose de mandíbula.

Fraturas atípicas subtrocantéricas e diafisárias têm sido relatadas em associação à terapia com bisfosfonatos e podem estar relacionadas com o tempo de uso da medicação. Existe a preocupação de que o uso prolongado da medicação por mais de 5 anos possa provocar diminuição na capacidade de remodelação óssea, causando danos à microestrutura e a ocorrência dessas fraturas, porém essa hipótese ainda não foi comprovada por ensaios clínicos randomizados. Essas fraturas ocorrem após trauma mínimo ou mesmo sem trauma. Algumas pacientes apresentam dor na coxa ou na virilha semanas ou meses antes de uma fratura femoral completa.

Duração do tratamento com bisfosfonatos

Como apresentam efeito residual e permanecem ligados ao osso por vários anos, os bisfosfonatos têm efeito prolongado mesmo após interrupção do tratamento. O tempo de tratamento com bisfosfonato é variável e, em geral, recomendam-se 3 anos para o tratamento por via injetável e 5 anos para o tratamento via oral. Após esse prazo, o risco de fraturas deve ser reavaliado a partir da história clínica e por meio de radiografia e densitometria óssea para definição da melhor conduta a ser tomada. Se a DMO persistir estável, para as pacientes com baixo risco de fratura tem sido recomendada a interrupção do tratamento (*drug hollidays*), o qual pode ser reintroduzido quando ocorrer fratura ou declínio da DMO aos níveis pré-tratamento. Para aqueles indivíduos com alto risco de fraturas que após 3 ou 5 anos de tratamento mantêm T-escore do fêmur ≤ –2,5DP, o estudo *Fracture Trial Long-term Extension* (FLEX) mostrou benefícios na redução do risco de fraturas vertebrais com extensão do tratamento por 10 anos.

Terapia hormonal com estrogênios

A terapia hormonal (TH) com estrogênios isolados ou em associação a progestogênios tem efeito reconhecidamente inibidor da reabsorção óssea, aumentando a densidade óssea e diminuindo o risco de fraturas. Em doses convencionais, a TH diminui a incidência de fraturas por fragilidade óssea, incluindo fraturas de quadril, coluna e outras fraturas não vertebrais. Evidência recente embasa o uso de TH para tratar os sintomas vasomotores e prevenir a osteoporose em mulheres com alto risco para fraturas com idade até 60 anos ou com até 10 anos de menopausa, respeitando as possíveis contraindicações. Nas mulheres que apresentaram menopausa em idade precoce é importante prevenir a perda de massa óssea. Nesses casos, muitas vezes é preferível o uso de TH no lugar de outras terapias específicas para osteoporose. Com o passar dos anos, quando essas mulheres chegarem à idade em que entrariam naturalmente na menopausa, o tipo de tratamento poderá ser reavaliado.

O efeito protetor da TH contra as fraturas por fragilidade óssea se mantém apenas durante o período em que a mulher está fazendo uso da medicação. Quando a terapia estrogênica é descontinuada, a perda de massa óssea pode ser rápida, devendo ser realizada a transição para outro tipo de prevenção ou tratamento para osteoporose. No entanto, sugere-se que para as mulheres que fazem uso de reposição hormonal por período prolongado (> 5 anos), o efeito protetor da TH contra as fraturas ósseas pode ser mais longo, persistindo mesmo após a interrupção da medicação. A TH com estrogênio isolado ou combinado está disponível em diversas apresentações, tanto por via oral como transdérmica, em esquema cíclico ou contínuo. Evidências mostram que a tibolona também acarreta ganho da DMO e redução do risco de fraturas.

Apesar dos benefícios, sabe-se que a TH está associada ao aumento do risco de câncer de mama, particularmente com a terapia combinada, acidente vascular cerebral e fenômenos tromboembólicos. Por isso, a TH deve ser usada nas doses mais baixas efetivas e pelo menor tempo necessário, principalmente nos primeiros 10 anos de menopausa, para tratar os sintomas da menopausa.

Moduladores seletivos do receptor estrogênico (SERM)

O raloxifeno é um SERM que se liga a receptores estrogênicos, exercendo efeito agonista estrogênico nos níveis ósseo e cardiovascular e efeito antagonista nos tecidos mamário e endometrial. Até o momento, o raloxifeno, na dose de 60mg/dia, é o único SERM disponível para o tratamento da osteoporose no Brasil. Inibe a reabsorção óssea, reduzindo os marcadores bioquímicos de *turnover* ósseo, aumentando a massa óssea na coluna lombar e no fêmur e diminuindo em 30% o risco de fratura vertebral em mulheres com fratura vertebral prévia e em 55% naquelas sem fratura prévia. Com relação às fraturas não vertebrais, o estudo *Multiple Outcomes of Raloxifene Evaluation* (MORE) não mostrou redução significativa.

A ocorrência de ondas de calor e câimbras são os efeitos adversos mais comumente relatados. Apesar de ser um evento raro, o raloxifeno aumenta o risco de fenômenos tromboembólicos. Um efeito secundário importante do raloxifeno é a redução ao redor de 60% no risco de carcinoma invasor da mama com receptor estrogênico positivo em mulheres menopausadas com osteoporose e/ou com risco elevado de câncer de mama. Quanto aos efeitos cardiovasculares, o estudo RUTH mostrou que o raloxifeno não aumentou o risco de morte por doença cardiovascular ou acidente vascular cerebral (AVC).

O bazedoxifeno é um SERM aprovado para tratamento da osteoporose na Europa. Estudos com doses de 20 e 40mg/dia mostraram efetividade para o tratamento da osteoporose com efeitos favoráveis na DMO e redução do risco de fraturas vertebrais e não vertebrais (SMART). Está em avaliação pela ANVISA a aprovação de seu uso no Brasil (Figura 11.1).

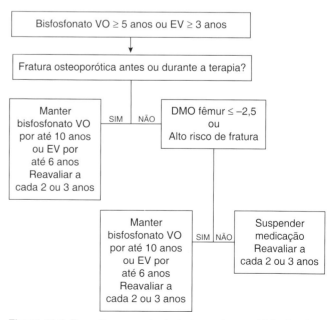

Figura 11.1 Duração e manejo do tratamento com bisfosfonatos.

Denosumabe

O denosumabe é um anticorpo monoclonal humano com altas afinidade e especificidade pelo ativador do receptor do fator-β nuclear kappa ligante, o RANK ligante (RANKL). O RANKL é secretado pelos osteoblastos e é responsável por estimular a reabsorção óssea pelos osteoclastos. O denosumabe atua bloqueando a ligação do RANK e inibindo a ativação, diferenciação, função e sobrevida dos osteoclastos, o que leva à redução da reabsorção óssea.

O fármaco é utilizado na dose de 60mg SC a cada 3 a 6 meses. O estudo FREEDOM, que avaliou 7.868 mulheres entre 60 e 90 anos de idade com osteoporose na pós-menopausa e que apresentavam densitometria com T-escore entre –2,5 e –4,0 na coluna lombar ou no quadril mostrou redução de 68% no risco de nova fratura radiográfica vertebral, de 40% no de fratura de quadril e 20% no de fraturas não vertebrais. Não foi observado aumento no risco de câncer, infecção, doença cardiovascular, atraso na consolidação de fraturas ou hipocalcemia, e não foi relatado nenhum caso de osteonecrose de mandíbula. Os autores concluíram que a administração de denosumabe SC duas vezes ao ano durante 36 meses se associou à redução no risco de fraturas vertebrais, não vertebrais e de quadril em mulheres com osteoporose.

A hipocalcemia é um possível efeito adverso com o uso de denosumabe, particularmente naquelas pacientes com comprometimento renal (*clearance* = 30mL/min). A monitorização dos níveis de cálcio precisa ser realizada antes de cada dose de denosumabe e no início do tratamento. A osteonecrose de mandíbula e as fraturas atípicas do fêmur são eventos raros que, à semelhança dos bisfosfonatos, também são reportados com o uso de denosumabe.

Ranelato de estrôncio

O mecanismo de ação do ranelato de estrôncio em humanos ainda não está totalmente esclarecido. Estudos em mulheres com osteoporose com e sem fratura mostraram eficácia em reduzir em aproximadamente 40% o risco de fraturas tanto vertebrais como não vertebrais. A dose recomendada é de um sachê de 2mg/dia, preferencialmente ingerido à noite, 2 horas após a ingestão de alimentos, uma vez que sua absorção também é prejudicada quando ingerido com alimentos como leite e derivados. Entre os efeitos adversos mais comuns, náusea e diarreia são os mais relatados, sendo mais frequentes no início do tratamento e geralmente desaparecendo após 3 meses de uso. Um aumento no risco de fenômenos tromboembólicos (com RR: 1,42; IC 95%: 1,02 a 1,98) tem sido relatado, o que contraindica seu uso em pacientes com tromboflebite ou alto risco para tromboembolismo. Um possível aumento no risco de doenças cardiovasculares e a ocorrência de reação de Stevens-Johnson também foram relatados. Assim, recomenda-se avaliação regular com atenção à ocorrência de angina ou problemas circulatórios.

Teriparatida

A teriparatida ou hormônio paratireoidiano humano recombinante se liga aos receptores específicos do paratormônio e leva à ativação dos osteoblastos e à consequente formação de nova massa óssea. Administrada SC na dose de 20μg/dia, a duração do tratamento com teriparatida é limitada a 24 meses em virtude do risco teórico de osteossarcoma. Está indicada para tratamento da osteoporose em pacientes com alto risco de fratura ou com fratura prévia e da osteoporose associada ao uso de glicocorticoides. Estudos têm mostrado que a teriparatida diminui o risco de fraturas vertebrais e não vertebrais. Em mulheres na pós-menopausa com fraturas vertebrais prévias, o uso de teriparatida reduziu a incidência de fraturas vertebrais em aproximadamente 65% e a de fraturas não vertebrais em cerca de 53%.

Os principais efeitos adversos da medicação são cefaleia, náusea, tontura e hipotensão postural. Está contraindicada em pacientes com hipercalcemia, insuficiência renal grave, doença maligna óssea, gravidez e lactação. Em razão do alto custo da medicação, seu uso está indicado para casos com risco muito alto de fraturas.

Monitorização do tratamento

A aderência e o uso correto da medicação prescrita devem ser questionados a cada consulta. A eficácia do tratamento deve ser avaliada periodicamente. A densitometria óssea é o padrão-ouro para monitorização da massa óssea. Em pacientes em tratamento medicamentoso, o intervalo ideal para repetição da densitometria é incerto e depende da gravidade da perda óssea. Para mulheres com osteoporose, em geral podem ser realizadas novas medidas a intervalos de 2 anos ou mais se a perda óssea se mantiver estável; entretanto, em casos de osteoporose grave com alto risco de fraturas, podem estar justificados exames mais frequentes, porém não devem ser repetidos com menos de 1 ano de intervalo. Nesses casos, o uso de marcadores ósseos também pode auxiliar a monitorização da eficácia do tratamento.

Marcadores bioquímicos ósseos

Os marcadores de remodelação óssea detectam no sangue componentes da matriz óssea que são liberados durante o processo de formação óssea pelo osteoblasto ou por reabsorção osteoclástica. Embora não possam ser usados para o diagnóstico de osteoporose, níveis elevados desses marcadores podem predizer mais rapidamente a perda de massa óssea. São utilizados para avaliar a taxa de remodelação óssea e a resposta à terapêutica para osteoporose. O tratamento medicamentoso induz mudanças na remodelação óssea que são detectadas mais rapidamente nos marcadores ósseos do que as mudanças na DMO identificadas pela densitometria, podendo ser medidos cerca de 3 a 6 meses depois de iniciado o tratamento e possibilitando a monitorização da eficácia da terapêutica tão logo ela seja instituída.

Os marcadores mais importantes para monitoramento do tratamento da osteoporose são o telopeptídeo C-terminal (CTx), para medir a resposta aos inibidores de reabsorção óssea, e o propeptídeo do colágeno tipo 1 (P1NP) ou a fosfatase alcalina óssea, para as drogas que estimulam a formação dos ossos. A fosfatase alcalina óssea resulta de enzimas produzidas na membrana dos osteoblastos, sendo um marcador da formação óssea, e sua dosagem pode ser utilizada para avaliação da formação óssea. A osteocalcina é uma proteína não colágena produzida exclusivamente pelos osteoblastos durante a formação de matriz óssea e indica atividade osteoblástica. A elevação dos níveis séricos de osteocalcina em resposta ao tratamento indica formação óssea. Pesquisas têm mostrado uma associação entre a diminuição dos marcadores de reabsorção óssea com o uso de antirreabsortivos e a redução do risco de fraturas vertebrais e não vertebrais. Esperam-se uma diminuição significativa dos marcadores de reabsorção com o uso de agentes antirreabsortivos e um aumento nos marcadores de formação com agentes anabólicos. Esses marcadores não são usados de rotina na prática clínica.

Uma medida anual criteriosa da altura também pode ser utilizada para monitorizar a mulher com osteoporose na pós-menopausa. A perda de 2cm ou mais de altura pode significar nova fratura vertebral, indicando a necessidade de realização de nova radiografia vertebral. O sucesso do tratamento é definido como a estabilização ou o aumento na DMO sem evidências de novas fraturas ou progressão de fraturas prévias.

CONSIDERAÇÕES FINAIS

- A investigação inicial deve ser feita por meio de história clínica detalhada, exame físico e avaliação do risco de fatores de risco para fraturas.
- Considerar a realização de densitometria óssea através da DXA para mulheres > 65 anos ou de acordo com a presença de fatores de risco.
- Realizar exame de imagem para pesquisa de fraturas vertebrais de acordo com o risco de fraturas.

- Medidas gerais, incluindo dieta rica em cálcio, exercícios e prevenção de quedas, devem ser recomendadas para todas as mulheres na pós-menopausa.
- Tratamento medicamentoso está indicado para todas as mulheres com osteoporose (T-escore $\leq -2,5$DP na coluna, fêmur ou 33% do rádio).
- A terapia com bisfosfonatos, como alendronato e risedronato por via oral, é considerada o tratamento de primeira linha na maioria dos casos.
- O raloxifeno e a TH são opções adicionais, sendo a TH indicada para prevenção da osteoporose ou naquelas pacientes que apresentam sintomatologia climatérica.
- Em mulheres com alto risco de fraturas ou intolerantes aos bisfosfonatos orais, os bisfosfonatos EV ou o desosumabe podem ser usados como tratamento inicial.
- O uso de teriparatida está reservado para as pacientes com alto risco ou com histórico de fraturas, particularmente de fraturas vertebrais.
- A monitorização do tratamento deve ser feita com densitometria óssea por meio da DXA, em geral repetida a cada 2 anos, mas esse intervalo depende da gravidade e das circunstâncias clínicas.
- A duração do tratamento com os bisfosfonatos é de 3 a 5 anos, podendo se estender por 10 anos em alguns casos. Após esse tempo, caso se mantenha um T-escore do fêmur $\leq -2,5$DP, o tratamento deve ser interrompido (*drug hollidays*).
- Nas outras terapias específicas para osteoporose, o tempo de tratamento não tem limitação.

Leitura complementar

Abrahamsen B. Adverse effects of bisphosphonates. Calcif Tissue Int 2010; 86(6):421-35.

Baccaro LF, Machado V de S, Costa-Paiva L, Sousa MH, Osis MJ, Pinto-Neto AM. Factors associated with fragility fractures in women over 50 years of age: a population-based household survey. Rev Bras Ginecol Obstet 2013 Nov; 35(11):497-502.

Binkley N, Gemar D, Engelke J et al. Evaluation of ergocalciferol or cholecalciferol dosing 1,600 IU daily or 50,000 IU monthly in older adults. J Clin Endocrinol Metab 2011; 96(4):981-8.

Black DM, Cummings SR, Karpf DB et al. Randomized trial of effect of alendronate on risk of fracture in women with existing vertebral fractures. Fracture Intervention Trial Research Group. Lancet 1996; 348(9041):1535-41.

Black DM, Delmas PD, Eastell R et al. HORIZON Pivotal Fracture Trial. Once-yearly zoledronic acid for treatment of postmenopausal osteoporosis. N Engl J Med 2007; 356(18):1809-22.

Black DM, Schwartz AV, Ensrud KE et al. FLEX Research Group. Effects of continuing or stopping alendronate after 5 years of treatment: the fracture intervention trial long-term extension (FLEX): a randomized trial. JAMA 2006; 296:2927-38.

Bolland MJ, Avenell A, Baron JA et al. Effect of calcium supplements on risk of myocardial infarction and cardiovascular events: meta--analysis. BMJ 2010 (29);341:c3691.

Camacho PM, Petak SM, Binkley N et al. American Association of Clinical Endocrinologists and American College of Endocrinology Clinical Practice Guidelines for the Diagnosis and Treatment of Postmenopausal Osteoporosis – 2016. Endocr Pract 2016 Sep 2; 22(Suppl 4):1-42.

Candelas G, Martinez-Lopez JA, Rosario MP, Carmona L, Loza E. Calcium supplementation and kidney stone risk in osteoporosis: a systematic literature review. Clin Exp Rheumatol 2012; 30: 954-61.

Cauley JA et al. Women's Health Initiative Investigators. Effects of estrogen plus progestin on risk of fracture and bone mineral density: the Women's Health Initiative randomized trial. JAMA 2003; 290(13):1729-38.

Chesnut III CH, Skag A, Christiansen C et al. Oral Ibandronate Osteoporosis Vertebral Fracture Trial in North America and Europe (BONE). Effects of oral ibandronate administered daily or intermittently on fracture risk in postmenopausal osteoporosis. J Bone Miner Res 2004; 19(8):1241-9.

Clark P, Denova-Gutiérrez E, Zerbini C et al. FRAX-based intervention and assessment thresholds in seven Latin American countries. Osteoporos Int 2017 Dec 23.

Colón-Emeric C, Kuchibhatla M, Pieper C et al. The contribution of hip fracture to risk of subsequent fractures: data from two longitudinal studies. Osteoporos Int 2003; 11:879-83.

Compston J, Cooper A, Cooper C et al. National Osteoporosis Guideline Group (NOGG). UK clinical guideline for the prevention and treatment of osteoporosis. Arch Osteoporos 2017 Dec; 12(1):43.

Cosman F, de Beur SJ, Le Boff MS et al. National Osteoporosis Foundation. Clinician's guide to prevention and treatment of osteoporosis. Osteoporos Int 2014 Oct; 25(10):2359-81.

Cummings SR, Black DM, Thompson DE et al. Effect of alendronate on risk of fracture in women with low bone density but without vertebral fractures: results from the Fracture Intervention Trial. JAMA 1998; 280(24):2077-82.

Cummings SR, Eckert S, Krueger KA et al. The effect of raloxifene on risk of breast cancer in postmenopausal women: results from the MORE randomized trial. Multiple Outcomes of Raloxifene Evaluation. JAMA 1999; 281(23):2189-97.

Cummings SR, San Martin J, McClung MR et al. Denosumab for prevention of fractures in postmenopausal women with osteoporosis. N Engl J Med 2009; 361(8):756-65.

de Villiers TJ, Gass ML, Haines CJ et al. Global consensus statement on menopausal hormone therapy. Climacteric 2013; 16(2):203-4.

Delmas PD, Ensrud KE, Adachi JD et al. Mulitple Outcomes of Raloxifene Evaluation Investigators. Efficacy of raloxifene on vertebral fracture risk reduction in postmenopausal women with osteoporosis: four-year results from a randomized clinical trial. J Clin Endocrinol Metab 2002; 87(8):3609-17.

Engel P, Fabre A, Fournier A, Mesrine S, Boutron-Ruault MC, Clavel-Chapelon F. Risk of osteoporotic fractures after discontinuation of menopausal hormone therapy: results from the E3N cohort. Am J Epidemiol 2011; 174(1):12-21.

Ettinger B, Black DM, Mitlak BH et al. Reduction of vertebral fracture risk in postmenopausal women with osteoporosis treated with raloxifene: results from a 3-year randomized clinical trial. Multiple Outcomes of Raloxifene Evaluation (MORE) Investigators. JAMA 1999; 282(7):637-45.

Gillespie LD, Robertson MC, Gillespie WJ et al. Interventions for preventing falls in older people living in the community. Cochrane Database of Systematic Reviews. Cochrane Database Syst Rev 2012 Sep 12;(9):CD007146.

Harris ST, Blumentals WA, Miller PD. Ibandronate and the risk of non-vertebral and clinical fractures in women with postmenopausal osteoporosis: results of a meta-analysis of phase III studies. Curr Med Res Opin 2008; 24(1):237-45.

Holick MF, Binkley NC, Bischoff-Ferrari HA et al. Endocrine Society. Evaluation, treatment, and prevention of vitamin D deficiency: An Endocrine Society clinical practice guideline. J Clin Endocrinol Metab 2011; 96(7):1911-30.

IOM (Institute of Medicine). 2011. Dietary Reference Intakes for Calcium and Vitamin D. Washington, DC: The National Academies Press.

Johnston CC Jr, Bjarnason NH, Cohen FJ et al. Long-term effects of raloxifene on bone mineral density, bone turnover, and serum lipid levels in early postmenopausal women: three-year data from 2 double-blind, randomized, placebo-controlled trials. Arch Intern Med 2000; 160(22):3444-50.

Kanis JA, Harvey NC, Cooper C, Johansson H, OdénA, McCloskey EV. The Advisory Board of the National Osteoporosis Guideline Group. A systematic review of intervention thresholds based on FRAX. A report prepared for the National Osteoporosis Guideline Group and the international Osteoporosis Foundation. Arch Osteoporos 2016; 11:25.

Kanis JA, Johansson H, Oden A, McCloskey EV (2011) A meta-analysis of the effect of strontium ranelate on the risk of vertebral and non-vertebral fracture in postmenopausal osteoporosis and the interaction with FRAX®. Osteoporos Int 2011; 22:2347-55.

Kanis JA, McCloskey EV, Johansson H, Cooper C, Rizzoli R, Reginster JY; Scientific Advisory Board of the European Society for Clinical and Economic Aspects of Osteoporosis and Osteoarthritis (ESCEO) and the Committee of Scientific Advisors of the International Osteoporosis Foundation (IOF). European guidance for the diagnosis and management of osteoporosis in postmenopausal women. Osteoporos Int 2013 Jan; 24(1):23-57.

Kanis JA, Melton LJ 3rd, Christiansen C, Johnston CC, Khaltaev N. The diagnosis of osteoporosis. J Bone Miner Res 1994; 9(8):1137-41.

Karim R, Dell RM, Greene DF, Mack WJ, Gallagher JC, Hodis HN. Hip fracture in postmenopausal women after cessation of hormone therapy: results from a prospective study in a large health management organization. Menopause 2011; 18(11):1172-7.

Lewis JR, Radavelli-Bagatini S, Rejnmark L et al. The effects of calcium supplementation on verified coronary heart disease hospitalization and death in postmenopausal women: a collaborative meta-analysis of randomized controlled trials. J Bone Miner Res 2015 Jan; 30(1):165-75.

Lindsay R, Gallagher JC, Kagan R, Pickar JH, Constantine G. Efficacy of tissue-selective estrogen complex of bazedoxifene/conjugated estrogens for osteoporosis prevention inat-risk postmenopausal women. Fertil Steril 2009; 92(3):1045-52.

Maeda SS, Borba VZ, Camargo MB et al. Recommendations of the Brazilian Society of Endocrinology and Metabolism (SBEM) for the diagnosis and treatment of hypovitaminosis D. Arq Bras Endocrinol Metabol 2014; 58(5):411-33.

Mirkin S, Komm BS, Pan K, Chines AA. Effects of bazedoxifene/conjugated estrogens on endometrial safety and bonein postmenopausal women. Climacteric 2013; 16(3):338-46.

Neer RM, Arnaud CD, Zanchetta JR et al. Effect of parathyroid hormone (1-34) on fractures and bone mineral density in postmenopausal women with osteoporosis. N Engl J Med. 2001; 344:1434-41.

NIH Consensus Development Panel on Osteoporosis Prevention, Diagnosis, and Therapy. Osteoporosis prevention, diagnosis, and therapy. JAMA 2001; 285:785-95.

Paik JM, Curhan GC, Sun Q et al. Calcium supplement intake and risk of cardiovascular disease in women. Osteoporos Int 2014; 25(8):2047-56.

Pinheiro M, Reis Neto E, Yang J et al. Risk factors for osteoporotic fractures and low bone density in pre and postmenopausal women. Rev Saúde Pública 2010; 44(3):479-85.

Pinheiro MM, Ciconelli RM, Jacques N de O, Genaro PS, Martini LA, Ferraz MB. The burden of osteoporosis in Brazil: regional data from fractures in adult men and women – the Brazilian Osteoporosis Study (BRAZOS). Rev Bras Reumatol 2010 Mar-Apr; 50(2):113-27.

Pinkerton JV, Harvey JA, Lindsay R et al. SMART-5 Investigators. Effects of bazedoxifene/conjugated estrogens on the endometrium and bone: a randomized trial. J Clin Endocrinol Metab. 2014 Feb; 99(2):E189-98.

Reginster J, Minne HW, Sorensen OH et al. Randomized trial of the effects of risedronate on vertebral fractures in women with established postmenopausal osteoporosis. Vertebral Efficacy with Risedronate Therapy (VERT) Study Group Osteoporos Int 2000; 11(1):83-91.

Reginster JY, Seeman E, De Vernejoul MC et al. Strontium ranelate reduces the risk of nonvertebral fractures in postmenopausal women with osteoporosis: Treatment of Peripheral Osteoporosis (TROPOS) Study. J Clin Endocrinol Metab 2005; 90:2816-22.

Rizzoli R, Burlet N, Cahall D et al. Osteonecrosis of the jaw and bisphosphonate treatment for osteoporosis. Bone 2008; 42:841-7.

Rossouw JE, Anderson GL, Prentice RL, Writing Group for the Women's Health Initiative Investigators et al. Risks and benefits of estrogen plus progestin in healthy postmenopausal women: principal results from the Women's Health Initiative randomized controlled trial. JAMA 2002; 288(3):321-33.

Sociedade Brasileira de Endocrinologia e Metabolismo (SBEM). Vitamina D: Novos Valores de Referência. Disponível em: https://www.endocrino.org.br/vitamina-d-novos-valores-de-referencia/. Acesso: fevereiro de 2018.

Stevenson M, Davis S, Lloyd-Jones M, Beverley C The clinical effectiveness and cost-effectiveness of strontium ranelate for the prevention of osteoporotic fragility fractures in postmenopausal women. Health Technol Assess 2007; 11:1-134.

U.S. Preventive Services Task Force. Falls prevention in older adults: counseling and preventive medication. May 2012. Disponível em: http://www.Uspreventiveservicestaskforce.org/Page/Document/UpdateSummaryFinal/falls-prevention-in-older-adults-counseling-and-preventivemedication? ds=1&s=fall. Acesso: 20 jun 2016.

Vasikaran S, Eastell R, Bruyère O et al. IOF-IFCC. Markers of bone turnover for the prediction of fracture risk and monitoring of osteoporosis treatment: a need for international reference standards Bone Marker Standards Working Group. Osteoporos Int 2011 Feb; 22(2):391-420.

Vogel VG, Costantino JP, Wickerham DL et al. National Surgical Adjuvant Breast and Bowel Project (NSABP). Effects of tamoxifen vs raloxifene on the risk of developing invasive breast cancer and other disease outcomes: the NSABP Study of Tamoxifen and Raloxifene (STAR) P-2 trial. JAMA 2006; 295(23):2727-41.

Wang L, Manson JE, Sesso HD. Calcium intake and risk of cardiovascular disease: a review of prospective studies and randomized clinical trials. Am J Cardiovasc Drugs 2012 Apr 1; 12(2):105-16.

Weaver CM, Alexander DD, Boushey CJ et al. Calcium plus vitamin D supplementation and risk of fractures: an updated meta-analysis from the National Osteoporosis Foundation. Osteoporos Int. 2016; 27:367-76.

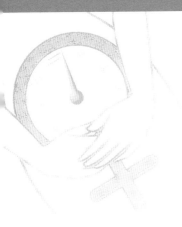

Tratamento da Síndrome Geniturinária da Menopausa

Capítulo 12

Adriana Orcesi Pedro
Tatiane Fernandes
Anna Valéria Gueldini de Moraes

INTRODUÇÃO

A síndrome geniturinária da menopausa (SGM) é definida como uma coleção de sinais e sintomas associados à diminuição do estrogênio e de outros esteroides, envolvendo mudanças nos grandes e pequenos lábios, clitóris, introito vaginal, vagina, uretra e bexiga. A síndrome inclui os sintomas genitais de secura, queimação, irritação, os sintomas sexuais de diminuição da lubrificação, desconforto e dor, e os sintomas urinários de urgência, disúria e infecção urinária recorrente. As mulheres acometidas podem apresentar alguns ou todos os sinais e sintomas, os quais causam desconforto e não podem ser explicados por outro diagnóstico.

PREVALÊNCIA

Os sintomas associados à SGM afetam aproximadamente 40% das mulheres na pós-menopausa. No entanto, apenas 25% das sintomáticas recebem tratamento medicamentoso. No Brasil, poucos estudos avaliam a prevalência dos sintomas da atrofia urogenital entre as mulheres na pós-menopausa. Recentemente, Lui-Filho e cols. (2015) relataram em seu estudo de base populacional que a queixa de secura vaginal está presente em 34,9% das mulheres no climatério.

Ao contrário dos sintomas vasomotores, que desaparecem com o tempo após a menopausa, as queixas associadas à SGM aumentam com a idade e não regridem espontaneamente, porém apenas 7% das mulheres sintomáticas recebem tratamento.

A grande importância do tratamento dos sintomas relacionados com as queixas da atrofia urogenital está em seu impacto na qualidade de vida, no humor e na autoestima, além de alterações na esfera da sexualidade.

ETIOLOGIA

No período da pós-menopausa, a redução nos níveis de estrogênio ocasiona diminuição da proliferação da célula da mucosa vaginal e, portanto, menor descamação dessas células, retringindo a produção de glicose e ácido lático. Desse modo, haverá elevação do pH e redução dos lactobacilos, oferecendo condições favoráveis para a colonização da vagina por enterobactérias.

Além do hipoestrogenismo decorrente da menopausa natural, outras condições associadas ao declínio hormonal durante a vida reprodutiva incluem lactação, amenorreia hipotalâmica causada por excesso de atividade física ou distúrbios alimentares, hiperprolactinemia, tratamentos contra o câncer que tenham repercussão ovariana (radioterapia pélvica, quimioterapia, terapia endócrina) e uso de certas medicações, como agonistas do GnRH, utilizado para o tratamento da endometriose e dos leiomiomas, antagonistas do GnRH, tamoxifeno e inibidores da aromatase.

DIAGNÓSTICO

O diagnóstico é essencialmente clínico, sendo estabelecido a partir da anamnese e do exame ginecológico (Quadro 12.1). Os sintomas de atrofia genital mais comumente relatados são ressecamento vaginal (55%), dispareunia (44%) e irritação genital (37%) com impacto sobre a função sexual (59%).

Além da avaliação clínica, a atrofia vaginal também poderá ser avaliada por meio da medição do pH vaginal, considerada uma medida útil, eficaz e de baixo custo. O pH vaginal na SGM tem um valor de corte > 5, estando associado ao estradiol sérico diminuído. A maior parte dos estudos descreve o uso de uma tira indicadora de pH na parede lateral da vagina para essa aferição. O aumento do pH vaginal é decorrente da diminuição das

Quadro 12.1 Síndrome geniturinária do climatério: sintomas e sinais no exame físico

Sintomas	Sinais
Genitais	
Secura vaginal	Escassez de pelos pubianos
Irritação e queimação genital	Fusão ou reabsorção dos pequenos lábios
Dispareunia	
Diminuição da lubrificação na atividade sexual	Elasticidade diminuída do introito vaginal
Prurido vulvovaginal	Epitélio vaginal pálido, ressecado, adelgaçado
Desconforto e dor aguda genital	
Corrimento vaginal anormal	Corrimento vaginal: fluido aquoso ou purulento
Sangramento pós-coito	Eritema irregular
	Petéquias vaginais
	pH vaginal ≥ 5
Urinários	
Urgência urinária	Eversão ou prolapso uretral
Frequência urinária aumentada	Proeminência do meato uretral
Disúria	
Infecções recorrentes do trato urinário	

células epiteliais vaginais, levando à redução do glicogênio e dos lactobacilos que convertem o glicogênio em ácido lático, responsável por manter o pH vaginal entre 3,5 e 4,5.

A queda do nível de estrogênio diminui a maturação do epitélio escamoso estratificado e consequentemente formará um epitélio composto por células basais e intermediárias e poucas células superficiais. Uma das maneiras de avaliar a atrofia vaginal é por meio da citologia vaginal e do índice de maturação vaginal (VMI – *Vaginal Maturation Index*), que representa a porcentagem de células escamosas parabasais, intermediárias e superficiais que aparecem em um esfregaço vaginal. Os diferentes tipos de células podem ser multiplicados por fatores para a obtenção de um valor de maturação vaginal (MV) = 0 × porcentagem de células parabasais + 0,5 × porcentagem de células intermediárias + 1 × porcentagem de células superficiais. Os valores que caracterizam a atrofia vaginal variam de 40 a 55 pontos entre os estudos.

TRATAMENTO

A SGM pode variar em gravidade, desde leve incômodo até desconforto debilitante, e o impacto dos sintomas sobre a qualidade de vida torna essencial o tratamento.

A indicação primária para o tratamento da SGM é o alívio dos sintomas incômodos, independentemente da presença ou não da atividade sexual. No último consenso publicado pela Sociedade Norte-Americana de Menopausa (NAMS), a primeira linha de tratamento recomendada para mulheres sexualmente ativas consiste no uso de hidratantes vaginais de longa duração e lubrificantes, assim como na manutenção da atividade sexual. Se os sintomas persistirem, a terapia tópica vaginal estrogênica deverá ser considerada, constituindo uma opção de tratamento efetiva e bem tolerada para os sintomas moderados a graves. A Figura 12.1 mostra o fluxograma de orientação terapêutica

As opções terapêuticas disponíveis no Brasil para o tratamento da SGM incluem a modalidade hormonal e a não hormonal e estão apresentadas no Quadro 12.2.

Além do tratamento medicamentoso ou da intervenção, é importante ressaltar mudanças no estilo de vida que poderão promover alívio dos sintomas relacionados com a atrofia urogenital e na tentativa de reduzir os fatores de risco que contribuem para a deprivação estrogênica, como tabagismo, sedentarismo e vida sexual inativa com ou sem parceiro.

Tratamento hormonal

Estrogênio

A terapia hormonal (TH) tem sido considerada nos ensaios clínicos uma maneira eficaz de restauração da integridade anatômica do trato geniturinário, evitando o encurtamento vaginal, reduzindo o pH, mantendo o epi-

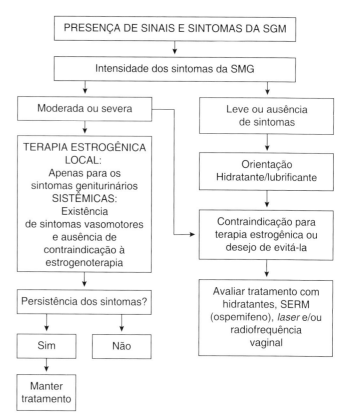

Figura 12.1 Fluxograma da abordagem terapêutica da síndrome geniturinária da menopausa. (Adaptada de Simon. Midlife dysfunction and solutions. Obst Gynecol 2017.)

Quadro 12.2 Tratamento da síndrome geniturinária da menopausa

Tratamento hormonal		
	Uso típico	**Comentários**
Estrogenoterapia sistêmica (estradiol, valerato de estradiol, estrogênios conjugados, etinilestradiol)	Utilizados continuamente por via oral ou transdérmica	A terapia sistêmica está indicada para alívio dos sintomas vasomotores e geniturinários, porém pode haver falha terapêutica em 25% dos casos. Restaura a integridade anatômica da mucosa vaginal, reduz os sintomas geniturinários e normaliza o pH
Estrogenoterapia via vaginal (estradiol, estrogênios conjugados, estriol e promestrieno)	Utilizados por via vaginal em forma de creme, comprimido, óvulos ou anel vaginal	Indicada com alta eficácia para tratamento das queixas geniturinárias do climatério. Restaura a integridade anatômica da mucosa vaginal, reduz os sintomas geniturinários e normaliza o pH
Tratamento não hormonal		
	Uso típico	**Comentários**
Lubrificantes	Utilizados para a atividade sexual	Aumentam o conforto e diminuem o atrito durante a atividade sexual
Hidratantes vaginais	Utilizados em intervalos regulares para manter a hidratação vaginal	Hidratação da mucosa vaginal. Não revertem as alterações celulares e de pH da SGM. Podem ser utilizados com outras terapias
Laser vaginal (dióxido de carbono e *Erbium*)	Tratamento vaginal seriado – 3 sessões com intervalo de 21 dias	Nova opção terapêutica com bons resultados para tratamento da SGM, porém ainda faltam estudos de longo prazo
Radiofrequência vaginal	Tratamento vaginal seriado – 1 a 4 sessões com intervalo	Nova opção terapêutica com bons resultados para tratamento da SGM, porém ainda faltam estudos de longo prazo
Fisioterapia do assoalho pélvico	Usada conforme necessário para disfunção muscular do assoalho pélvico	Identificar e trabalhar em conjunto com fisioterapeuta especializado em disfunção do assoalho pélvico
Dilatadores vaginais	Utilizados conforme necessário para estenose vaginal decorrente de tratamento oncológico e hipoestrogenismo	Estimulam e alongam os tecidos vulvares e vaginais para manter a função. Utilizados durante ou após tratamento radioterapêutico e após estenoses pós-cirúrgicas

télio trófico e, consequentemente, melhorando os sintomas da SGM. A terapia estrogênica pode ser administrada por duas vias – sistêmica e/ou vaginal.

Estrogênio via sistêmica

Os estrogênios sistêmicos podem ser prescritos como medicamentos orais ou transdérmicos (adesivos, *sprays* e gel). Os mais comumente prescritos são os estrogênios conjugados, o valerato de estradiol, o 17-β-estradiol micronizado, o etinilestradiol e o estradiol.

O estudo de Palacios e cols. demonstrou que o tratamento hormonal com estrogênio por via sistêmica, em relação ao tratamento tópico, precisa de mais tempo para induzir a proliferação vaginal e aliviar os sintomas. Além disso, 10% a 25% das mulheres em uso da terapia sistêmica não apresentam alívio das queixas genitais e se dizem insatisfeitas com o tratamento.

Estrogênio via vaginal

A revisão sistemática de Suckling e cols. observou que todos os tratamentos com estrogênio por via vaginal foram mais eficientes do que o placebo em aliviar os sintomas da SGM. Com a apresentação tópica, a satisfação quanto ao alívio dos sintomas foi de 90%, além de promover a redução do risco de espessamento endometrial, não sendo necessária a associação a progestogênio, com mínima absorção sistêmica e nenhuma evidência quanto ao aumento do risco de trombose venosa e tromboembolismo.

Na última revisão da Cochrane (2016), comparando 30 ensaios de eficácia, os produtos testados mostraram aliviar os sintomas comparados ao placebo. As preparações tópicas à base de estrogênio incluem cremes, comprimidos, óvulos, cápsulas e anéis vaginais. No Brasil, no momento, apenas duas apresentações se encontram disponíveis: em cremes e cápsula vaginal (Tabela 12.1).

Benefícios

- Aumenta a síntese de colágeno, melhorando a elasticidade vaginal.
- Melhora o trofismo vaginal mediante a maturação epitelial e a redução do pH.
- Aumenta o número de lactobacilos.
- Aumenta a vascularização periuretral, levando à melhora da urgeincontinência urinária.

Tabela 12.1 Terapia estrogênica vaginal indicada para o tratamento da síndrome geniturinária da menopausa

Estrogênio	Apresentação	Posologia
Estrogênio conjugado – creme vaginal	0,625mg/g	Início: 0,5 a 2,0g/dia por 15 a 30 noites Manutenção: 0,5 a 2,0g/dia por 2 a 3 noites por semana
Estriol creme vaginal	1mg/g	Início: 0,5 a 2,0g/dia por 15 a 30 noites Manutenção: 0,5 a 2,0g/dia por 2 a 3 noites por semana
Promestrieno – cápsula vaginal	10mg/cápsula	Início: 1 cápsula por dia por 20 noites Manutenção: 1 cápsula, 2 a 3 noites por semana
Promestrieno – creme	10mg/g	Início: 1,0g/dia por 20 noites Manutenção: 1,0g/dia, 2 a 3 noites por semana

- Diminui a frequência de infecção urinária de repetição.
- Melhora a satisfação sexual.
- Possibilidade de uso prolongado.

Indicações

- Pacientes que apresentam sintomas da SGM e não respondem à intervenção não hormonal.
- Mulheres que interrompem ou diminuem a TH sistêmica.

Conduta

Convém utilizar dose diária durante 15 dias com manutenção duas a três vezes por semana. Recomenda-se o intervalo de 12 horas antes da atividade sexual para evitar absorção de estrogênio pelo parceiro.

Embora a formulação intravaginal tenha sido desenvolvida para diminuir a exposição sistêmica ao estrogênio, uma série de estudos evidenciou que as formulações tópicas também aumentam seu nível sérico. Com esse conhecimento, associado aos riscos do tratamento com estrogênio, na pós-menopausa muitas mulheres não desejam ou apresentam contraindicação à utilização desse método, restando apenas o uso dos lubrificantes vaginais durante o coito.

Tratamento não hormonal

Lubrificante vaginal

Os lubrificantes à base de água são uma opção de tratamento para a melhora da secura, da irritação e da dor durante o intercurso sexual, mas não são eficazes em melhorar o trofismo e o pH vaginal.

Para a escolha desse tratamento é importante atentar para as características de osmolaridade do produto. Estudos demonstraram que o gel lubrificante hiperosmolar ou hipo-osmolar pode levar à toxicidade epitelial e à redução dos lactobacilos, não sendo recomendado o uso de lubrificantes com sabores, propriedades de aquecimento e conservantes, como propilenoglicol e parabenos. O adequado é optar por lubrificantes iso-osmolares ou em base de silicone.

Como efeito colateral, alguns estudos relatam o aumento na incidência de vaginose bacteriana e candidíase em usuárias de lubrificantes quando comparadas ao grupo de não usuárias.

Benefícios

- Reduz a irritação relacionada com o atrito no tecido atrófico.
- Melhora os sintomas de secura e dor durante a relação sexual.

Indicações

- Pacientes que apresentam sintomas de secura e dor na relação sexual.
- Alívio momentâneo, devendo ser utilizado durante a relação sexual.

Hidratante

Outra opção terapêutica não hormonal é o hidratante vaginal composto por ácido poliacrílico ou por ácido hialurônico.

O ácido poliacrílico é um polímero sintético que em meio ácido libera o cálcio e consegue absorver 60 vezes seu peso em água. Essa notável capacidade de absorção é a base de seu efeito terapêutico de hidratação e lubrificação vaginal, tendo eficácia em melhorar a lubrificação e a dor na relação sexual comparável à do estrogênio e mantendo o pH vaginal.

O ácido hialurônico é um biopolímero apto a armazenar grande quantidade de água e, além disso, auxiliar o reparo tecidual durante o processo inflamatório. Essas duas propriedades moleculares o tornam uma opção comparável ao estrogênio na manutenção da atividade sexual após a menopausa.

Benefícios

- Reduz a irritação relacionada com o atrito no tecido atrófico.
- Melhora os sintomas de secura e dor durante a relação sexual.

- Aumenta o volume celular mediante a absorção de água.
- Mantém o pH vaginal.

Indicações

- Pacientes que apresentam sintomas de secura e dor na relação sexual.
- Prevenção da atrofia vaginal como facilitador de uma vida sexual regular.
- Deve ser utilizado duas a três vezes por semana.

Dilatadores vaginais

Indicados para melhorar a função e o trofismo vaginal, os dilatadores vaginais ajudam no relaxamento vaginal e podem ser progressivamente ajustados a diferentes tamanhos. Dependem da adesão da paciente ao tratamento. Estão indicados principalmente para pacientes com estenose vaginal decorrente de radioterapia.

Fisioterapia do assoalho pélvico

As manifestações urogenitais da SGM são decorrentes da deterioração e da atrofia dos tecidos vaginais e periuretrais, as quais podem se associar à perda involuntária urinária aos esforços e ao aumento da urgência e frequência urinárias.

A incontinência urinária é definida pela Sociedade Internacional de Incontinência (SUI) como a queixa de qualquer perda involuntária de urina. A incontinência urinária de esforço é a forma mais prevalente, ocasionando impacto direto na qualidade de vida das mulheres no período pós-menopausa, e tem como fator etiológico a deficiência funcional da musculatura do assoalho pélvico.

A primeira linha de tratamento recomendada pela SUI consiste na avaliação da força do assoalho pélvico e no uso de treinamento funcional muscular desse assoalho. Esse tipo de tratamento aumenta a força de contração e retenção, coordenação, velocidade e resistência da musculatura do assoalho pélvico de modo a manter a bexiga urinária elevada durante o aumento da pressão intra-abdominal, mantendo a pressão de fechamento uretral adequada e uma estabilização dos órgãos pélvicos.

Técnicas de eletromioestimulação contribuem para a ativação desse grupo muscular. Essas técnicas não são elegíveis para pacientes com alteração cognitiva, para portadoras de doenças neurológicas e para aquelas que não conseguirem entender o mecanismo de contração da musculatura do assoalho pélvico.

Perspectivas de tratamento

Deidroepiandrosterona (DHEA)

A DHEA foi recentemente aprovada pela Food and Drug Administration (FDA) após estudo clínico que demonstrou seu efeito terapêutico no tratamento da SGM. Estudo clínico que avaliou a eficácia e a segurança do uso da DHEA por via vaginal não evidenciou efeito estimulatório no endométrio, e a dosagem sérica dos esteroides permaneceu no limite da normalidade. Não foi avaliada em mulheres com câncer, nem mesmo nas com câncer de mama, e não está disponível no Brasil.

Benefícios

- A DHEA melhora a dispareunia e restaura o pH e o trofismo da mucosa vaginal.

Indicações

- A DHEA tem eficácia comprovada no tratamento da SGM, com melhora dos sintomas e dos sinais da atrofia genital, atingindo a eficácia desejada sem exposição sistêmica a hormônios.

Tratamento

- Prasterone cápsula vaginal de 6,5mg por dia, via vaginal.

Testosterona

A testosterona também tem sido pesquisada para o tratamento dos sintomas da SGM, com resultados preliminares promissores, incluindo estudos em pacientes com câncer de mama em uso de inibidor de aromatase. Os dados provenientes de ensaios clínicos ainda são insuficientes para recomendar o uso rotineiro.

Benefícios

- Melhora o trofismo vaginal mediante a maturação epitelial e a redução do pH.
- Aumenta o número de lactobacilos.
- Não apresenta elevação sérica hormonal após 12 semanas de seguimento.
- Segurança endometrial.
- Melhora a dispareunia, a lubrificação e a satisfação sexual.

Indicações

- Pacientes que apresentam sintomas da SGM e não respondem à intervenção não hormonal.

Tratamento

- Utilizar três vezes por semana, via vaginal em creme iso-osmolar, na dose de 300µg/g.

Moduladores seletivos do receptor estrogênico (SERM)

Os SERM constituem uma classe de medicamentos que potencialmente se comportam como agonistas ou antagonistas nos receptores estrogênicos. Por essa característica, essas substâncias sintéticas podem seletivamente estimular ou inibir a ação estrogênica em tecidos responsivos específicos. O opemifeno, o raloxifeno e o bazedoxifeno fazem parte dessa classe medicamentosa e são utilizados para tratamento dos sintomas da pós-menopausa.

Considerando os tecidos-alvo estrogênio-dependentes e os efeitos benéficos desejados dos SERM nas mulheres no período pós-menopausa, o cenário ideal seria constituído por uma medicação que agisse como agonista nos tecidos ósseo e na mucosa vaginal e como antagonista na glândula mamária e no tecido endometrial. As medicações dessa classe aprovadas atualmente para tratar os efeitos da menopausa nos tecidos estrogênio-dependentes se aproximam do ideal, com algumas ressalvas, como mostra o Quadro 12.3.

Ospemifeno

O ospemifeno é utilizado para tratamento de sintomas moderados a graves de dispareunia secundária ao hipoestrogenismo pós-menopausa. Ensaios clínicos têm demonstrado os efeitos benéficos do ospemifeno em sinais objetivos e subjetivos e medidas da vulvovaginite atrófica em mulheres na pós-menopausa com efeitos estimulatórios neutros ou mínimos no endométrio e nenhuma evidência de estimulação mamária, embora existam dados muito limitados. Em ensaios clínicos, o fármaco foi geralmente bem tolerado, tendo como efeito adverso indesejado mais comum o fogacho, raramente sendo suspenso em razão das ondas graves de calor. A segurança do uso em sobreviventes de câncer de mama ou de outros tumores estrogênio-dependentes ainda não foi avaliada e, portanto, segue contraindicado para essa população.

CONTRAINDICAÇÕES

- Sangramento genital anormal de origem desconhecida.
- Neoplasia estrogênio-dependente.
- Antecedente pessoal de doença tromboembólica.
- Possibilidade de gravidez.
- Portadoras de câncer de mama.
- Doença hepática grave.

TRATAMENTO

- Um comprimido de 60mg ao dia, via oral.

Nenhum outro SERM é aprovado pela FDA para tratamento específico da SGM. O raloxifeno é aprovado para tratamento da osteoporose e prevenção do câncer de mama invasivo e o bazedoxifeno é aprovado não como monoterapia, mas em associação aos estrogênios conjugados (EC) para tratamento dos sintomas vasomotores e prevenção da osteoporose. O tamoxifeno exerce efeito misto em receptores estrogênicos vaginais e pode ocasionar dispareunia, aumento da secreção vaginal ou secura vaginal. O raloxifeno e o bazedoxifeno não exercem nenhum efeito positivo vaginal. Contudo, a associação do bazedoxifeno ao EC na dose de 20/0,45mg diários tem melhorado os sinais e os sintomas da SGM sem causar hiperplasia endometrial.

Bazedoxifeno associado a estrogênio

Essa modalidade de tratamento, uma associação de um estrogênio a um SERM como terapia hormonal na pós-menopausa, é denominada complexo estrogênico tecido-seletivo (TSEC – *Tissue Seletive Estrogen Complex*). A combinação propicia proteção endometrial sem a necessidade de adicionar um progestogênio, sendo indicada em casos em que coexistem sintomas geniturinários e vasomotores com prejuízo na qualidade de vida. A primeira escolha nesses casos, na ausência de contraindicações, seria a TH sistêmica ou a combinação de bazedoxifeno/estrogênio conjugado.

CONTRAINDICAÇÕES

- Sangramento genital anormal de origem desconhecida.
- Neoplasia estrogênio-dependente.

Quadro 12.3 Efeito dos moduladores seletivos do receptor estrogênico (SERM) em tecidos-alvo

SERM	Indicação aprovada (FDA)	Efeitos			
		Osso	Mama	Endométrio	Vagina
SERM ideal	–	RE agonista	RE neutro ou antagonista	RE neutro ou antagonista	RE agonista
Bazedoxifeno	Associado ao estrogênio	Agonista	Neutro ou antagonista	Antagonista	Antagonista
Ospemifeno	Dispareunia moderada a grave SGM	Agonista	Neutro	Agonista parcial	Agonista
Raloxifeno*	Tratamento e prevenção da osteoporose, redução do risco de câncer de mama invasivo	Agonista	Antagonista	Agonista	Agonista variável*

* Pode ser combinado com terapia estrogênica local, mas não com a sistêmica.
RE: receptor estrogênico.

- Antecedente pessoal de doença tromboembólica.
- Possibilidade de gravidez; portadoras de câncer de mama.
- Doença hepática grave.

Tratamento

- Um comprimido de 20mg de bazedoxifeno ao dia, via oral, associado a 0,45mg de estrogênio conjugado.

Lasofoxifeno

SERM de terceira geração atualmente em desenvolvimento e não aprovado pela FDA, o lasofoxifeno visa prevenir a perda óssea e tratar a SGM. Em mulheres na pós-menopausa com osteoporose, o lasofoxifeno foi associado à redução dos riscos de fraturas vertebrais e não vertebrais, de câncer de mama RE-positivo e de doença coronariana e acidente vascular cerebral, mas com risco aumentado de eventos tromboembólicos.

Contraindicações

- Sangramento genital anormal de origem desconhecida.
- Neoplasia estrogênio-dependente.
- Antecedente pessoal de doença tromboembólica.
- Possibilidade de gravidez.
- Portadoras de câncer de mama.
- Doença hepática grave.

Tratamento

- 1 comprimido 0,5mg ao dia, via oral.

Laser e *radiofrequência (RF) vaginal*

Recentemente, tecnologias fundamentadas em energia para tratar as alterações do trato geniturinário feminino no período pós-menopausa passaram a ser amplamente empregadas e estudadas com resultados bastante promissores. A indústria do *laser* e da RF desenvolveu uma multiplicidade de dispositivos empregando tecnologias fracionadas, ablativas, microablativas e não ablativas que diferem entre si, em grande parte, quanto ao mecanismo térmico de dano tecidual. O mecanismo de ação difere de uma tecnologia para outra e entre os diferentes equipamentos disponíveis com o objetivo de provocar danos celulares, estimulando a neocolagênese e a neoelastogênese na mucosa vaginal. Ao opções de tratamento com *laser* e RF vaginal estão expostas no Quadro 12.4.

Até o momento, estudos têm mostrado que os feixes de luz e RF, penetrando na parede vaginal, estimulam a neovascularização e melhoram a lubrificação natural e a síntese de colágeno. Esses efeitos de "cura" popularizaram a tendência de "rejuvenescimento" e mais tarde se traduziram no atendimento das necessidades ginecológicas como métodos de remodelação e de promoção da saúde vaginal. No entanto, essas técnicas não são atualmente aprovadas nem liberadas pela FDA para o tratamento da SGM.

Laser vaginal

- **Método ablativo**: protocolo de tratamento: três sessões com intervalo de 30 a 45 dias entre as aplicações.
- **Contraindicações**: atraso menstrual de origem indeterminada (contraindicado na gestação); doenças sexualmente transmissíveis (DST); inflamações/infecções vulvovaginais; citologia oncótica anormal do colo uterino.

Radiofrequência vaginal

Dispositivos de RF criam um campo elétrico no tecido que promove movimento molecular de partículas carregadas, gerando, assim, calor local. A quantidade de calor gerado no tecido é resultado direto do tempo de contato entre o dispositivo e o tecido-alvo. A energia produzida não é absorvida pela melanina. Os dispositivos de RF podem ser unipolares, monopolares, bipolares ou multipolares, diferindo quanto à maneira como a corrente elétrica passa através do tecido e entre os eletrodos do dispositivo ou como volta para o sistema de aterramento. Quando a RF leva o tecido a atingir temperaturas entre 40 e 45°C, pode induzir os fibroblastos a produzirem colágeno mediante a ativação de "proteínas de choque do calor" (*heat shock proteins*), iniciando uma cascata inflamatória. Temperaturas > 45°C induzem lesões térmicas e dor em aplicações cutâneas, ao passo que a mucosa vaginal tolera temperaturas > 47°C, sem danos visíveis.

Sondas com refrigeração são desenvolvidas para resfriar os nervos cutâneos que entram em contato com o dispositivo e ocasionam menos dor durante o tratamento. Elas também criam um gradiente de calor reverso para que o tecido mais profundo seja mais suscetível ao tratamento do que áreas mais superficiais, reduzindo assim a probabilidade de lesão térmica para a pele ou a mucosa. Nenhum dispositivo atual tem a aprovação da FDA para indicação do tratamento da flacidez vaginal e da SGM, embora as agências internacionais ofereçam diferentes níveis de aprovação. As contraindicações ao uso de RF são DST, esclerodermia, terapia com radiação, queimaduras nas áreas de tratamento, implantes de metal, uso de marca-passo ou desfibrilador automático ou cardioversor, doenças do colágeno ativas, atraso menstrual de origem indeterminada (contraindicado na gravidez), doenças hematológicas com risco de sangramento, condições febris, insuficiência renal ou hepática e sensibilidade alterada na área do tratamento.

Quadro 12.4 *Laser* e radiofrequência vaginal utilizados no tratamento da síndrome geniturinária da menopausa

Tipo de dispositivo	Tipo de tecnologia	Mecanismo de ação	Número de tratamentos	Tempo de duração (min)	Manutenção
Laser	*Laser* de *Erbium*	Contração do colágeno em resposta cicatricial e melhora da pigmentação	1 sessão	10 a 20	Desconhecida
	Laser de CO_2 fracionado	Ablação e coagulação calor-induzidas, promovendo contração do colágeno e formação de elastina. Melhora a pigmentação e a textura da mucosa	3 sessões com intervalo de 4 a 6 semanas	10 a 15	Desconhecida
	Laser fracionado híbrido Yag e diodo	Emissão de luz infravermelha para ablação e coagulação. Comprimentos de ondas são ajustáveis para uso híbrido ou independente	3 sessões com intervalo de 4 a 6 semanas	3 a 5	Desconhecida
Radiofrequência (RF)	RF temperatura-controlada	Aquecimento transmucosa do tecido para 40 a 47°C, promovendo alterações de celularidade cicatricial	3 sessões com intervalo de 4 a 6 semanas	até 30 min por área tratada	Semestral
	RF monopolar – resfriamento criogênico	O gradiente térmico reverso resfria a superfície da mucosa, permitindo aplicação de RF de alta energia para promover a neocolagênese submucosa. Aquece tecido-alvo > 50°C e atinge a profundidade de 3 a 5mm	1 sessão	20 a 30	Anual
	RF multipolar e campos de pulso eletromagnéticos	Dispositivo não térmico, atua mediante a liberação de fatores de crescimento dos tecidos-alvo, estimulando a síntese de colágeno, novos fibroblastos e angiogênese	1 sessão		Desconhecida
	RF monopolar focalizada	Exclusiva combinação de resfriamento controlado e calor local, promove aquecimento volumétrico uniforme e alcança profundidade focada em até 2,5cm, com sistema de circuito fechado (maior segurança). Resultados obtidos após a quarta semana de tratamento	4 a 6 sessões com intervalos semanais	4 min por área tratada	Anual

CONSIDERAÇÕES FINAIS

As mudanças decorrentes do hipoestrogenismo durante o período do climatério promovem alterações atróficas do aparelho urogenital e poderão ocasionar uma variedade de sintomas que afetam a qualidade de vida e a sexualidade. O ginecologista é o profissional médico habilitado para supervisionar ativamente, diagnosticar, prevenir e tratar todos os aspectos geniturinários que podem influenciar o estado da saúde da mulher no climatério, adequando todas as opções terapêuticas de acordo com as expectativas da mulher com sintomas de SGM.

Leitura complementar

ACOG Practice Bulletin No. 126: Management of gynecologic issues in women with breast cancer. Obstet Gynecol 2012; 119(3):666-82.

Alinsod RM. Transcutaneous temperature-controlled radiofrequency for orgasmic dysfunction. Lasers Surg Med 2016; 48(7):641-5.

Ayton RA, Darling GM, Murkies AL F et al. A comparative study of safety and efficacy of continuous low dose oestradiol released from a vaginal ring compared with conjugated equine oestrogen vaginal cream in the treatment of postmenopausal urogenital atrophy. Br J Obstet Gynaecol 1996; 103(4):351-8.

Barentsen R, van de Weijer PH, Schram JH. Continuous low dose estradiol released from a vaginal ring versus estriol vaginal cream for urogenital atrophy. Eur J Obstet Gynecol Reprod Biol 1997; 71(1):73-80.

Bertotto A, Schvartzman R, Uchoa S, Wender MCO. Effect of electromyographic biofeedback as an add-on to pelvic floor muscle exercises on neuromuscular outcomes and quality of life in postmenopausal women with stress urinary incontinence: A randomized controlled trial. Neurourol Urodyn 2017; 36(8):2142-7.

Bygdeman M, Swahn ML. Replens versus dienoestrol cream in the symptomatic treatment of vaginal atrophy in postmenopausal women. Maturitas 1996; 23(3):259-63.

Caillouette JC, Sharp CF, Jr., Zimmerman GJ, Roy S. Vaginal pH as a marker for bacterial pathogens and menopausal status. Am J Obstet Gynecol 1997; 176(6):1270-5; discussion 5-7.

Casper F, Petri E. Local treatment of urogenital atrophy with an estradiol-releasing vaginal ring: a comparative and a placebo-controlled multicenter study. Vaginal Ring Study Group. Int Urogynecol J Pelvic Floor Dysfunct 1999; 10(3):171-6.

Castelo-Branco C, Cancelo MJ, Villero J, Nohales F, Julia MD. Management of post-menopausal vaginal atrophy and atrophic vaginitis. Maturitas 2005; 52 Suppl 1:S46-52.

Cella D, Fallowfield L, Barker P, Cuzick J, Locker G, Howell A. Quality of life of postmenopausal women in the ATAC ("Arimidex", tamoxifen, alone or in combination) trial after completion of 5 years' adjuvant treatment for early breast cancer. Breast Cancer Res Treat 2006; 100(3):273-84.

Chamochumbi CC, Nunes FR, Guirro RR, Guirro EC. Comparison of active and passive forces of the pelvic floor muscles in women with and without stress urinary incontinence. Rev Bras Fisioter 2012; 16(4):314-9.

Chen J, Geng L, Song X, Li H, Giordan N, Liao Q. Evaluation of the efficacy and safety of hyaluronic acid vaginal gel to ease vaginal dryness: a multicenter, randomized, controlled, open-label, parallel-group, clinical trial. J Sex Med 2013; 10(6):1575-84.

Cummings SR, Ensrud K, Delmas PD et al. Lasofoxifene in postmenopausal women with osteoporosis. N Engl J Med 2010; 362(8):686-96.

Dezzutti CS, Brown ER, Moncla B, Russo J, Cost M, Wang L, et al. Is wetter better? An evaluation of over-the-counter personal lubricants for safety and anti-HIV-1 activity. PLoS One 2012; 7(11):e48328.

Dugal R, Hesla K, Sordal T, Aase KH, Lilleeidet O, Wickstrom E. Comparison of usefulness of estradiol vaginal tablets and estriol vagitories for treatment of vaginal atrophy. Acta Obstet Gynecol Scand 2000; 79(4):293-7.

Edwards D, Panay N. Treating vulvovaginal atrophy/genitourinary syndrome of menopause: how important is vaginal lubricant and moisturizer composition? Climacteric 2016; 19(2):151-61.

Eriksen PS, Rasmussen H. Low-dose 17 beta-estradiol vaginal tablets in the treatment of atrophic vaginitis: a double-blind placebo controlled study. Eur J Obstet Gynecol Reprod Biol 1992; 44(2):137-44.

Fernandes T, Costa-Paiva LH, Pedro AO, Baccaro LF, Pinto-Neto AM. Efficacy of vaginally applied estrogen, testosterone, or polyacrylic acid on vaginal atrophy: a randomized controlled trial. Menopause 2016; 23(7):792-8.

Fernandes T, Costa-Paiva LH, Pinto-Neto AM. Efficacy of vaginally applied estrogen, testosterone, or polyacrylic acid on sexual function in postmenopausal women: a randomized controlled trial. J Sex Med 2014; 11(5):1262-70.

Fernandes T, Pedro AO, Baccaro LF, Costa-Paiva LH. Hormonal, metabolic, and endometrial safety of testosterone vaginal cream versus estrogens for the treatment of vulvovaginal atrophy in postmenopausal women: a randomized, placebo-controlled study. Menopause 2018.

Foidart JM, Vervliet J, Buytaert P. Efficacy of sustained-release vaginal oestriol in alleviating urogenital and systemic climacteric complaints. Maturitas 1991; (2):99-107.

Gandhi J, Chen A, Dagur G et al. Genitourinary syndrome of menopause: an overview of clinical manifestations, pathophysiology, etiology, evaluation, and management. Am J Obstet Gynecol 2016; 215(6):704-11.

Gennari L, Merlotti D, Nuti R. Selective estrogen receptor modulator (SERM) for the treatment of osteoporosis in postmenopausal women: focus on lasofoxifene. Clin Interv Aging 2010; 5:19-29.

Handa VL, Bachus KE, Johnston WW, Robboy SJ, Hammond CB. Vaginal administration of low-dose conjugated estrogens: systemic absorption and effects on the endometrium. Obstet Gynecol 1994; 84(2):215-8.

Henriksson L, Stjernquist M, Boquist L, Alander U, Selinus I. A comparative multicenter study of the effects of continuous low-dose estradiol released from a new vaginal ring versus estriol vaginal pessaries in postmenopausal women with symptoms and signs of urogenital atrophy. Am J Obstet Gynecol 1994; 171(3):624-32.

Kagan R, Williams RS, Pan K, Mirkin S, Pickar JH. A randomized, placebo- and active-controlled trial of bazedoxifene/conjugated estrogens for treatment of moderate to severe vulvar/vaginal atrophy in postmenopausal women. Menopause 2010; 17(2):281-9.

Karcher C, Sadick N. Vaginal rejuvenation using energy-based devices. Int J Womens Dermatol 2016; 2(3):85-8.

Kingsberg SA, Wysocki S, Magnus L, Krychman ML. Vulvar and vaginal atrophy in postmenopausal women: findings from the REVIVE (REal Women's VIews of Treatment Options for Menopausal VagInal ChangEs) survey. J Sex Med 2013; 10(7):1790-9.

Labrie F, Archer DF, Koltun W et al. Efficacy of intravaginal dehydroepiandrosterone (DHEA) on moderate to severe dyspareunia and vaginal dryness, symptoms of vulvovaginal atrophy, and of the genitourinary syndrome of menopause. Menopause 2016; 23(3):243-56.

Labrie F, Archer DF, Martel C, Vaillancourt M, Montesino M. Combined data of intravaginal prasterone against vulvovaginal atrophy of menopause. Menopause 2017; 24(11):1246-56.

Labrie F, Martel C, Belanger A, Pelletier G. Androgens in women are essentially made from DHEA in each peripheral tissue according to intracrinology. J Steroid Biochem Mol Biol 2017; 168:9-18.

Lara LA, Useche B, Ferriani RA et al. The effects of hypoestrogenism on the vaginal wall: interference with the normal sexual response. J Sex Med 2009; 6(1):30-9.

Leiblum S, Bachmann G, Kemmann E, Colburn D, Swartzman L. Vaginal atrophy in the postmenopausal woman. The importance of sexual activity and hormones. JAMA 1983; 249(16):2195-8.

Lethaby A, Ayeleke RO, Roberts H. Local oestrogen for vaginal atrophy in postmenopausal women. Cochrane Database Syst Rev 2016(8):Cd001500.

Lobo RA, Pinkerton JV, Gass ML, Dorin MH, Ronkin S, Pickar JH, et al. Evaluation of bazedoxifene/conjugated estrogens for the treatment of menopausal symptoms and effects on metabolic parameters and overall safety profile. Fertil Steril 2009; 92(3):1025-38.

Long CY, Liu CM, Hsu SC, Wu CH, Wang CL, Tsai EM. A randomized comparative study of the effects of oral and topical estrogen therapy on the vaginal vascularization and sexual function in hysterectomized postmenopausal women. Menopause 2006; 13(5):737-43.

Lose G, Englev E. Oestradiol-releasing vaginal ring versus oestriol vaginal pessaries in the treatment of bothersome lower urinary tract symptoms. Bjog 2000; 107(8):1029-34.

Lui Filho JF, Baccaro LF, Fernandes T, Conde DM, Costa-Paiva L, Pinto Neto AM. Factors associated with menopausal symptoms in women from a metropolitan region in Southeastern Brazil: a population-based household survey. Rev Bras Ginecol Obstet 2015; 37(4):152-8.

Management of symptomatic vulvovaginal atrophy: 2013 position statement of The North American Menopause Society. Menopause 2013; 20(9):888-902; quiz 3-4.

Manonai J, Theppisai U, Suthutvoravut S, Udomsubpayakul U, Chittacharoen A. The effect of estradiol vaginal tablet and conjugated estrogen cream on urogenital symptoms in postmenopausal women: a comparative study. J Obstet Gynaecol Res 2001; 27(5):255-60.

Manson JE, Goldstein SR, Kagan R et al. Why the product labeling for low-dose vaginal estrogen should be changed. Menopause 2014; 21(9):911-6.

McEndree B. Clinical application of the vaginal maturation index. Nurse Pract 1999; 24(9):48, 51-2, 5-6.

Melisko ME, Goldman ME, Hwang J et al. Vaginal testosterone cream vs estradiol vaginal ring for vaginal dryness or decreased libido in women receiving aromatase inhibitors for early-stage breast cancer: a randomized clinical trial. JAMA Oncol 2017; 3(3):313-9.

Millheiser LS, Pauls RN, Herbst SJ, Chen BH. Radiofrequency treatment of vaginal laxity after vaginal delivery: nonsurgical vaginal tightening. J Sex Med 2010; 7(9):3088-95.

Mulholland RS. Radio frequency energy for non-invasive and minimally invasive skin tightening. Clin Plast Surg 2011; 38(3):437-48, vi.

Nachtigall LE. Clinical trial of the estradiol vaginal ring in the U.S. Maturitas 1995; 22 Suppl:S43-7.

Nachtigall LE. Comparative study: Replens versus local estrogen in menopausal women. Fertil Steril 1994; 61(1):178-80.

Nappi RE, Davis SR. The use of hormone therapy for the maintenance of urogynecological and sexual health post WHI. Climacteric 2012; 15(3):267-74.

Palacios S. Managing urogenital atrophy. Maturitas 2009; 63(4):315-8.

Palacios S, Castelo-Branco C, Cancelo MJ, Vazquez F. Low-dose, vaginally administered estrogens may enhance local benefits of systemic therapy in the treatment of urogenital atrophy in postmenopausal women on hormone therapy. Maturitas 2005; 50(2): 98-104.

Palma F, Xholli A, Cagnacci A. Management of vaginal atrophy: a real mess. Results from the AGATA study. Gynecol Endocrinol 2017; 33(9):702-7.

Pardini D. Hormone replacement therapy in menopause. Arq Bras Endocrinol Metabol 2014; 58(2):172-81.

Pinkerton JV, Kagan R. Ospemifene for the treatment of postmenopausal vulvar and vaginal atrophy: recommendations for clinical use. Expert Opin Pharmacother 2015; 16(17):2703-14.

Pinkerton JV, Kaunitz AM, Manson JE. Vaginal estrogen in the treatment of genitourinary syndrome of menopause and risk of endometrial cancer: an assessment of recent studies provides reassurance. Menopause 2017; 24(12):1329-32.

Pinkerton JV, Stanczyk FZ. Clinical effects of selective estrogen receptor modulators on vulvar and vaginal atrophy. Menopause 2014; 21(3):309-19.

Pinkerton JV, Utian WH, Constantine GD, Olivier S, Pickar JH. Relief of vasomotor symptoms with the tissue-selective estrogen complex containing bazedoxifene/conjugated estrogens: a randomized, controlled trial. Menopause 2009; 16(6):1116-24.

Raz R, Stamm WE. A controlled trial of intravaginal estriol in postmenopausal women with recurrent urinary tract infections. N Engl J Med 1993; 329(11):753-6.

Rioux JE, Devlin C, Gelfand MM, Steinberg WM, Hepburn DS. 17-β-estradiol vaginal tablet versus conjugated equine estrogen vaginal cream to relieve menopausal atrophic vaginitis. Menopause 2000; 7(3):156-61.

Salvatore S, Leone Roberti Maggiore U, Athanasiou S et al. Histological study on the effects of microablative fractional CO_2 laser on atrophic vaginal tissue: an ex vivo study. Menopause 2015; 22(8):845-9.

Schvartzman R, Bertotto A, Schvartzman L, Wender MC. Pelvic floor muscle activity, quality of life, and sexual function in peri- and recently postmenopausal women with and without dyspareunia: a cross-sectional study. J Sex Marital Ther 2014; 40(5):367-78.

Sekiguchi Y, Utsugisawa Y, Azekosi Y et al. Laxity of the vaginal introitus after childbirth: nonsurgical outpatient procedure for vaginal tissue restoration and improved sexual satisfaction using low-energy radiofrequency thermal therapy. J Womens Health (Larchmt) 2013; 22(9):775-81.

Sinha A, Ewies AA. Non-hormonal topical treatment of vulvovaginal atrophy: an up-to-date overview. Climacteric 2013; 16(3):305-12.

Stika CS. Atrophic vaginitis. Dermatol Ther 2010; 23(5):514-22.

Suckling J, Lethaby A, Kennedy R. Local oestrogen for vaginal atrophy in postmenopausal women. Cochrane Database Syst Rev 2006(4):Cd001500.

Tadir Y, Gaspar A, Lev-Sagie A et al. Light and energy based therapeutics for genitourinary syndrome of menopause: Consensus and controversies. Lasers Surg Med 2017; 49(2):137-59.

The 2017 hormone therapy position statement of The North American Menopause Society. Menopause 2017; 24(7):728-53.

van der Laak JA, de Bie LM, de Leeuw H, de Wilde PC, Hanselaar AG. The effect of Replens on vaginal cytology in the treatment of postmenopausal atrophy: cytomorphology versus computerised cytometry. J Clin Pathol 2002; 55(6):446-51.

van der Laak JA, Schijf CP, Kerstens HM, Heijnen-Wijnen TH, de Wilde PC, Hanselaar GJ. Development and validation of a computerized cytomorphometric method to assess the maturation of vaginal epithelial cells. Cytometry 1999; 35(3):196-202.

Weisberg E, Ayton R, Darling G et al. Endometrial and vaginal effects of low-dose estradiol delivered by vaginal ring or vaginal tablet. Climacteric 2005; 8(1):83-92.

Zerbinati N, Serati M, Origoni M et al. Microscopic and ultrastructural modifications of postmenopausal atrophic vaginal mucosa after fractional carbon dioxide laser treatment. Lasers Med Sci 2015; 30(1):429-36.

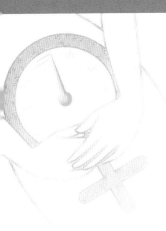

Tratamento da Incontinência Urinária

Capítulo 13

Cláudia Lourdes Soares Laranjeira
Rachel Silviano Brandão Correa Lima
Larissa Magalhães Vasconcelos
Laís Rayana de Oliveira Carvalho

INTRODUÇÃO

A incontinência urinária (IU) é definida como qualquer perda urinária involuntária, exceto em crianças. Sua prevalência varia de acordo com a faixa etária analisada, observando-se aumento de sua frequência com o envelhecimento. Em pacientes no climatério, a prevalência pode variar de 15% a 30%, podendo chegar a 80% em pacientes idosas e acamadas. A incidência da IU vem crescendo nos últimos anos em virtude do aumento da expectativa de vida das mulheres.

A IU é uma desordem comum do assoalho pélvico nas mulheres com mais de 70 anos de idade, podendo ser considerada também uma síndrome geriátrica. Idosas com IU associada a outras comorbidades apresentam maior mortalidade, sendo essa associação um preditor de resultados adversos.

A IU afeta a qualidade de vida das pacientes, uma vez que gera constrangimento e incômodo com o odor e acaba afastando a mulher do convívio social e das atividades diárias.

A IU pode ser dividida em três subtipos principais: incontinência de esforço, bexiga hiperativa e IU mista.

A incontinência de esforço está associada à perda urinária durante atividades em que há aumento da pressão abdominal, como durante tosse, espirro, risada e atividade física. Sua patologia está associada ao enfraquecimento da musculatura da junção uretrovesical, o que leva à maior mobilidade da uretra quando há aumento da pressão abdominal.

Bexiga hiperativa é definida por uma síndrome clínica em que há urgência miccional com incontinência ou não, aumento da frequência de micções durante o dia e noctúria. Urgeincontinência refere-se à perda involuntária de urina associada à urgência de esvaziar a bexiga com a sensação de iminência de micção, comum na população idosa. A maioria dos casos de bexiga hiperativa é de causa idiopática, mas pode ter origem em doenças neurológicas. Mulheres com quadro clínico de bexiga hiperativa podem apresentar contração involuntária do músculo detrusor durante o enchimento no estudo urodinâmico ou não.

A IU mista consiste na associação de IU de esforço a sintomas de bexiga hiperativa.

FATORES DE RISCO

A continência urinária depende da sinergia entre as estruturas do assoalho pélvico, das fibras nervosas dos sistemas simpático e parassimpático e das fibras motoras do nervo pudendo. Qualquer alteração em uma dessas estruturas pode gerar, por exemplo, a contração irregular dos músculos da uretra e a consequente perda involuntária de urina.

Os principais fatores de risco relacionados são idade avançada, multiparidade e obesidade, que promovem fraqueza da musculatura e de outras estruturas do assoalho pélvico.

O parto é um evento que pode causar compressão e estiramento excessivo de músculos, ligamentos, vasos e nervos durante a passagem do feto no canal de parto, alterando o mecanismo de continência.

No climatério, com a falência ovariana e a redução dos níveis de estrogênio, os músculos da bexiga e da uretra, assim como a parede vaginal, se tornam delgados, com menor elasticidade e com menor quantidade de colágeno, contribuindo para o aparecimento de IU.

A paciente idosa já apresenta como desordem geriátrica um declínio físico com diminuição da massa muscular que afeta também a musculatura do assoalho pélvico. Além desse declínio da massa muscular pélvica, o idoso pode apresentar também alteração da função dessa musculatura em decorrência de qualquer mudança na inervação ou da redução do estrogênio. Assim, o declínio da massa e da função muscular, definido como sarcopenia, é um fator de risco conhecido para deficiência funcional em adultos mais velhos. Além disso, o idoso apresenta maior propensão à hipovitaminose D, o que também afeta a função muscular. Logo, tanto a sarcopenia como a hipovitaminose D podem ser consideradas fatores de risco para IU em idosos.

Vários estudos demonstraram a presença de receptores de androgênios nas fáscias do músculo levantador do ânus e pubocervical, assim como o efeito anabólico desses hormônios na pelve feminina. Em modelos animais, a suplementação com testosterona resultou em hipertrofia e hiperplasia do levantador do ânus. Um grande estudo realizado na Califórnia (EUA), com um total de 2.321 mulheres, teve como objetivo demonstrar a relação entre o nível de testosterona e os sintomas de IU nas mulheres. Foi constatado que a partir dos 29 anos de idade o nível de testosterona diminui significativamente nas mulheres. O declínio gradual dos androgênios observado ao longo da vida das mulheres parece não estar relacionado com a menopausa, e sim com o envelhecimento das glândulas suprarrenais e do estroma ovariano. As mulheres com nível de testosterona < 6,54ng/dL apresentaram aumento dos sintomas de IU, mas não foi observada nenhuma associação direta entre a baixa concentração de testosterona e a fisiologia da IU. Ainda são necessários mais estudos para comprovar se a reposição de testosterona traria benefícios às pacientes com sintomas de incontinência.

RASTREAMENTO E DIAGNÓSTICO

Em virtude da alta prevalência da IU, de seu impacto na vida das mulheres idosas e do alto custo econômico por paciente – nos EUA o custo chega a ser de US$900 por ano por paciente em recursos com cuidados de rotina, como absorventes, fraldas e protetores – é de grande importância seu rastreamento nas mulheres adultas.

Vários questionários podem ser usados como ferramentas para o rastreamento primário dessas pacientes. Um dos mais utilizados inicialmente, e já validado em português, é o *International Consultation on Incontinence Questionnaire – Short Form* (ICIQ-SF). Esse questionário se baseia em perguntas sobre os sintomas de IU e de prolapsos genitais, atividades relacionadas com a perda urinária para diferenciar a incontinência de esforço da de urgência e o quanto isso interfere no cotidiano. Após a obtenção de um questionário com a constatação dos sintomas, o próximo passo deve ser caracterizar a incontinência adequadamente, identificar fatores complicadores e partir para a escolha do tratamento conservador ou cirúrgico (Quadro 13.1).

Nas mulheres idosas é importante evidenciar os casos transitórios de IU, que podem durar até 6 meses e estão associados a infecção, constipação, doenças crônicas e uso de medicamentos. Como as mulheres idosas comumente apresentam outras comorbidades, é muito importante avaliar o uso de medicamentos que possam causar ou exacerbar a IU, os quais são mostrados no Quadro 13.2. Casos complicados de IU podem se associar a múltiplas infecções, hematúria, fístulas, radiação ou cirurgia pélvica prévia.

O exame físico da mulher incontinente tem por objetivo identificar sinais ou alguma anormalidade anatômica ou comorbidade pélvica. A avaliação inclui os exames abdominal, neurológico, ginecológico e pélvico. Outro ponto importante é a avaliação do índice de massa corporal (IMC). Durante o exame pélvico, avalia-se a presença de distopias genitais, que devem ser estadiadas de acordo com a classificação POP-Q (Figura 13.1). As condições dos músculos do assoalho pélvico são avaliadas por meio da movimentação perineal, durante as manobras de Valsalva, e com o toque vaginal procede-se ao reconhecimento do tônus e da força da musculatura do assoalho pélvico.

O teste de esforço é simples e se resume à realização de manobra de Valsalva com a bexiga confortavelmente cheia – se a paciente apresentar perda urinária, o teste é positivo e representa a incontinência por esforço.

Com relação ao estudo urodinâmico, há grande discussão quanto à sua utilidade nos casos de IU de esforço pura. Vários estudos realizados com mulheres portadoras de IU de esforço que realizaram o estudo urodinâmico indicaram que nada foi acrescentado para definição da modalidade de tratamento. O diagnóstico de bexiga hiperativa é meramente clínico, caracterizado pela associação dos seguintes sintomas: urgência miccional ou urgeincontinência, frequência miccional diurna aumentada e noctúria. O estudo urodinâmico não é necessário para confirmação diagnóstica de bexiga hiperativa.

O estudo urodinâmico fica reservado para os casos complicados de IU, como a recidivada após tratamento clínico ou cirúrgico, urgência e urgeincontinência de aparecimento recente após os 65 anos de idade, a associada à hematúria, aquela com suspeita de dificuldade miccional, incontinência persistente ou recorrente após irradiação pélvica, passado de cirurgia pélvica radical, suspeita de fístula urinária, presença de prolapso genital importante, presença de massa pélvica, presença de volume residual > 100mL e a IU associada a doenças neurológicas.

Quadro 13.1 Questionário de investigação de incontinência urinária (ICIQ–SF)

1. Você perde urina sem querer?	
Nunca	0
Uma vez por semana ou menos	1
Duas ou três vezes por semana	2
Uma vez ao dia	3
Diversas vezes ao dia	4
O tempo todo	5

2. Se você perde urina, qual a quantidade que pensa que perde? (assinale uma resposta)	
Nenhuma	0
Uma pequena quantidade	2
Uma moderada quantidade	4
Uma grande quantidade	6

3. Se você perde urina, quanto isto interfere na sua vida? (por favor, circule um número entre 0 [não interfere] 10 [interfere muito])

0	1	2	3	4	5	6	7	8	9	10

ICIQ-escore = soma dos itens 1+2+3 =
Escore ≥ 3 = incontinência urinária
Escore ≥ 8 = incontinência severa

4. Quando você perde urina?	
Nunca, eu não perco urina	
Perco antes de chegar ao banheiro	
Perco quando tusso ou espirro	
Perco quando estou dormindo	
Perco quando estou fazendo atividades físicas	
Perco quando terminei de urinar e estou me vestindo	
Perco sem razão óbvia	
Perco o todo todo	

Quadro 13.2 Medicamentos que podem causar ou contribuir para UI em pessoas idosas

Medicações	Efeitos na continência
Agonistas alfa-adrenérgicos (efedrina, pseudoefedrina)	Aumentam o tônus da musculatura lisa na uretra e podem precipitar obstrução, retenção urinária e sintomas relacionados
Antagonistas alfa-adrenérgicos (doxazosina, labetalol, prazosina)	Diminuem o tônus da musculatura lisa na uretra e podem causar incontinência urinária de esforço
Inibidores da enzima conversora de angiotensina – IECA (captopril e enalapril)	Causam tosse que pode exacerbar IU
Anticolinérgicos (brometo de distigmina, oxibutinina e tolterodina)	Podem causar esvaziamento incompleto, retenção urinária e constipação, que podem contribuir para UI. Podem causar declínio cognitivo e reduzir a habilidade de usar o toalete
Bloqueadores do canal de cálcio (nifedipina, verapamil, anlodipino e diltiazem)	Podem causar esvaziamento incompleto, retenção urinária e constipação que podem contribuir para IU e noctúria
Inibidores da colinesterase (neostigmina)	Aumentam a contratilidade da bexiga e podem precipitar urgeincontinência
Diuréticos (furosemida, hidroclorotiazida)	Causam diurese e precipitam a IU
Lítio	Poliúria devido ao *diabetes insipidus*
Opioides (tramadol, codeína, morfina, metadona, nalbufina, cocaína e heroína)	Podem causar retenção urinária, constipação, confusão e imobilidade, podendo contribuir para piora da IU
Agentes psicotrópicos, sedativos, hipnóticos, antipsicóticos	Podem causar confusão e redução de mobilidade e precipitar os efeitos de confusão dos anticolinérginos
Inibidores seletivos da recaptação de serotonina (duloxetina, paroxetina, fluoxetina, citalopram, escitalopram e sertralina)	O aumento da transmissão colinérgica pode levar à IU
Outros: gabapentina, agentes anti-inflamatórios não esteroides	Podem causar edema, o que pode levar a noctúria e IU

Fonte: adaptado de Chen LK, Johnson II T, Kirschner-Hermanns R et al. Incontinence in frail older persons. In: Abrams P, Cardozo L, Wagg A et al. Incontinence. 6. ed. Tóquio: ICID, 2016.

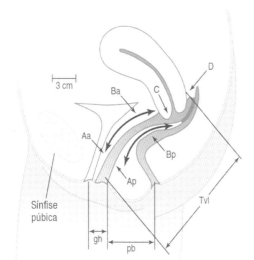

Estádio 0: sem prolapso. Os pontos Aa, AP, Ba e Bp estão em –3cm e os pontos C ou D estão entre –CVT e –(CVT –2)cm.

Estádio I: prolapso em que a porção mais distal se situa 1cm acima do hímen, isto é, < –1cm.

Estádio II: a porção mais distal do prolapso se situa entre os planos –1 e + 1cm em relação ao hímen.

Estádio III: o ponto máximo de prolapso está entre +1 e +2.

Estádio IV: representa a versão total de órgãos pélvicos, atingindo valores > +2cm.

Figura 13.1 Desenho esquemático dos pontos da classificação dos prolapsos genitais.

TRATAMENTO

Menos da metade das mulheres adultas que sofrem dos sintomas de incontinência procura tratamento, uma vez que elas acreditam ser normal a perda de urina associada ao envelhecimento.

A primeira linha de tratamento consiste na fisioterapia do assoalho pélvico acompanhada por profissional especializado – principalmente cinesioterapia, independentemente do subtipo de incontinência. Os exercícios supervisionados visam fortificar os músculos do assoalho pélvico – levantador do ânus e esfíncter uretral – e reaprender o reflexo de contração da musculatura do assoalho pélvico diante do aumento da pressão abdominal.

É sempre importante associar orientações dietéticas e comportamentais: ingerir no máximo 2 litros de líquidos por dia, reduzir a ingesta de cafeína e esvaziar a bexiga com frequência e a intervalos definidos, cessar o tabagismo e, para as mulheres com sobrepeso e obesidade, reduzir o peso.

O pessário é outro tipo de tratamento conservador para os casos de IU e urgeincontinência e seu uso é muitas vezes bem tolerado pelas idosas. Consiste na introdução na vagina de um dispositivo para melhorar os problemas de suporte da uretra. Existem vários formatos e tamanhos, além da opção semelhante a um tampão, para evitar as perdas de urina. Apesar de alguns estudos não demonstrarem benefício significativo com o uso do pessário em pacientes com IU de esforço que não desejam tratamento cirúrgico, os casos devem ser individualizados.

A terapia com reposição local de estrogênio, especialmente o estriol, pode melhorar os sintomas irritativos do trato urinário inferior, como urgência, além de prevenir infecções urinárias. A terapia hormonal está relacionada com a redução da frequência miccional e da amplitude de contrações do detrusor e com a melhora da produção de colágeno, sendo indicada em mulheres que também se beneficiam da reposição local por outros motivos, como atrofia da mucosa vaginal; no entanto, não é reconhecido como tratamento isolado para IU por apresentar taxas de cura e melhora muito baixas e semelhantes às obtidas com placebo.

A terapia com *laser* é um tratamento conservador que tem se revelado muito promissor para essas mulheres, devendo ser instituída nas mulheres climatéricas que se queixam de IU associada à atrofia urogenital.

Os tipos de *laser* usados são o CO_2 (luz fracionada) ou o Erbium ER:YAG (luz pulsada). O mecanismo de ação consiste no efeito termogênico no tecido vaginal que promove a restauração e o remodelamento do epitélio escamoso estratificado com neoformação de colágeno e elastina e maior angiogênese. Essas alterações no tecido do assoalho pélvico garantem melhor suporte para a uretra e podem ser observadas, ao microscópio, em até 45 dias depois de realizadas três sessões de *laser*, mantendo-se por até 6 meses após o tratamento.

O tratamento com *laser* tem demonstrado resultados satisfatórios em pacientes com IU no climatério e na pós-menopausa, sendo aparentemente seguro, eficaz e duradouro.

Com relação à bexiga hiperativa, quando há falha do tratamento conservador com fisioterapia, opta-se pelo tratamento com medicamentos. Várias classes de medicamentos são usadas para o tratamento, como anticolinérgicos, beta-agonistas e toxina botulínica.

Os medicamentos anticolinérgicos bloqueiam os receptores muscarínicos M2 (o que promove relaxamento da bexiga durante o enchimento) e M3 (que medeiam a contração da bexiga) no músculo detrusor da bexiga, inibindo suas contrações involuntárias. Efeitos adversos comuns são boca seca e constipação, porém as idosas são mais vulneráveis e podem apresentar sedação, delírio e declínio cognitivo. A fesoterodina e a solifenacina têm boas evidências para uso em idosas. A oxibutina é contraindicada em idosas frágeis em razão dos riscos de piora da função cognitiva.

O mirabegron, agente β-3-agonista, é uma novidade no tratamento de UI que promove o relaxamento muscular da bexiga e a ajuda a armazenar mais urina. Usado no tratamento da urgeincontinência, alivia os sintomas de urgência e frequência. Como o medicamento é específico do receptor β3, não causa efeito antagonista no receptor M3, o que diminui o risco de retenção urinária e os outros efeitos anticolinérgicos. Desse modo, é uma opção para as pacientes idosas que não toleram esses efeitos colaterais anticolinérgicos. A principal contraindicação seria em pacientes com hipertensão descontrolada.

A duloxetina, inibidor da recaptação de serotonina e noradrenalina, age no centro sacral da micção, aumentando a força do esfíncter e melhorando o fechamento uretral mediante a inibição parassimpática, sem interferir em seu relaxamento durante a micção. Esse medicamento pode ser indicado para as incontinências de esforço, quando não se obtém sucesso com a fisioterapia e se deseja evitar a cirurgia. A União Europeia oficializou seu uso para incontinência, apesar dos efeitos colaterais importantes relatados nos EUA, como suicídio. Segundo revisão recente da Cochrane, a duloxetina aumenta a qualidade de vida das pacientes, apesar de ter pouco impacto na cura.

Existe um sistema de prescrição adequada para pessoas idosas, o *Fit For the Aged*, que classifica os fármacos em categorias (Quadro 13.3). A maioria dos medicamentos para IU foi classificada como C (*Caution*). De todos os fármacos, apenas a fesoterodina foi classificada como B (*Beneficial*).

Algumas medicações são apontadas como de segunda linha no tratamento de pacientes jovens e precisam ser mais bem individualizadas para que seu uso seja considerado ou não em pacientes no climatério. A desmopressina é um análogo da vasopressina que pode reduzir sintomas de noctúria quando utilizada à noite. No entanto, pode causar hiponatremia e interações com outras medicações e não deve ser usada em pacientes idosos frágeis. A imipramina é um agente utilizado, mas, apesar de ser considerado útil, não existem estudos de qualidade para confirmar sua eficácia. Ela pode causar sérios efeitos tóxicos no sistema cardiovascular.

Cabe destacar que nas idosas ocorrem modificações na farmacocinética, como absorção, distribuição e me-

Quadro 13.3 Medicações para tratamento de IU – classificação de segurança e efeitos adversos

Medicações para tratamento de IU	Classificação de segurança para idosas**	Efeitos adversos
Fesoterodina	B	Boca seca, constipação
Solifenacina	*	Boca seca, constipação
Tolterodina	C	Taquicardia, boca seca, intensificação de demência
Duloxetina	B/C	Boca seca, constipação, náusea, fadiga, insônia
Milabegron	*	Boca seca, constipação, náusea, hipotensão, ITU
Desmopressina	D	Hiponatremia
Imipramina	*	Hipotensão postural, arritmia cardíaca
Oxibutina	C	Confusão mental, psicose, declínio cognitivo, taquicardia

A: benefício claro em termos de relação eficácia/segurança comprovada em pacientes idosas para determinada indicação.
B: eficácia comprovada em idosas, mas extensão limitada de efeitos e/ou preocupações de segurança.
C: segurança questionável nas idosas; devem ser evitadas na presença de muitos medicamentos; ausência de benefícios ou efeitos.
D: se possível não usar em idosas; usar substâncias alternativas.
*Sem classificação.

tabolismo, que podem influenciar a ação desses medicamentos. Essas mudanças sugerem que doses menores podem ter o efeito esperado. Além disso, devem ser levados em consideração as interações medicamentosas e os efeitos colaterais, já que 60% das pessoas com mais de 65 anos de idade tomam pelo menos um medicamento. Pensando no princípio aplicável na geriatria "subtrair antes de acrescentar", deve-se avaliar se a IU pode estar sendo causada ou agravada por algum medicamento de uso prévio. O Quadro 13.2 lista alguns medicamentos e os efeitos relacionados com a continência. Assim, antes de acrescentar uma nova medicação, o primeiro passo seria avaliar se as que já estão sendo usadas podem estar contribuindo para a UI.

A toxina botulínica, onabotulinumtoxinA, é considerada tratamento de segunda linha e indicada nos casos refratários, de difícil controle ou quando a paciente tem intolerância ao tratamento oral. A toxina pode ser injetada no músculo detrusor para diminuir as contrações involuntárias. Por não ser sistêmico, esse tipo de tratamento tem a vantagem de evitar os efeitos colaterais à distância. Não existe um protocolo definido para determinar a dosagem a ser utilizada e, nos estudos disponíveis, as indicações variam de 300UI, 200UI a 100UI, injetadas através de uretrocistoscopia em 30 diferentes locais da bexiga, acima do trígono. O efeito tem a duração de 3 a 9 meses. A retenção urinária pode ser um efeito adverso.

Para a IU de esforço que tem como causa alterações anatômicas, o tratamento é eminentemente cirúrgico, principalmente após a falha do tratamento de primeira linha com fisioterapia e as adequações comportamentais citadas.

A opção pelo tratamento cirúrgico em pacientes no climatério deve levar em consideração, além das indicações, as comorbidades prévias e as complicações pós-operatórias que possam ocasionar aumento da morbidade.

A intervenção cirúrgica pode ser considerada o tratamento mais efetivo e duradouro para a UI, principalmente quando se opta pela cirurgia minimamente invasiva.

As cirurgias retropúbicas, utilizadas com mais frequência até o início da década de 1990, podem ser realizadas por via abdominal ou laparoscópica. As técnicas mais utilizadas são a colpossuspensão à Burch e a cistopexia à Marshal-Marchetti-Krantz. Na técnica de Burch, a fáscia vaginal é fixada ao ligamento de Cooper, enquanto na de Marshal-Marchetti-Krantz o tecido periuretral é fixado no periósteo da sínfise púbica. A literatura relata altos índices de sucesso (de 70% a 90%) e durabilidade (70% a 80% em 5 anos). Ambas as técnicas são abordagens abdominais com maior morbidade: a técnica de Burch pode causar prolapso da parede posterior da vagina e enterocele devido à mudança do eixo da vagina por sua anteriorização e a técnica à Marshal-Marchetti-Krantz pode causar osteíte crônica em até 4% das pacientes.

Após o surgimento das técnicas de *sling*, as cirurgias retropúbicas abdominais ou laparoscópicas não têm sido tão largamente utilizadas, principalmente em idosas com maior morbidade. Os *slings* acarretam menos morbidade e apresentam taxas de sucesso semelhantes.

O *sling* retropúbico autólogo foi utilizado como uma opção à técnica de Burch com menos tempo operatório e de hospitalização. Nessa técnica, uma faixa da fáscia do músculo reto do abdome é introduzida por via vaginal com o objetivo de sustentar a uretra. Originalmente, a faixa é colocada no nível do colo vesical, mas alguns autores têm descrito *slings* autólogos sob a uretra média. As pacientes com *sling* de colo vesical apresentam maior dificuldade miccional e retenção urinária. Em 1998 foi lançado o *sling* retropúbico sintético livre de tensão (*Tension free Vaginal Tape* [TVT]). Nessa técnica não é necessária a abertura abdominal para retirada do tecido autólogo e sua fixação. O objetivo desse *sling* sintético é fortalecer a sustentação uretral em seu terço médio. Por ser uma técnica em que a passagem da agulha-guia é realizada às cegas no espaço retropúbico entre a bexiga e o púbis, apresenta taxas maiores de perfuração vesical e por isso é mandatória a realização de uretrocistoscopia peroperatória.

Posteriormente aos *slings* retropúbicos foi descrita outra técnica para o *sling* sintético – o transobturatório. Nessa técnica há a passagem de uma agulha-guia para a colocação da faixa de polipropileno, atravessando o forame transobturatório, o que diminui o risco de lesão vesical. Foram relatadas taxas de sucesso semelhantes às do *sling* retropúbico e taxa menor de retenção urinária.

Em 2006 foi lançada nova técnica de *sling* sintético: o *mini-sling* com incisão vaginal única. A técnica consiste na fixação do *sling* na fáscia endopélvica, próxima ao ramo do púbis, bilateralmente. Em 2011, foi publicada metanálise que concluiu que os *mini-sling*s apresentaram resultado inferior quando comparados aos *slings* retropúbicos e/ou transobturatórios.

Tratamento da incontinência de esforço recorrente

Após a intervenção cirúrgica, pode ocorrer disfunção miccional, que varia entre 2% e 25%, tornando necessária uma reabordagem cirúrgica, já que não existem evidências de que o tratamento conservador seja eficiente nesses casos. A técnica indicada para essa reabordagem não está definida na literatura e é motivo de debate entre os especialistas. Para essa decisão o médico deve considerar os sintomas e a gravidade, o tipo de cirurgia usada anteriormente e as comorbidades da paciente. Apesar de não haver consenso, o *sling* sintético retropúbico parece ser uma boa escolha. A taxa de resolução após qualquer cirurgia anterior foi de 79%, sendo de 73% após o *sling* sintético de uretra média prévio. Desse modo, a reabordagem tem taxa menor de sucesso comparada com a cirurgia inicial e risco maior de complicações intraoperatórias. Para as pacientes nas quais não está indicada a segunda cirurgia, as injeções periuretrais de agentes volumizadores podem ser uma opção menos eficiente. Esses agentes preenchem o terço médio da uretra, aumentando sua resistência e melhorando os sintomas. Existem opções, como apatita de cálcio, carbono encoberto com zircônio, polimetilsiloxano elastômero e poliacrilamida hidrogel. São necessárias injeções múltiplas, e essa técnica está indicada somente em casos muito específicos.

CONSIDERAÇÕES FINAIS

A IU nas mulheres climatéricas e na pós-menopausa pode ser considerada uma síndrome geriátrica multifatorial que deve ser abordada de maneira ampla e multidisciplinar de modo a promover maior qualidade de vida para as mulheres nessa faixa etária.

Para o tratamento da IU deve ser considerado o tipo de incontinência – de esforço, bexiga hiperativa ou mista. Devem ser analisados todos os fatores de risco para o uso de

Capítulo 13 | Tratamento da Incontinência Urinária

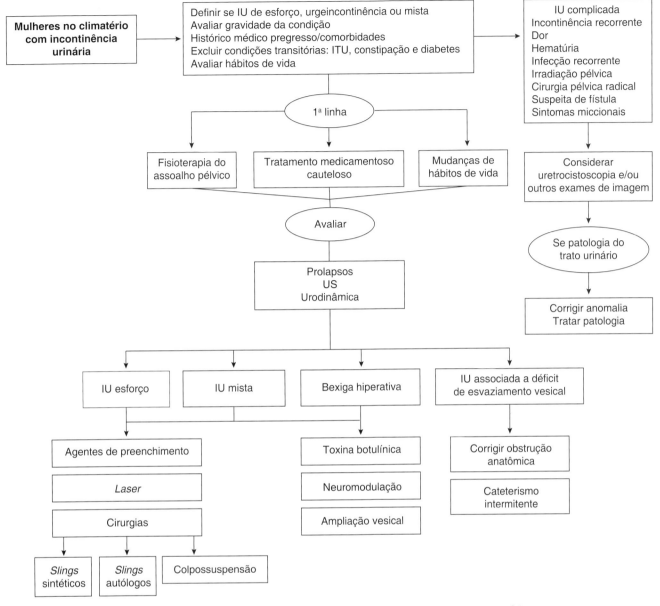

Figura 13.2 Fluxograma de tratamento para incontinência urinária no climatério.

medicações, assim como as doenças crônicas associadas. Como primeira linha de tratamento, convém sempre priorizar a cinesioterapia associada a mudanças comportamentais e à farmacoterapia. Como segunda opção, avalia-se a necessidade do tratamento cirúrgico. Novas opções de cirurgia minimamente invasiva visam reduzir as morbidades (Figura 13.2).

Leitura complementar

Capobiancoa G, Madoniab M, Morellia S et al. Management of female stress urinary incontinence: A care pathway and update. Maturitas 2018; 109:32-8.

Cardozo L, Cruz F, Lee KS et al. Pharmacological treatment of urinary incontinence. In: Abrams P, Cardozo L, Wagg A et al. Incontinence. 6. ed. Toquio: ICUD, 2016.

Chen LK, Johnson II T, Kirschner-Hermanns R et al. Incontinence in frail older persons. In: Abrams P, Cardozo L, Wagg A et al. Incontinence. 6. ed. Toquio: ICUD, 2016.

Kim M, Kreydin E. The association of serum testosterone levels and urinary incontinence in women. J Urol 2018 Feb; 199:522-7.

Parker-Autry C, Houston D, Rushing J et al. Characterizing the functional decline of older women with incident urinary incontinence. American College of Obstetricians and Gynecologists 2017.

Pergialiotis V, Prodromidou A, Perrea D, Doumouchtsis S. A systematic review on vaginal laser therapy for treating stress urinary incontinence: Do we have enough evidence. The International Urogynecological Association August 2017.

Prud'homme G, Alexander L, Orme S. Management of urinary incontinence in frail elderly women. Obstetrics Gynaecology and Reproductive Medicine 28:2.

Smith E, Shah A. Screening for geriatric syndromes falls, urinary/fecal incontinence, and osteoporosis. Clin Geriatr Med 2018; 34:55-67.

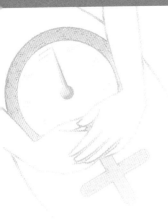

Obesidade no Climatério

Capítulo 14

Ricardo Mello Marinho
Arlene de Oliveira Fernandes

INTRODUÇÃO

Ao longo dos últimos anos, a incidência de obesidade na população geral vem aumentando como um reflexo das mudanças de hábitos na sociedade. Na última década houve aumento de 23% na frequência de excesso de peso em todos os estratos sociais. Segundo dados de 2014 do Ministério da Saúde, 52,5% dos brasileiros estão acima do peso e 17,9% estão obesos. O excesso de peso é maior entre os homens (52,6%) do que entre as mulheres (44,7%); entretanto, a taxa de obesidade entre as mulheres (16%) ultrapassa as encontradas na população masculina (15,8%).

Várias hipóteses têm sido propostas para explicar a maior prevalência da obesidade no sexo feminino, embora nenhuma delas tenha sido conclusiva.

Entre as mulheres na idade reprodutiva, 31,5% daquelas entre os 18 e os 24 anos e 48% entre os 25 e os 34 anos se encontram acima do peso. Essas taxas aumentam progressivamente com a idade, chegando a 61,8% em mulheres no climatério, entre os 45 e os 64 anos. A flutuação nas taxas de hormônios sexuais nas diferentes etapas da vida reprodutiva da mulher parece ter um papel na expansão do tecido adiposo.

Vários estudos demonstraram que a transição menopáusica está relacionada com alterações desfavoráveis na composição corporal, levando à maior deposição central de gordura e ao aumento de doenças associadas ao excesso de peso (Quadro 14.1). A maior parte dessas doenças está relacionada com a ação do tecido adiposo como órgão endócrino. Entretanto, a relação entre obesidade e doenças metabólicas é complexa.

A obesidade também tem consequências psicológicas importantes. A depressão ou sintomas depressivos são comuns em indivíduos obesos, afetando sobretudo a autoestima, com uma percepção distorcida sobre a aparência e a competência física, o que pode implicar alterações no envolvimento psicossocial.

Quadro 14.1 Condições clínicas relacionadas com o excesso de peso na mulher

Hipertensão arterial
Dislipidemia
Doença coronariana
Síndrome metabólica
Síndrome da apneia obstrutiva do sono
Doença hepática gordurosa não alcoólica
Colecistite; colelitíase

Alterações reprodutivas
    Síndrome dos ovários policísticos
    Infertilidade feminina

Doença do refluxo gastroesofágico
Diabetes tipo 2

Câncer
    Mama
    Endométrio
    Cólon
    Esôfago
    Fígado
    Rim

Osteoartrite/gota/dor crônica
Asma/doenças reativas de vias aéreas
Incontinência urinária aos esforços
Depressão
Demência

DEFINIÇÃO E CLASSIFICAÇÃO DA OBESIDADE

Segundo a Organização Mundial da Saúde (OMS), a obesidade é definida pelo acúmulo anormal ou excessivo de gordura corporal, que pode atingir níveis capazes de afetar a saúde.

Uma maneira indireta de avaliar a quantidade de gordura corporal consiste no cálculo do índice de massa corporal (IMC), definido pelo peso em quilogramas (kg) dividido

Tabela 14.1 Classificação do grau de obesidade na mulher segundo o índice de massa corporal (IMC), a medida da circunferência abdominal (CA) e o risco de comorbidades

Classificação	IMC (kg/m²)	Risco de comorbidades	CA ≤ 88cm	CA > 88cm
Sobrepeso	25 a 29,9	Aumentado	Aumentado	Alto
Obesidade – Grau 1	30 a 34,9	Moderado	Alto	Muito alto
Obesidade – Grau 2	35 a 39,9	Severo	Muito alto	Muito alto
Obesidade – Grau 3	≥ 40	Muito severo	Extremamente alto	Extremamente alto

pela estatura em metros (m) elevada ao quadrado (IMC = Peso [kg]/Estatura [m]²). A OMS preconiza como normais os valores de IMC entre 18 e 24kg/m² e define a presença de obesidade quando esses valores estão > 30kg/m² (Tabela 14.1).

A medida da circunferência abdominal (CA) tem sido apontada como melhor indicador de obesidade central ou visceral, e quando > 102cm nos homens e > 88cm nas mulheres está fortemente associada a alterações metabólicas e risco de desenvolvimento de doença cardiovascular (Tabela 14.1). A CA deve ser medida no meio da distância entre a crista ilíaca e o rebordo costal inferior. É consenso que a medida da CA deve ser avaliada de maneiras diferentes nas várias populações e grupos étnicos. Nos países da América do Sul há uma tendência a se considerar a CA aumentada quando > 90cm nos homens e > 80cm nas mulheres; entretanto, devido à miscigenação da população brasileira, recomenda-se a utilização dos valores de 102cm para os homens e 88cm para as mulheres.

O GANHO DE PESO NO CLIMATÉRIO É UMA CONSEQUÊNCIA DA MENOPAUSA OU DA IDADE?

O ganho de peso é evento comum no climatério. Em média, a mulher ganha cerca de 0,5 a 0,7kg/ano após a menopausa.

Vários estudos tentaram correlacionar o ganho de peso evidenciado nesse período às alterações hormonais decorrentes da perda da função ovariana. Entretanto, nenhum foi capaz de comprovar a participação direta do *status* reprodutivo no ganho ponderal. A maior parte da literatura que aborda esse aspecto sustenta que o aumento de peso observado no climatério é resultado principalmente da alteração no estilo de vida que acontece nessa fase da vida da mulher.

A diminuição do gasto energético decorrente da diminuição da atividade física, em geral observada nas mulheres após os 50 anos, está entre os principais fatores relacionados com o aumento do tecido adiposo, especialmente da gordura visceral. Entre outros fatores identificados na fisiopatologia do aumento de peso verificado após a menopausa estão o baixo nível socioeconômico, a multiparidade, a história familiar de obesidade, a má qualidade do sono e os fatores psicológicos. É comum o diagnóstico de depressão ou humor deprimido em mulheres nessa fase. Após a menopausa, observa-se maior vulnerabilidade à depressão, levando à insatisfação pessoal, à baixa autoestima e à compulsão alimentar periódica.

A alimentação irregular, com a ingestão de alimentos hipercalóricos de baixa qualidade nutricional, associada a aumento no tamanho das porções ingeridas, especialmente no período que antecede o sono, foi bem documentada em mulheres na transição menopáusica.

As alterações no ritmo sono-vigília, levando à má qualidade do sono, parecem contribuir para o aumento de peso na perimenopausa. Sintomas vasomotores, como fogachos, sudorese noturna, apneia obstrutiva do sono e a própria depressão, promovem a privação do sono. Essa redução do período de sono pode levar a uma fadiga crônica, o que reduz ainda mais a iniciativa da mulher para a prática de atividade física. Em um estudo que avaliou a quantidade de horas de sono em mais de 68.000 mulheres foi observado que naquelas que dormiam menos de 5 horas por noite houve aumento considerável no ganho de gordura corporal, quando comparadas às que dormiam mais de 7 horas por noite.

Apesar de a menopausa por si só não influenciar diretamente o aumento de peso corporal, a diminuição na concentração de estrogênio está bem relacionada com o aumento da gordura corporal. Em modelos animais, o *status* hormonal após a menopausa parece afetar diretamente a distribuição da gordura corporal. Em ratos, a perda da função ovariana promove aumento na quantidade de tecido adiposo e alterações metabólicas decorrentes da diminuição do gasto energético, do aumento da ingestão alimentar e da redução da atividade física.

Nas mulheres na pós-menopausa há aumento de 15% a 20% na quantidade de gordura corporal, especialmente de gordura abdominal. Apesar de o aumento progressivo de peso ocorrer com o aumento da idade da mulher, a velocidade do aumento da gordura visceral após a menopausa é três vezes maior do que o aumento do IMC, independentemente da idade. Estudos mostraram que a diminuição nas concentrações séricas de estradiol está diretamente associada ao aumento da deposição de gordura visceral, especialmente da gordura depositada no fígado.

O estrogênio desempenha um papel importante na regulação do metabolismo dos adipócitos, particularmente nos adipócitos presentes no tecido subcutâneo e na gordura visceral. Essa ação se dá por meio dos receptores de estrogênio tipo alfa (ER-α). O estrogênio, em altas concentrações, exerce uma ação antilipolítica no tecido subcutâneo (aumentando a concentração de receptores antilipolíticos α-2-adrenérgicos) e lipolítica na gordura visceral (aumentando a expressão dos receptores lipolíticos β-adrenérgicos), o que explica a distribuição ginecoide de gordura, bem como a baixa concentração de gordura abdominal observada em mulheres na pré-menopausa. O oposto ocorre quando a concentração de estradiol diminuiu após a falência ovariana.

O estradiol em altas concentrações apresenta propriedades anti-inflamatórias, enquanto seu declínio, observado após a menopausa, está relacionado com efeitos pró-oxidantes. Com o declínio da função ovariana, o tecido adiposo passa a ter importância fundamental na produção de hormônios esteroides. Um estudo recente avaliou a relação entre os androgênios endógenos e a composição corporal em mulheres na pré e pós-menopausa, sugerindo que os níveis de testosterona livre (na pós-menopausa recente) e da deidroepiandrosterona (na pós-menopausa tardia) também estão associados ao aumento na deposição central de gordura.

Além da alteração na secreção hormonal, após a menopausa há uma marcante diminuição na proteína carreadora de hormônios esteroides, a SHBG (*Sex Hormone Binding Globuline*), um importante marcador independente de resistência insulínica. Os níveis séricos de SHBG são inversamente proporcionais à quantidade de gordura visceral.

TRATAMENTO

Diante do inexorável ganho de peso observado ao final da vida reprodutiva da mulher, é necessária a intervenção de uma equipe multidisciplinar nesse processo. Programas de educação continuada que promovam alterações no estilo de vida, como aumento da prática de atividade física e orientação nutricional, são imperativos na tentativa de minimizar os riscos da obesidade nessas pacientes.

Vários estudos têm debatido se há diferença entre os diversos tipos de dieta para a perda de peso em mulheres na pós-menopausa. Foram analisadas dietas com baixo teor de gordura, baixo teor de carboidratos e alta concentração de proteínas; entretanto, nenhuma dieta específica se mostrou superior à outra com relação à perda de peso sustentada. A capacidade individual de adesão a um tipo específico de dieta deve ser considerada.

O Colégio Americano de Cardiologia (American College of Cardiology/American Heart Association Task Force on Practice Guidelines and the Obesity Society) sugere que uma redução na ingestão alimentar diária de 500 a 700Kcal (traduzida como a ingestão diária entre 1.200 e 1.500Kcal) pode levar a uma perda de peso semanal de 500 a 750mg, principalmente se associada à prática de exercícios físicos aeróbicos por 150 a 175 minutos semanais. Independentemente do resultado na perda de peso, a atividade física regular promove diminuição da gordura visceral e aumento da massa magra, alterando positivamente o metabolismo, o que, por si só, contribui para a redução de comorbidades associadas à obesidade.

A terapia hormonal (TH) com a administração de estrogênios exógenos na perimenopausa mostrou melhorar o padrão de distribuição de gordura corporal, aumentando a massa magra, reduzindo a resistência insulínica e melhorando o perfil lipídico. Entretanto, a TH não deve ser indicada como prevenção primária ou secundária de doenças cardiovasculares.

Os medicamentos para perda de peso devem ser considerados naquelas mulheres com IMC ≥ 30kg/m² ou com IMC > 27kg/m² na presença de alguma comorbidade. Esses medicamentos devem ser avaliados com parcimônia e sempre em associação a alterações no estilo de vida, e não como uma opção isolada para a perda de peso. Cabe salientar que a farmacoterapia isoladamente apresenta uma modesta eficácia para a perda de peso (perda média de 5% a 10% do peso inicial), lembrando sempre os possíveis efeitos adversos e a possibilidade de insucesso apesar da manutenção da medicação (efeito platô).

O uso de fármacos como tratamento coadjuvante pode influenciar a adesão da paciente às medidas comportamentais, já que a perda de peso ocorre de maneira mais rápida, aumentando a motivação para persistir com a dieta e a prática de atividade física.

No momento existem basicamente três tipos de medicação disponíveis para o tratamento da obesidade (Tabela 14.2):

- Fármacos de ação central que regulam a ingestão de alimentos.
- Fármacos de ação periférica que inibem a absorção alimentar.
- Fármacos que aumentam o gasto energético.

Com exceção dos inibidores da lipase, os medicamentos utilizados no tratamento da obesidade atuam principalmente na regulação do apetite, especialmente por meio da estimulação dos neurônios pró-opiomelanocortina (POMC)

Tabela 14.2 Medicamentos utilizados no tratamento da obesidade

Mecanismo de ação	Fármaco	Nome comercial	Dose máxima diária	Disponibilidade em diferentes países
Noradrenérgicos	Fentermina	Adipex Ionamin	37,5mg 30mg	EUA
	Dietilpropiona	Tenuate	75mg	América Latina
	Anfepramona	Sob prescrição controlada	120mg	América Latina
	Femproporex	Sob prescrição controlada	50mg	América Latina
	Mazindol	Sob prescrição controlada	3mg	América Latina
Noradrenérgicos + Modulador do receptor GABA	Fentermina + Topiramato	Qsymia Vivus	7,5mg/46mg	EUA
Agonista do receptor 5HT2c	Lorcasserina	Belviq	20mg	Brasil EUA
Inibidores da lipase	Orlistat	Xenical	360mg	Brasil América Latina Europa
Inibidor da recaptação da dopamina e noradrenalina + Antagonista opioide	Naltrexona + Bupropiona	Contrave	32mg/360mg	EUA Europa
Agonista GLP-1	Liraglutida	Victoza Saxenda	3mg SC	Brasil EUA Europa Canadá
Inibidor da recaptação da noradrenalina e serotonina	Sibutramina	Plenty Reductil Vazy	15mg	Brasil Rússia

localizados no núcleo arqueado, induzindo a sensação de saciedade.

No Brasil, segundo a Agência Nacional de Vigilância Sanitária (ANVISA), em publicação de 22 de junho de 2017, os medicamentos liberados para o tratamento da obesidade no Brasil são orlistat, lorcasserina, sibutramina e liraglutida.

A indicação de tratamento cirúrgico deve ser o último recurso a ser tentado em virtude dos graves efeitos adversos associados ao método. O objetivo da cirurgia é a diminuição da entrada de alimentos no tubo digestório (cirurgia restritiva) ou sua absorção (cirurgias disabsortivas) ou ambos (cirurgia mista).

A cirurgia bariátrica está indicada em indivíduos portadores de obesidade estável há pelo menos 5 anos com IMC $\geq 40kg/m^2$ ou IMC $> 35kg/m^2$ com comorbidades importantes e após insucesso do tratamento clínico adequado realizado continuamente por um período de 2 anos (Resolução CFM 1.766/05). Eventualmente, a cirurgia pode ser considerada em pacientes com complicações graves da síndrome metabólica e IMC $< 35kg/m^2$. As cirurgias bariátricas implicam a perda de 20% a 70% do excesso de peso, sendo definitivamente o método mais eficaz e duradouro para o tratamento da obesidade. A mortalidade associada ao método está em torno de 1%, sendo comuns complicações relacionadas com a má nutrição.

CONSIDERAÇÕES FINAIS

A obesidade é uma doença crônica que contribui para o comprometimento da qualidade de vida e o aumento da mortalidade geral.

A transição menopáusica é um período de aumento considerável no risco cardiovascular em razão do ganho ponderal influenciado por vários fatores, como modificação no estilo de vida, sintomas vasomotores e alterações hormonais. A compreensão desses fatores, bem como a intervenção multidisciplinar, tem um papel primordial na melhoria das condições de saúde da mulher.

Ações educativas com a participação efetiva do ginecologista no processo de identificação de sobrepeso/obesidade podem minimizar os riscos de desenvolvimento de doenças crônicas. O controle de peso tem papel essencial na saúde da mulher na perimenopausa, e a abordagem deve ser individualizada para melhor adesão ao tratamento.

Leitura complementar

Al-Zadjali M, Keller C, Larkey L, Evans B. GCC women: causes and processes of midlife weight gain. Health Care for Women International 2014; 35:1267-86.

Apovian AM, Aronne LJ, Bessesen DH et al. Pharmacological management of obesity: an Endocrine Society Clinical Practice Guideline. J Clin Endocrinol Metab 2015 Feb; 100(2):342-62.

Bitner DL, Wild RA. Clinical intervention to reduce central obesity and menopausal symptoms in women aged 35 to 55 years. Menopause 2014; 21(9):975-81.

Chedraui P. Obesity during female midlife. Climacteric 2018; 21:1-2.

Davis SR, Castelo-Branco C, Chedraui P et al. Understanding weight gain at menopause: as the Writing Group of the International Menopause Society for World Menopause Day. Climacteric 2012; 15:419-29.

Duggan C, Tapsoba JD, Wang CY et al. Dietary weight loss, exercise, and oxidative stress in postmenopausal women: a randomized controlled trial. Cancer Prev Res 2016; 9(11):835-43.

Ebrahimi-Mamaghani M, Saghafi-Asl M, Pirouzpanah S et al. Association of insulin resistance with lipid profile, metabolic syndrome, and hormonal aberrations in overweight or obese women with polycystic ovary syndrome. J Health Popul Nutr 2015; 33(1):157-67.

El Khoudary SR, Shields KJ, Janssen I et al. Cardiovascular fat, menopause, and sex hormones in women: The Swan Cardiovascular Fat Ancillary Study. J Clin Endocrinol Metab 2015; 100(9): 3304-12.

Garvey WT, Mechanick JI, Brett EM et al. and Reviewers of the AACE/ACE Obesity Clinical Practice Guidelines. American Association of Clinical Endocrinologists and American College of Endocrinology Clinical Practice Guidelines for comprehensive medical care of patients with obesity – Executive Summary 2016 AACE. Disponível em http://journals.aace.com.

Grindler NM, Santoro NF. Menopause and exercise. Menopause 2015; 22(12)1351-8.

Jarząbek-Bielecka G, Wilczak M, Potasińska-Sobkowska A et al. Overweight, obesity and female sexuality in perimenopause: a preliminary report. Prz Menopauzalny 2015; 14(2):97-104.

Kang SY, Lim GE, Kim YK et al. Association between sarcopenic obesity and metabolic syndrome in postmenopausal women: A cross-sectional study based on the Korean National Health and Nutritional Examination Surveys from 2008 to 2011. J Bone Metab 2017; 24:9-14.

Kapoor E, Collazo-Clavell ML, Faubion SS. Weight gain in women at midlife: A concise review of the pathophysiology and strategies for management. Mayo Clin Proc 2017; 92(10):1552-8.

Klisic A, Kotur-Stevuljevic J, Kavaric N et al. The association between follicle stimulating hormone and glutathione peroxidase activity is dependent on abdominal obesity in postmenopausal women. Eat Weight Disord 2016. Published on line: 23 Sep 2016.

Lobo RA, Davis SR, De Villiers TJ et al. Prevention of diseases after menopause. Climacteric 2014; 17:540-56.

Lovre D, Lindsey SH, Mauvais-Jarvis F. Effect of menopausal hormone therapy on components of the metabolic syndrome. Ther Adv Cardiovasc Dis 2016:1-11.

Naufel MF, Frange C, Andersen ML et al. Association between obesity and sleep disorders in postmenopausal women. Menopause 2018; 25(2):139-44.

Panel NCEPNE. Third Report of the National Cholesterol Education Program (NCEP) expert panel on detection, evaluation, and treatment of high blood cholesterol in adults (adult treatment panel III) final report. Circulation 2002; 106(25):3143-421.

Pimenta F, Maroco J, Ramos C, Leal I. Predictors of weight variation and weight gain in peri- and post-menopausal women. Journal of Health Psychology 2014; 19(8)993-1002.

Poirier N, France L, Dawn S, Simone L, Catherine B, Annie L, Desroches S. Postmenopausal women with abdominal obesity choosing a nutritional approach for weight loss: a decisional. Maturitas 2016. Disponível em: http://dx.doi.org/10.1016/j.maturitas.2016.08.011.

Schreiber DR, Dautovich ND. Depressive symptoms and weight in midlife women: The role of stress eating and menopause status. Menopause 2017; 24(10):1190-9.

VIGITEL Brasil, 2014. Estimativas sobre frequência e distribuição sociodemográfica de fatores de risco e proteção para doenças crônicas nas capitais dos 26 estados Brasileiros e no Distrito Federal. Disponível em http://www.saude.gov.br/promocaodasaude.

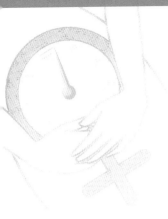

Terapia Hormonal e Câncer de Mama

Capítulo 15

João Henrique Penna Reis
Bárbara Silveira Santana

INTRODUÇÃO

Os hormônios esteroides femininos têm papel essencial no organismo da mulher, o qual vai além da regulação das funções reprodutivas, influenciando o desenvolvimento e a função de tecidos como pele, osso, fígado e sistema reticuloendotelial, dentre outros, inclusive com ação em diversos sistemas também no organismo masculino.

As mamas são órgãos muito sensíveis à ação dos hormônios gonadais, especialmente o estrogênio, e a etiologia do câncer de mama está associada a esses hormônios. Os mecanismos pelos quais os estrogênios contribuem para o processo carcinogênico são complexos; entretanto, existem evidências que confirmam que os estrogênios, em especial, promovem a proliferação de células normais e malignas da mama (Figura 15.1).

Muitos fatores de risco para o câncer de mama podem ser atribuídos a algum meio de exposição elevada ao estrogênio ou à função ovariana cíclica, como *status* menopausal e história ginecológica e reprodutiva, por exemplo, que são fatores de risco determinantes na incidência da doença, não ocorrendo antes da puberdade e tendo seu risco aumentado naquelas mulheres com período reprodutivo estendido. Outro indício da relação estreita entre a exposição hormonal e o câncer de mama é a associação da doença à obesidade, comorbidade relacionada com o hiperestrogenismo em razão da conversão periférica.

A influência da idade, também relacionada com o *status* menstrual, é nítida, sendo notada uma inflexão para baixo na curva de incidência do câncer de mama no momento da menopausa com a manutenção de um crescimento lento desde então. Nota-se que a incidência continua crescendo, mas em ritmo menor, o que ilustra a teoria de que a proliferação celular da mama é promovida pelos hormônios esteroides produzidos pela atividade ovariana cíclica e que a redução desse estímulo na menopausa evita alguns tumores. Portanto, o bloqueio

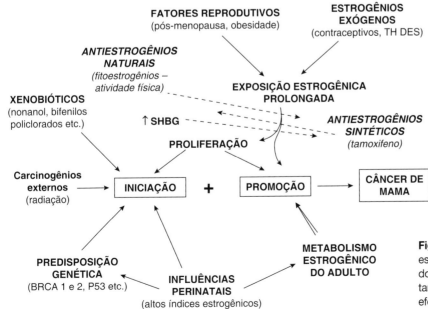

Figura 15.1 Complexidade das interações entre estrogênio e outros fatores no desenvolvimento do câncer de mama. (*As linhas inteiras representam efeitos estimulatórios, e as linhas pontilhadas, efeitos inibitórios.)

Tabela 15.1 Influência da idade da menarca e da menopausa sobre o risco de desenvolver câncer de mama

Menarca		Menopausa			
		Natural		Artificial	
Idade	RR	Idade	RR	Idade	RR
≤ 12	1,7	–	–	< 35	0,36
13	1,1	–	–	35 a 39*	0,68
14	1,0	< 45	1,0	40 a 44	0,65
15	1,0	45 a 49	1,3	45 a 49	0,70
16	0,8	50 a 55	1,6	> 50	1,00
≥ 17	0,8	> 55	1,9	–	–

*RR: risco relativo.

da atividade ovariana protege contra o câncer de mama, e o prolongamento da menacme, mesmo que artificialmente com reposição hormonal, está associado ao aumento do risco (Tabela 15.1.)

RELAÇÃO TERAPIA HORMONAL VS. CÂNCER DE MAMA

A exposição exógena aos hormônios esteroides também tem sido relacionada com o risco de câncer de mama. Na população geral, estudos demonstram que o uso de anticoncepcionais orais está francamente associado a esse risco, com redução após cessação do uso, independentemente da história familiar, da história reprodutiva, do tipo de hormônio e da duração de uso. Estudos relatam também o risco aumentado de câncer de mama naquelas mulheres na pós-menopausa em uso de terapia hormonal conjugada, apesar de não ter sido demonstrado reflexo na sobrevida dessas pacientes.

Apesar de estudos observacionais sugerirem que há aumento do risco de câncer de mama com o uso de estrogênio, especialmente por longo tempo, a magnitude do risco associado à terapia hormonal após a menopausa parecia controverso até a publicação dos resultados do estudo *Women's Health Initiative Estrogen Plus Progestin and Estrogen-Alone* (WHI), em 2003, que objetivava determinar a relação entre o uso de estrogênio, combinado à progesterona, e as características do câncer de mama e as recomendações mamográficas. Após o seguimento de 5 anos de cerca de 16.000 mulheres na pós-menopausa, com idades entre 50 e 79 anos, o diagnóstico de câncer de mama geral (245 *vs.* 185 casos, HR: 1,24, p < 0,001) e câncer de mama invasivo (199 *vs.* 150 casos, HR: 1.24, p = 0,003) foi maior no grupo de pacientes em uso de terapia hormonal do que entre as que usaram placebo. Apesar de não haver diferenças nas características histológicas do tumor, as pacientes em uso de estrogênio + progesterona apresentaram tumores em estádios mais avançados quando comparadas àquelas em uso de placebo (regional/metastático 25,4% *vs.* 16%, p = 0,04). O estudo concluiu que o uso combinado de estrogênio e progesterona, a curto prazo, aumenta a incidência da doença (Figura 15.2), a qual é diagnosticada em estádio mais avançado, quando comparado ao uso de placebo, e que também aumenta substancialmente a porcentagem de mulheres com mamografias anormais. Esses resultados sugerem que o estrogênio e a progesterona podem estimular o crescimento do câncer de mama e dificultar o diagnóstico.

Nova avaliação dos dados do estudo WHI em 2017, focado na avaliação da mortalidade dessas mulheres associada ao uso de terapia hormonal por 5 a 7 anos (média de 5,6 anos naquelas em uso de terapia combinada e de 7,2 anos nas que usaram estrogênio isoladamente), após 18 anos de seguimento, demonstrou mortalidade geral semelhante em ambos os grupos (27,1% no grupo de terapia hormonal *vs.* 27,6% no grupo placebo), sendo a tendência mantida no grupo cuja mortalidade foi atribuída ao câncer de mama (9,8% no grupo de terapia hormonal *vs* 9,0% no grupo placebo; HR: 1,03 [IC 95%: 0,95 a 1,12]). Apesar de o uso de terapia hormonal na pós-menopausa estar associado ao aumento da incidência de câncer de mama, esta não foi relacionada com o aumento da mortalidade a longo prazo. Uma das hipóteses para explicar esses resultados é o fato de que a terapia hormonal aumenta a incidência de tumores luminais, aqueles que expressam receptores hormonais e que, portanto, são sensíveis à terapia hormonal adjuvante com tamoxifeno ou inibidores da aromatase. Os tumores hormonais positivos são menos agressivos, e a grande evolução em seu tratamento resultou em taxas mais altas de cura em comparação com os tumores que não expressam receptores hormonais.

Na sequência da publicação do WHI, outro grande estudo confirmou a relação entre a terapia hormonal e o aumento da incidência do câncer de mama. O *Million Women's Study* foi um estudo observacional que investigou como diversos aspectos reprodutivos e do estilo de vida das mulheres afetam sua saúde. Foram incluídas 717.000 mulheres com mais de 50 anos que haviam utilizado terapia hormonal. Os resultados demonstraram uma relação entre o aumento da incidência e a utilização de terapia hormonal com estrogênio isolado ou em combinação. Anos mais tarde, os autores admitiram muitos erros metodológicos no estudo, o que inviabilizou a conclusão publicada. Entretanto, após a publicação desse estudo e do WHI, uma grande redução na prescrição de terapia hormonal foi observada na Europa e na América do Norte (Figura 15.3). Nos anos subsequentes, observou-se uma redução na incidência do câncer de mama, atribuída em parte a essa redução de prescrição (Figura 15.4).

Capítulo 15 | Terapia Hormonal e Câncer de Mama

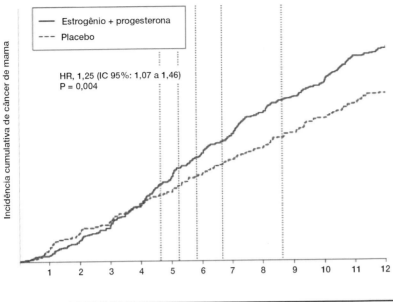

Figura 15.2 Resultados do estudo WHI.

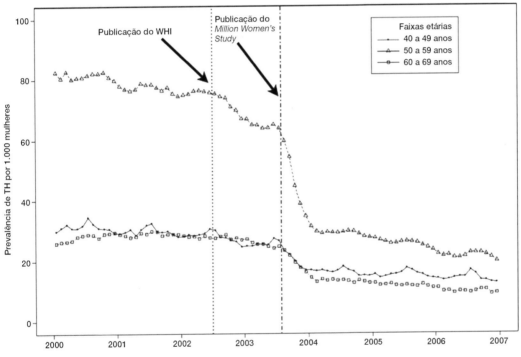

Figura 15.3 Queda na prescrição de terapia hormonal nos EUA após a publicação de grandes estudos.

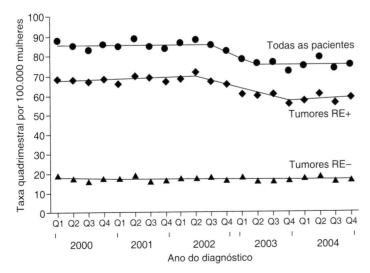

Figura 15.4 Redução da incidência de câncer de mama nos EUA após a publicação de grandes estudos epidemiológicos.

Em estudo sueco de 2017, incluindo mais de 200.000 mulheres com mais de 40 anos de idade em uso de terapia hormonal, Simin pondera que, apesar do aumento do risco de cânceres de órgãos reprodutivos femininos – mama, endométrio e ovário (*Standard Incidence Ratio* [SIR] 1,31 [IC 95%: 1,28 a 1,34]) – especialmente associados à terapia combinada, esse risco é quase equilibrado pela diminuição do risco de neoplasias gastrointestinais (SIR 0,90 [IC 95%: 0,86 a 0,94].

Com base nas dúvidas surgidas a partir do WHI em 2003 sobre o impacto da terapia hormonal após a menopausa no risco de subtipos tumorais específicos e os limiares de uso que conferem elevação no risco, Li e cols. avaliaram a associação entre o uso de hormônios após a menopausa e o risco de carcinoma ductal invasor e carcinoma lobular invasor. Os achados descrevem aumento do risco de carcinoma lobular nos grupos que usaram terapia hormonal combinada (estrogênio + progesterona – risco de 2,3 vezes [IC 95%: 1,7 a 3,2]) e estrogênio isolado (1,6 vez [IC 95%: 1,1 a 2,2]), mas não foi avaliada a relação de risco com carcinoma ductal de mama. A relação de aumento de risco ocorreu após 3 anos no grupo que usou terapia combinada, enquanto no grupo que usou apenas estrogênio o risco maior foi observado após 9 anos. Os achados desse estudo reforçam a ideia de que tumores lobulares são mais suscetíveis à ação hormonal, especialmente em pacientes na pós-menopausa.

Um reexame crítico do WHI levou à observação de uma idade média de participantes de 63 anos e de que poucas mulheres apresentavam sintomas, o que pode indicar que os resultados do estudo podem não se aplicar a mulheres mais jovens e sintomáticas logo após a menopausa. Objetivando integrar informações relacionadas com a terapia hormonal conjugada ou com estrogênio isolado por até 5 anos nesse grupo específico de pacientes, Stanten descreve em sua revisão de 2014 que o uso isolado de estrogênio não afeta o risco de mulheres mais jovem que iniciam o tratamento próximo à menopausa, mas diminui o risco em mulheres mais velhas, enquanto ambos os grupos etários apresentam risco aumentado com o uso de terapia com estrogênio associado ao progestogênio, em que o risco entre as pacientes mais jovens é menor, especialmente naquelas com baixo risco avaliado em modelo matemático de risco (modelo de Gail). O efeito da terapia hormonal por até 5 a 7 anos no risco de câncer de mama parece ter relação com a ação do hormônio em doença preexistente, oculta ou não diagnosticada, e apenas 6% desses tumores ocorrem a partir de uma neogênese. Em conclusão, o autor acredita ser razoável que as mulheres que considerem a terapia hormonal após a menopausa tenham seu risco subjacente avaliado rotineiramente antes de tomarem uma decisão terapêutica visando a uma abordagem individualizada com base nas nuances do tratamento dos sintomas perimenopausa e nos fatores individuais da paciente.

Em revisão de dados clínicos históricos e mais recentes, Mirkin descreve em seu artigo que o uso de terapia hormonal com substâncias naturais combinando progesterona (P4) e estradiol (E2), por se tratar de substâncias endógenas, resulta em desfechos favoráveis na pós-menopausa, com a progesterona prevenindo a hiperplasia endometrial e o estrogênio ajudando no alívio de sintomas vasomotores e melhorando a qualidade de vida das pacientes. Além disso, o risco de câncer de mama não parece aumentar com o uso de hormônios naturais, como mostrado naqueles sintéticos em grandes estudos, e nenhum efeito prejudicial de P4 na terapia hormonal foi encontrado em desfechos relacionados com a doença cardiovascular. Entretanto, essas observações carecem de comprovação mais robusta em grandes estudos controlados.

As pacientes com mutação de gene BRCA, associada ao aumento do risco de câncer de mama e ovário, muitas vezes são submetidas à cirurgia redutora de risco, englobando a ooforectomia bilateral, experimentando assim sintomas climatéricos precocemente, além de outras consequências em sua saúde relacionadas com a redução abrupta dos hormônios ovarianos. Em virtude das incertezas acerca do impacto da terapia hormonal nessas pacientes, Kotsopoulos e cols. conduziram um estudo prospectivo em que avaliaram a questão. Foram acompanhadas por 7 anos mais de 870 pacientes portadoras de mutação BRCA1 submetidas à cirurgia redutora de risco com ooforectomia bilateral, divididas em dois grupos homogêneos: submetidas ou não à terapia hormonal. O uso de terapia hormonal não foi associado ao aumento do risco de câncer de mama nessas pacientes (HR: 0,97 [IC 95%: 0,62 a 1,52, p = 0,89]), independentemente do tipo de hormônio usado, quando comparado ao não uso. Após 10 anos de seguimento, a incidência acumulada de câncer de mama foi de 12% naquelas que fizeram uso de estrogênio isolado comparada a 22% daquelas com uso de estrogênio associado a progesterona, reforçando que, apesar de o uso de terapia hormonal nesse grupo ímpar de pacientes ser seguro com relação ao risco de câncer de mama, o possível efeito adverso da terapia contendo progesterona justifica um estudo mais aprofundado.

MANEJO DOS SINTOMAS CLIMATÉRICOS NA PACIENTE COM CÂNCER DE MAMA

Cerca de 25% das mulheres com diagnóstico de câncer de mama anualmente se encontram em idade pré-menopausa no momento do diagnóstico, e a maioria delas perderá a função ovariana mais cedo durante o tratamento sistêmico, geralmente gonadotóxico, experimentando sintomas climatéricos importantes, e o manejo dessas pacientes se mostra um desafio.

O estrogênio tem efeito efetivo nos sintomas climatéricos em pacientes na perimenopausa, em especial sobre os fogachos, e sua duração varia de 1 a 3 anos. Em pacientes com útero, a progesterona é rotineiramente adicionada, visando à proteção endometrial. Entre as contraindicações absolutas ao uso de estrogênio encontra-se "história pessoal de câncer de mama", que se mantém apesar de revisões sistemáticas terem sugerido que a terapia hormonal não tem relação com o aumento do risco de recorrência de câncer de mama. O estudo *Hormonal Replacement Therapy after Breast Cancer Diagnosis – Is it Safe?* (HABITS), de 2004, que acompanhou por cerca de 5 anos mais de 400 pacientes com história de câncer de mama submetidas ou não à terapia hormonal para tratamento de sintomas climatéricos por 2 anos, sugere que o uso de terapia hormonal é prejudicial por aumentar as taxas de recidiva, mas esse estudo foi encerrado precocemente. Novos eventos de câncer de mama foram relatados com maior frequência naquelas pacientes submetidas à terapia hormonal em comparação com aquelas com sintomas abordados de maneira não hormonal (RR: 3,3 [IC 95%: 1,5 a 7,4]) independentemente de características tumorais, como *status* de receptor de estrogênio ou progesterona. O estudo randomizado de Estocolmo relata, em contraste, que não houve aumento do risco de recorrência do câncer de mama.

O estudo *Livial Intervention Following Breast Cancer: Eficacy, Recurrence and Tolerability Endpoints* (LIBERATE) avaliou o uso de tibolona nesse grupo especial de pacientes e foi interrompido precocemente em decorrência do aumento de eventos relacionados com câncer de mama no grupo que recebeu a medicação. Mais de 3.000 pacientes com história pessoal de câncer de mama foram randomizadas em grupos com uso ou não da medicação, e os resultados foram desfavoráveis ao uso de tibolona após seguimento de 3 anos (15,2% das pacientes do grupo ativo apresentaram recorrência, enquanto no grupo de controle a taxa foi de 10% [RR: 1,40 [IC 95%: 1,14 a 1,70]), resultado agravado pelo fato de a recorrência à distância entre os grupos ter sido consideravelmente maior no grupo tibolona.

Como alternativas terapêuticas para o manejo dos sintomas vasomotores pode ser ressaltado o uso de antidepressivos inibidores seletivos da recaptação da serotonina, inibidores da recaptação da serotonina e noradrenalina, gabapentina, pregabalina e clonidina (Quadro 15.1).

Pode-se lançar mão de métodos complementares e alternativos para o manejo dessas pacientes, especialmente daquelas com queixa de sintomas vasomotores, como atividade física regular e acupuntura que, apesar dos dados conflitantes nos estudos, tendem a apresentar resultados satisfatórios.

Quanto à eficácia de agentes hormonais tópicos no controle da atrofia vulvovaginal e dos sintomas relacionados, apesar de estudos descreverem que não há aumento do risco de recorrência com o uso de estrogênios tópicos por 1 ano, outros descrevem que cremes à base de progesterona foram mais comumente associados à absorção sistêmica, assim como os anéis em menor quantidade, não havendo dados que embasem seu uso com segurança.

Como alternativa ao estrogênio tópico para o tratamento da atrofia vaginal é indicado o uso de hidratantes à base de policarbofila e lubrificantes à base de água, visando à redução do desconforto durante as relações sexuais. Os dados sustentam que a deidroepiandrosterona (DHEA) diminui a secura vaginal e reduz o desconforto associado à atividade sexual sem aumentar os níveis de estrogênio sistêmicos em mulheres com secura vaginal que não têm câncer de mama. Em mulheres com histórico de câncer, um estudo randomizado, duplo-cego, com ensaio clínico controlado por placebo, descrito por Barton e Goetsch, considerou a DHEA segura e útil em mulheres com secura vaginal e/ou dispareunia. No entanto, mais estudos são necessários sobre esse tema.

Convém permanecer atento a outros distúrbios associados à perimenopausa, como depressão, osteoporose e doenças cardiovasculares, que merecem investigação e abordagem adequadas.

CONSIDERAÇÕES FINAIS

A relação entre os hormônios esteroides sexuais e o câncer de mama está bem estabelecida. O emprego da terapia hormonal para o tratamento de sintomas climatéricos

Quadro 15.1 Terapia não hormonal para fogachos em pacientes na perimenopausa

Agente	Notas
Venlafaxina	Associada a náuseas e vômitos, e sua retirada exige escalonamento cuidadoso
Desvenlafaxina	Resultados semelhantes aos de outros antidepressivos
Paroxetina	Evitar em pacientes em uso de tamoxifeno
Citalopram	Primeira linha para a maioria das pacientes
Escitalopram	Primeira linha para a maioria das pacientes
Gabapentina	Útil especialmente em pacientes com sintomas noturnos
Pregabalina	Mais caro e menos útil do que a gabapentina

está associado a pequeno aumento do risco de desenvolvimento de câncer de mama. Atualmente, busca-se uma medicina mais personalizada, segura e eficaz, e é sob essa diretriz que a decisão quanto ao uso da terapia hormonal deve ser considerada. Os sintomas climatéricos são individuais no que se refere à incidência, aos tipos de sintomas, à intensidade e à duração, devendo o impacto individual desses sintomas na qualidade de vida da paciente ser ponderado em relação aos riscos secundários ao tratamento hormonal e à tolerância da paciente em questão. Trata-se de uma decisão que exige a participação ativa e bem informada da paciente sem posicionamentos dogmáticos genéricos e inflexíveis. A qualidade de vida, a segurança e a individualização dos casos são as diretrizes fundamentais da conduta médica ponderada e responsável nesse importante tema da saúde da mulher.

Leitura complementar

Barton DL, Sloan J, Shuster LT et al. Impact of vaginal dehydroepiandosterone (DHEA) on vaginal symptoms in female cancer survivors: Trial N10C1 (Alliance). J Clin Oncol 2014; 32(suppl 5).

Boyle P. Epidemiology of breast cancer. Bailliere's Clin Oncol 1988; 2:1-57.

Chlebowski RT, Hendrix SL, Langer RD et al. Influence of estrogen plus progestin on breast cancer and mammography in healthy postmenopausal women: the Women's Health Initiative Randomized Trial. JAMA 2003; 289:3243-53.

Collaborative Group on Hormonal Factors in Breast Cancer. Breast cancer and hormonal contraceptives: collaborative reanalysis of individual data on 53,297 women with breast cancer and 100,239 women without breast cancer from 54 epidemiological studies. Lancet 1996; 347:1713-27.

Goetsch MF, Lim JY, Caughey AB. A practical solution for dyspareunia in breast cancer survivors: a randomized controlled trial. J Clin Oncol 2015; 33:3394-400.

Holmberg L, Anderson H. HABITS (Hormonal replacement therapy after breast cancer – Is it safe?), a randomised comparison: trial stopped. Lancet 2004; 363:453-5.

Kenemans P, Bundred NJ, Foidart JM et al. LIBERATE Study Group: Safety and efficacy of tibolone in breast cancer patients with vasomotor symptoms: a double-blind, randomised noninferiority trial. Lancet Oncol 2009; 10:135-46.

Kotsopoulos J, Gronwald J, Karlan BY et al. Hormone replacement therapy after oophorectomy and breast cancer risk among BRCA1 mutation carriers. JAMA Oncol 2018.

Li CI, Daling JR, Haugen KL, Tang MTC, Porter PL, Malone KE. Use of menopausal hormone therapy and risk of ductal and lobular breast cancer among women 55–74 years of age. Breast Cancer Res Treat 2014; 145:481-89.

MacMahon B, Cole P, Brown J. Etiology of human breast cancer: a review. JNCI 1973; 50:21-42.

Majithia N, Loprinzi CL, Ruddy KJ. Management of menopause in the breast cancer patient. In: Bland K, Copeland EM, Klimberg VS, Gradishar WJ. The breast: Comprehensive management of benign and malignant diseases, 5. ed. Elsevier, 2018.

Mansons JE, Aragaki AK, Rossouw JE et al. Menopausal hormone therapy and long-term all-cause and cause-specific mortality: The Women's Health Initiative Randomized Trials. JAMA 2017; 318(10):927-38.

Mirkin S. Evidence on the use of progesterone in menopausal hormone therapy. Climacteric 2018; 21.

Santen RJ. Menopausal hormone therapy and breast cancer. Journal of Steroid Biochemistry & Molecular Biology 2014; 142:52-61.

Simin J, Tamini R, Lagergren J, Adami HO, Brusselaers N. Menopausal hormone therapy and cancer risk: An overestimated risk? European Journal of Cancer 2017; 84:60-8.

von Schoultz E, Rutqvist LE. Menopausal hormone therapy after breast cancer: the Stockholm randomized trial. J Natl Cancer Inst 2005; 97:533-5.

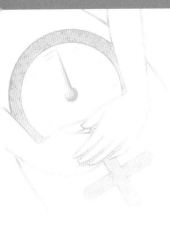

Terapia Hormonal e Câncer de Ovário e Endométrio

Capítulo 16

Agnaldo Lopes da Silva Filho
Rívia Mara Lamaita

INTRODUÇÃO

Um número significativo de mulheres com câncer ginecológico vai ser curado e sobreviver a longo prazo. Desse modo, o manejo dos sintomas da menopausa otimiza a qualidade de vida nas sobreviventes de câncer. A terapia hormonal em pacientes selecionadas pode ser apropriada. Cerca de 30% a 40% das mulheres com câncer ginecológico estão na pré ou perimenopausa. Entre aquelas com câncer de endométrio, 25% estão na pré-menopausa ao diagnóstico, e a incidência de câncer de ovário em mulheres de 20 a 49 anos de idade é de 9 a 12 por 100.000 mulheres.

O tratamento de câncer ginecológico geralmente envolve cirurgia, terapia sistêmica e/ou radioterapia. Essas terapias costumam resultar em perda da função ovariana e na menopausa induzida. A menopausa induzida foi a expressão sugerida pela Sociedade da Menopausa da América do Norte (NAMS) para definir a cessação da menstruação após ooforectomia bilateral ou ablação iatrogênica da função ovariana resultante de quimioterapia ou radioterapia pélvica.

O início dos sintomas pode ocorrer dias após a ooforectomia e em até 12 semanas após o início da radioterapia pélvica. A sintomatologia da menopausa induzida é geralmente mais intensa do que aquela associada à menopausa natural em razão do início repentino de sintomas, da idade mais jovem e de seus efeitos em problemas físicos e psicológicos comuns à terapia oncológica, como preocupações com a imagem corporal e a disfunção sexual. Nessas pacientes, a menopausa induzida pode acarretar resultados adversos para a saúde, incluindo doenças cardiovasculares, osteoporose e comprometimento cognitivo. A deficiência estrogênica pode ainda resultar em sintomas vasomotores, como secura vaginal, fadiga e mudanças de humor, afetando negativamente a qualidade de vida.

O manejo dos sintomas climatéricos é fundamental para otimizar a qualidade de vida. A estrogenoterapia é considerada o tratamento mais eficaz para sintomas vasomotores, além do benefício apresentado em relação à osteoporose e à doença cardiovascular. No entanto, a potencial estimulação hormonal desses tumores, tecido endometrial residual e o risco de câncer de mama constituem uma preocupação com a segurança da terapia hormonal nessa população. A decisão de indicar ou contraindicar a terapia hormonal em pacientes sobreviventes de câncer deve ser fundamentada nas melhores evidências disponíveis.

CÂNCER DE OVÁRIO

O câncer de ovário é o sétimo câncer mais comum entre as mulheres globalmente. Na população geral, 1,4% das mulheres vai apresentar câncer de ovário e 1% irá a óbito por essa condição. Em 2016 foram estimados 22.280 novos casos e 14.240 mortes por esse tipo de câncer nos EUA, e menos de 40% das mulheres acometidas foram curadas. Segundo dados do Instituto Nacional de Câncer (INCA), estimam-se no Brasil 6.150 novos casos e cerca de 3.283 mortes a cada ano. A maioria dos tumores malignos de ovário é diagnosticada em estádios avançados em virtude da falta de sintomas específicos nos estádios iniciais. Apesar do grande esforço para identificar uma abordagem eficaz para o rastreamento desse câncer, até o momento nenhum teste se mostrou capaz de reduzir a mortalidade por essa neoplasia.

Os dados recentes referentes à carcinogênese do câncer de ovário, à epidemiologia, aos fatores de risco, às características clínicas, aos aspectos moleculares e genéticos, à história natural e aos mecanismos de disseminação possibilitam que o carcinoma invasor de ovário, peritônio e tuba uterina seja abordado como uma entidade clínica.

A etiologia dos tumores ovarianos permanece desconhecida, apesar de diversas teorias e de muitos estudos tentarem elucidar as relações entre causa e efeito. Acredita-se que a origem das neoplasias ovarianas esteja relacionada com um conjunto de fatores, como os ambientais, reprodutivos, alimentares e infecciosos, à exposição a agentes teratogênicos e a questões genéticas e endócrinas. Atualmente, o câncer de ovário é considerado um grupo de patologias com diferenças clínico-patológicas significativas em razão da grande heterogeneidade molecular e dos comportamentos biológicos distintos. Com o emprego de estudos moleculares foi observado que os vários tipos histológicos podem ser encarados como entidades distintas com diferentes vias de patogênese, distinto comportamento biológico e diferente resposta ao tratamento.

Dois modelos teóricos são descritos para a carcinogênese do câncer de ovário: um de origem no epitélio da superfície ovariana e o outro modelo de origem na tuba uterina. A origem tubária do carcinoma seroso de ovário, a partir da porção intraepitelial da tuba uterina, tem sido proposta por alguns autores. A implantação direta de células do epitélio das fímbrias da tuba na superfície do ovário, em áreas de epitélio roto pela ovulação, formaria cistos de inclusão com posterior transformação para carcinoma seroso de baixo ou alto grau histológico.

Existem dois diferentes tipos de carcinomas serosos de ovário: o de baixo e o de alto grau. O carcinoma seroso bem diferenciado, ou de baixo grau, é eventualmente associado a áreas de tumor *borderline* e adenoma e costuma ter progressão lenta e bom prognóstico. No entanto, mais frequentemente o carcinoma seroso se apresenta com alto grau histológico, com acentuada atipia celular, arquitetura papilífera, áreas em arranjo glandular, cribriforme, microcístico, sólido ou trabecular, sendo geralmente diagnosticado em estádios avançados e com evolução desfavorável. Os tumores *borderline* podem ser serosos ou mucinosos e constituem 10% dos tumores epiteliais de ovário, estando associados, na maioria dos casos, a melhor prognóstico. Os outros tipos histológicos de carcinoma de ovário são mais raros. Os carcinomas mucinosos do ovário são menos frequentes, correspondendo a menos de 5% dos carcinomas e sendo geralmente bem diferenciados e diagnosticados em estádios iniciais. Os carcinomas endometrioides e de células claras também são frequentemente diagnosticados em estádios iniciais.

Hormônios e câncer de ovário

A incidência de câncer de ovário aumenta com a idade, sendo mais prevalente na sexta e sétima décadas de vida. A média de idade ao diagnóstico é de 63 anos, e mais de 70% das pacientes apresentam doença avançada ao diagnóstico inicial. A nuliparidade ou idade materna > 35 anos se associam a risco aumentado de câncer de ovário. A terapia hormonal em mulheres climatéricas e a doença inflamatória pélvica podem aumentar o risco. Existe uma associação entre câncer de ovário endometrioide e endometriose, porém as evidências atuais são insuficientes para concluir se essa associação se dá por casualidade ou pelo fato de as duas doenças terem fatores de risco e patogenicidade em comum.

Os principais fatores de proteção para o câncer de ovário são os contraceptivos orais, a gravidez, a amamentação e a ligadura de trompas. Partos com idade materna < 25 anos, uso de anticoncepcionais orais e amamentação estão associados à diminuição de 30% a 60% do risco de câncer de ovário. A obesidade não parece estar associada aos tipos mais agressivos de câncer de ovário. Fatores ambientais estão sendo investigados, mas até o momento não está claro se há associação desses fatores à carcinogênese ovariana.

Evidências da terapia hormonal e câncer de ovário

Embora a maioria dos cânceres epiteliais de ovário não superexpresse receptores de estrogênio e progesterona, alguns estudos têm sugerido que os hormônios esteroides podem desempenhar um papel em seu desenvolvimento. No entanto, os dados são escassos e não forneceram evidências convincentes sobre o papel do estrogênio na carcinogênese ovariana. As evidências sobre o uso de terapia hormonal em pacientes com câncer de ovário não demonstraram risco maior de recorrência.

Uma metanálise de seis estudos, envolvendo 1.521 mulheres com câncer epitelial de ovário, sendo 451 submetidas à estrogenoterapia e 1.070 não expostas à terapia hormonal, mostrou redução significativa nas mortes relacionadas com o câncer de ovário no grupo de mulheres em terapia hormonal (OR = 0,47; IC 95%: 0,28 a 0,80). Os estudos incluídos na presente revisão sistemática não relataram diferença significativa na sobrevida global e nas taxas de sobrevida livre de doença entre as mulheres que receberam terapia hormonal e controles. Esses dados devem ser interpretados com cautela, uma vez que a maioria dos estudos incluídos foi observacional e muitos apresentaram limitações metodológicas. Dessa maneira, as evidências atuais sugerem que o uso de terapia hormonal em pacientes com câncer epitelial de ovário não aumenta as taxas de recorrência desse tipo de câncer e pode ser apropriado naquelas com sintomas climatéricos.

Algumas situações especiais devem ser consideradas na indicação de terapia hormonal em mulheres com câncer de ovário:

- **Status dos receptores de estrogênio e progesterona:** sugere-se cautela na indicação de terapia hormonal em mulheres com tumores ovarianos com superexpressão de receptores de estrogênio e progesterona.
- **Tumores de células germinativas:** não existem evidências para contraindicar a terapia hormonal em mulheres jovens com tumores ovarianos de células germinativas em menopausa induzida.
- **Tumores da granulosa:** esses tumores secretam hormônios esteroides e representam o tipo mais comum de tumores do estroma ovariano. Representam neoplasias hormônio-dependentes e são endocrinologicamente ativos. Embora não existam estudos para apoiar ou contraindicar a terapia hormonal, é recomendável evitar seu uso.
- **Tumores com baixo potencial de malignidade:** também podem ser tratados com agentes antiestrogênicos e existem poucos dados na literatura sobre a segurança da terapia hormonal nesses casos.

As mutações dos genes BRCA1/2 podem se manifestar em uma ampla variedade de condições clínicas, incluindo câncer de mama e de ovário em mulheres e câncer de mama e de próstata em homens, bem como outros tipos de cânceres mais raros, como o de pâncreas. Cerca de 10% a 15% dos casos de câncer de ovário e aproximadamente 20% dos de alto grau são decorrentes de mutações nos genes BRCA1 e BRCA2. Além das mutações germinativas, mutações somáticas nesses genes podem produzir tumores que agem como deficientes em BRCA. A salpingooforectomia redutora de risco em mulheres com mutação BRCA1 e/ou BRCA2 pode reduzir o risco de câncer de ovário, tuba uterina e peritônio em 71% a 96%, além da diminuição de 50% a 68% no risco de câncer de mama. Apesar das limitações dos estudos observacionais retrospectivos e prospectivos e da necessidade de estudos randomizados e controlados, a terapia hormonal a curto prazo não parece ter um efeito adverso nos resultados oncológicos em portadoras de mutação BRCA1 e BRCA2 sem história pessoal de câncer de mama.

CÂNCER DE ENDOMÉTRIO

O câncer de endométrio constitui uma neoplasia cuja incidência vem aumentando em razão da obesidade e do aumento da expectativa de vida entre as mulheres. Em aproximadamente 70% das pacientes com adenocarcinoma do endométrio, a neoplasia está confinada ao útero no momento do diagnóstico, o que promove uma sobrevida considerável. No entanto, a abordagem do câncer de endométrio vem se tornando mais complexa nos últimos anos. As mudanças na classificação histológica têm influenciado as condutas cirúrgicas, as terapias adjuvantes e o prognóstico das pacientes. As evidências sugerem que a taxa de mortalidade por câncer de endométrio aumentou mais significativamente do que sua incidência. O crescimento da mortalidade pode ser atribuído a aumento da taxa de cânceres de estádios avançados, tipos histológicos de alto risco e ocorrência em mulheres com faixa etária mais avançada.

Trata-se da malignidade mais comum do trato genital feminino nos EUA, com uma estimativa anual de 54.870 novos casos e 10.170 mortes. Cerca de 75% dos casos são diagnosticados em estádios precoces, com sobrevida em 5 anos de 75%. O câncer de endométrio é mais comum na pós-menopausa, na sexta e sétima décadas de vida. Para o ano de 2016, no Brasil, eram esperados 6.950 casos novos de câncer do corpo do útero com risco estimado de 6,74 casos a cada 100.000 mulheres.

Histórica e biologicamente, o câncer de endométrio é classificado em duas categorias. Os tumores do tipo 1 constituem cerca de 80% dos carcinomas endometriais e incluem o adenocarcinoma endometrioide, surgindo a partir do epitélio glandular, usualmente a partir de uma área de hiperplasia atípica. Adenocarcimomas de endométrio concomitante podem ser encontrados em até 50% dos casos de hiperplasia atípica severa e estão associados a obesidade, nuliparidade, resistência à insulina e estímulo estrogênico, como o uso de estrogênio isolado ou tumores de células da granulosa. O subtipo mais comum é o adenocarcinoma de baixo grau, endometrioide, diploide, receptor hormonal-positivo e associado a bom prognóstico. Esses tumores frequentemente exibem mutações no gene supressor de tumor PTEN, oncogene *k-ras* e genes de reparo e costumam ser receptores-positivos para estrogênio e progesterona. A via PIK3CA é mais frequentemente alterada, havendo mutações em mais de 90% das lesões. Mutações do KRAS podem ocorrer em cerca de 20% dos casos, e 12% dos tumores contêm mutação do FGFR2.

Os tumores do tipo 2 incluem os serosos, de células claras, carcinomas espinocelular e indiferenciado e carcinossarcoma. São menos comuns, mais agressivos e de pior prognóstico. Não estão associados aos mesmos fatores de risco do tipo 1. Com frequência, esses tumores ocorrem em mulheres com idade mais avançada. No nível molecular, as mutações do gene supressor tumoral p53 são comuns. A disseminação transperitoneal é constantemente vista com um padrão de propagação semelhante ao do câncer de ovário. O câncer endometrial do tipo 2 é descrito como não endometrioide, de alto grau, aneuploide, com mutação do gene p53, tumores receptor hormonal-negativos que são associados a alto risco de metástases e a pior prognóstico. Incluem uma variedade de subtipos histológicos, cada uma com características moleculares e genômicas distintas.

Hormônios e câncer de endométrio

Constituem fatores de risco para o câncer de endométrio: aumento dos níveis de estrogênio (causado por obesidade, diabetes e dieta de alto teor de gordura), menarca precoce, nuliparidade, menopausa tardia, síndrome de Lynch, idade avançada ($\geq$ 55 anos) e uso do tamoxifeno. A relação entre diabetes e câncer endometrial é controversa.

A obesidade é responsável por cerca de 40% dos casos de câncer endometrial nos países desenvolvidos. A obesidade afeta a produção de peptídeos, como insulina, IGF-1 e SHBG, além dos hormônios esteroides como estrogênio, progesterona e androgênio. É provável que a exposição prolongada a níveis altos de estrogênio e insulina associada à obesidade possa contribuir para o desenvolvimento do câncer de endométrio. A obesidade na menopausa acarreta um estado de produção excessiva de estrogênio em virtude da conversão periférica de estrogênio no tecido adiposo a partir de androgênios secretados pelas glândulas suprarrenais e estroma ovariano através da enzima aromatase. A exposição prolongada ao estrogênio irá causar uma mudança contínua no endométrio, ocasionando desde um endométrio proliferativo até hiperplasia, pólipos e carcinoma.

Evidências da terapia hormonal e câncer de endométrio

A maioria das neoplasias malignas de endométrio tem histologia endometrioide, é de baixo grau e é considerada estrogênio-dependente. Nesse contexto, a terapia hormonal paras essas mulheres poderia ser considerada inapropriada. No entanto, não existem evidências que associem o uso de terapia hormonal a taxas mais altas de recorrência ou comprometimento da sobrevida em mulheres com adenocarcinoma endometrioide de baixo grau. Por outro lado, não há dados para orientar o uso de terapia hormonal em pacientes com câncer de endométrio de alto grau não dependentes de estrogênio, incluindo pacientes com carcinossarcomas.

Embora nenhum dado científico demonstre o efeito prejudicial da terapia hormonal em sobreviventes de câncer de endométrio, muitos médicos continuam relutantes em sua prescrição para essas pacientes, alegando preocupação com o uso de estrogênio como fator etiológico importante para essa neoplasia. Vários estudos clínicos avaliaram a terapia hormonal em mulheres sobreviventes de câncer de endométrio e não evidenciaram risco aumentado de recorrência ou mortalidade. Ao contrário, alguns estudos revelaram aumento da sobrevida com terapia de reposição de estrogênio. Não foi evidenciado benefício adicional com o acréscimo de progestogênios, em terapia hormonal combinada, embora os estudos sejam limitados.

Uma metanálise sugere que, embora embasada principalmente em estudos observacionais, a literatura não oferece suporte para uma associação entre o uso de terapia hormonal e o risco de recorrência de câncer de endométrio (OR: 0,53; IC 95%: 0,30 a 0,96). Outro estudo não randomizado, envolvendo 222 pacientes com câncer de endométrio, mostrou que mulheres tratadas com terapia hormonal apresentaram sobrevida global significativamente maior e sem progressão em comparação àquelas sem estrogenoterapia. A seleção de mulheres mais saudáveis e mais jovens para iniciar terapia hormonal poderia explicar o efeito protetor dessa terapia na recorrência em sobreviventes de câncer de endométrio.

Desse modo, os estudos sugerem que o uso de terapia hormonal não aumenta o risco de recorrência em mulheres com câncer de endométrio nos estádios I e II, embora se baseiem principalmente em estudos retrospectivos. Embora os resultados não excluam completamente a possibilidade de a terapia hormonal aumentar o risco de recorrência, eles sugerem que a magnitude desse risco não é grande. O efeito positivo da terapia hormonal sobre a qualidade de vida parece superar a suspeita infundada de um risco aumentado de recorrência.

Algumas situações especiais devem ser consideradas na indicação de terapia hormonal em mulheres com câncer de endométrio. Não existem evidências para orientar seu uso nas seguintes situações:

- **Câncer de endométrio não estrogênio-dependente:** alto grau e carcinossarcoma.
- **Sarcomas:** sarcoma endometrial estromal, leiomiossarcomas e adenossarcomas.

ALTERNATIVAS NÃO HORMONAIS

Os sintomas vasomotores leves podem ser aliviados por meio de medidas comportamentais simples, como redução da temperatura ambiente, roupas adequadas e evitar álcool, tabaco, cafeína e alimentos picantes. Antidepressivos e anticonvulsivantes são frequentemente prescritos, sem indicação de bula, para amenizar os sintomas vasomotores. A paroxetina (7,5mg/dia), a venlafaxina (75mg/dia) e a gabapentina (900 a 1.200mg/dia) podem ser úteis para minimizar os fogachos. Não existem evidências sobre a segurança do uso de fitoestrogênios em mulheres sobreviventes ao câncer de ovário e endométrio.

Em pacientes com câncer ginecológico, a atrofia urogenital pode resultar de menopausa cirúrgica, radioterapia e/ou quimioterapia. Essa condição pode se associar à redução da proteção mecânica, à fragilidade da mucosa, à secura vaginal, ao prurido e à ardência, além da possibilidade de dispareunia, cistites e incontinência urinária. O promestrieno, uma molécula de estradiol que sofreu a adição de dois radicais ésteres, é uma opção para a atrofia urogenital. Apresenta efeitos tróficos somente locais, sendo a molécula incapaz de atravessar a camada epitelial da vagina e não alcançando a circulação sanguínea. A utilização de um hidratante vaginal como o ácido poliacrílico, um polímero bioadesivo que carrega 60 vezes seu peso em água, pode ser uma opção para essas mulheres.

CONSIDERAÇÕES FINAIS

Estima-se que até 40% das mulheres com câncer ginecológico estejam na pré ou perimenopausa e que grande parte delas será sobrevivente do câncer. Manter a qualidade de vida e minimizar o impacto físico e psicológico dos efeitos adversos do tratamento oncológico estão entre os fatores mais importantes no cuidado prestado à mulher com câncer. A falta de estudos clínicos randomizados e controlados, além de as evidências disponíveis serem limitadas para definição do perfil de risco e benefícios da terapia hormonal, constitui um obstáculo à prescrição. Apesar disso, o uso da terapia hormonal a curto prazo em pacientes com câncer ginecológico parece não afetar os resultados oncológicos e resulta em melhora dos sintomas vasomotores e do ressecamento urogenital. As candidatas adequadas à terapia hormonal em oncologia ginecológica incluem as mulheres com sintomas climatéricos diagnosticados com câncer germinativo e epitelial de ovário e aquelas com câncer de endométrio de baixo grau em estádios iniciais. Sugere-se considerar sempre as alternativas não hormonais para todas as pacientes e oferecer um aconselhamento individualizado, utilizando as melhores evidências disponíveis.

Leitura complementar

Colombo N, Creutzberg C, Amant F et al. ESMO-ESGO-ESTRO Consensus Conference on Endometrial Cancer: diagnosis, treatment and follow-up. Ann Oncol 2016; 27(1):16-41.

Creasman WT, Henderson D, Hinshaw W, Clarke-Pearson DL. Estrogen replacement therapy in the patient treated for endometrial cancer. Obstet Gynecol 1986; 67(3):326-30.

Daum H, Peretz T, Laufer N. BRCA mutations and reproduction. Fertil Steril 2018; 109(1):33-8.

Del Carmen MG, Rice LW. Management of menopausal symptoms in women with gynecologic cancers. Gynecol Oncol. 2017; 146(2): 427-35.

Derchain PARFLFTASLOSLALDAAS. Carcinoma de ovário seroso e não seroso: tipo histológico em relação ao grau de diferenciação e prognóstico. RBGO 2012; 34(5):6.

Group SGOCPECW – Burke WM, Orr J, Leitao M et al. Endometrial cancer: a review and current management strategies: part I. Gynecol Oncol 2014; 134(2):385-92.

Guppy AE, Nathan PD, Rustin GJ. Epithelial ovarian cancer: a review of current management. Clin Oncol (R Coll Radiol) 2005; 17(6):399-411.

Hinds L, Price J. Menopause, hormone replacement and gynaecological cancers. Menopause Int 2010; 16(2):89-93.

Instituto Nacional de Câncer. Coordenação Geral de Ações Estratégicas. Coordenação de Prevenção e Vigilância. Estimativa 2016: Incidência de Câncer no Brasil. Rio de Janeiro: INCA, 2016.

Klotz DM, Wimberger P. Cells of origin of ovarian cancer: ovarian surface epithelium or fallopian tube? Arch Gynecol Obstet 2017; 296(6):1055-62.

Kohn EC, Hurteau J. Ovarian cancer: making its own rules-again. Cancer 2013; 119(3):474-6.

Kurman RJ, Shih Ie M. The origin and pathogenesis of epithelial ovarian cancer: a proposed unifying theory. Am J Surg Pathol 2010; 34(3):433-43.

Lin HW, Tu YY, Lin SY et al. Risk of ovarian cancer in women with pelvic inflammatory disease: a population-based study. Lancet Oncol 2011; 12(9):900-4.

Marchetti C, Iadarola R, Palaia I et al. Hormone therapy in oophorectomized BRCA1/2 mutation carriers. Menopause 2014; 21(7):763-8.

May J, Mehasseb MK. Endometrial cancer. Obstetrics, Gynaecology and Reproductive Medicine 2013; 23(9):6.

Morch LS, Lokkegaard E, Andreasen AH, Kruger-Kjaer S, Lidegaard O. Hormone therapy and ovarian cancer. JAMA 2009; 302(3): 298-305.

Morice P, Leary A, Creutzberg C, Abu-Rustum N, Darai E. Endometrial cancer. Lancet 2015.

NCCN. NCCN guidelines: endometrial cancer – 30 de maio de 2017. Disponível em: http://www.nccn.org/professionals/physician_gls/f_guidelines.asp - uterine.

NCCN. Ovarian cancer 2017 – 16 de janeiro de 2017.

Pergialiotis V, Pitsouni E, Prodromidou A, Frountzas M, Perrea DN, Vlachos GD. Hormone therapy for ovarian cancer survivors: systematic review and meta-analysis. Menopause 2016; 23(3):335-42.

Shifren JL, Gass ML, Group NRfCCoMWW. The North American Menopause Society recommendations for clinical care of midlife women. Menopause. 2014; 21(10):1038-62.

Shim SH, Lee SJ, Kim SN. Effects of hormone replacement therapy on the rate of recurrence in endometrial cancer survivors: a meta-analysis. Eur J Cancer 2014; 50(9):1628-37.

Siegel RL, Miller KD, Jemal A. Cancer statistics, 2015. CA Cancer J Clin 2015; 65(1):5-29.

Silva-Filho AL FM, Lamaita RM, Rocha ALL, Cândido EB, Carneiro MM. Endometriosis and ovarian cancer: from molecular evidences to clinical implications. J Endometr Pelvic Pain Disord 2016; 8(3):5.

Singh P, Oehler MK. Hormone replacement after gynaecological cancer. Maturitas 2010; 65(3):190-7.

Society of Gynecologic Oncologists Clinical Practice Committee Statement on Prophylactic Salpingo-oophorectomy. Gynecol Oncol 2005; 98(2):179-81.

Sopik V, Iqbal J, Rosen B, Narod SA. Why have ovarian cancer mortality rates declined? Part I. Incidence. Gynecol Oncol 2015; 138(3): 741-9.

Wang PH, Chang C. Androgens and ovarian cancers. Eur J Gynaecol Oncol 2004; 25(2):157-63.

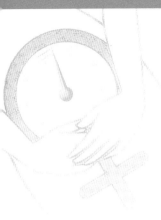

Uma Nova Abordagem da Disfunção Sexual no Climatério

Capítulo 17

Ana Lúcia Ribeiro Valadares

INTRODUÇÃO

A sexualidade feminina é parte essencial de uma vida saudável, podendo contribuir significativamente para o bem-estar físico, psicológico e social das mulheres climatéricas e consequentemente para sua qualidade de vida.

Na América Latina, a prevalência da disfunção sexual no climatério varia de 21% a 98,5%, dependendo da região investigada. Algumas dessas taxas são provavelmente subestimadas, dado o estigma social ainda associado ao reconhecimento da disfunção sexual feminina (DSF).

A DSF se apresenta como disfunções de interesse/excitação sexual, orgasmo e dor à penetração ou genitopélvica. No entanto, existe considerável inter-relação das diferentes disfunções sexuais, embora seja de suma importância a identificação da disfunção primária.

A etiologia da DSF é multifatorial com elementos biológicos e psicossociais. A menopausa e os sintomas geniturinários a ela associados podem piorar a função sexual. Além disso, o envelhecimento transcorre com alterações dos níveis hormonais, ação ineficiente dos neurotransmissores e neuropeptídeos e redução tecidual dos fatores de crescimento, além de outras substâncias envolvidas na função biológica. Assim, dois importantes fatores de comprometimento dos sistemas envolvidos na resposta sexual feminina normal são o processo de envelhecimento e a menopausa, que podem ter repercussões biológicas e psíquicas negativas.

A resposta sexual de uma mulher está significativamente relacionada também com os sentimentos percebidos no parceiro, com o grau qualitativo do relacionamento e com a idade e a saúde do parceiro. Mudanças físicas, psicológicas e relacionais afetam a saúde sexual de um casal na meia-idade, se elas ocorrem em um dos membros ou em ambos. Problemas sexuais que porventura se manifestem em um dos parceiros podem levar à disfunção do outro (Figura 17.1).

Se um dos dois não se sente desejado, a situação pode gerar dúvidas sobre a atratividade e contribuir para a falta de desejo. Caso o parceiro masculino não trate de seu problema de disfunção erétil, a parceira pode ficar menos motivada para tratar a atrofia vulvovaginal (AVV) da menopausa. De modo geral, parece que uma pessoa tem maior chance de ficar sexualmente satisfeita e feliz em seu relacionamento se seu parceiro tem saúde, bom funcionamento sexual e felicidade com a relação, embora o bom funcionamento sexual da mulher tenha apresentado maior influência na satisfação sexual masculina do que o contrário.

Outros aspectos precisam ser mencionados. É necessário reconhecer que o estilo de vida pode interferir igualmente na função sexual, assim como mudanças podem ajudar a melhorar a saúde sexual. Essas modificações incluem atividade física, aconselhamento nutricional e sono adequado.

Entendimentos como os citados estão sendo considerados em nova abordagem da função sexual que en-

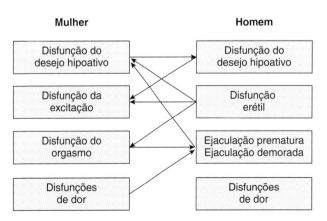

Figura 17.1 Problemas sexuais em um dos parceiros e disfunção do outro. (Adaptada de Althof et al., 2010.)

volve não apenas a mulher, mas o casal. Esse novo conceito, denominado "casal em pausa" (*couplepause*), divulgado recentemente no meio científico (2018), traz novas perspectivas para a melhoria da abordagem e tratamento das disfunções sexuais em indivíduos de meia-idade ou mais velhos.

A seguir, neste capítulo, serão discutidos a DSF e seus diversos domínios, bem como a nova abordagem do casal.

FATORES PSICOLÓGICOS E BIOLÓGICOS ASSOCIADOS À DSF

Os estímulos sexuais são processados na mente e influenciados por fatores de ordem psicológica e biológica. O ciclo hormonal é parte importante da função sexual, uma vez que os hormônios sexuais aumentam a sensibilidade individual para os estímulos sexuais. A produção de estrogênios, androgênios e progesterona envolve uma complexa interação ao longo do eixo hipotálamo-hipófise-gonadal. Durante a transição menopausal e a menopausa, a queda da produção hormonal, resultante da falência ovariana, provoca diferentes efeitos nos órgãos genitais e no sistema nervoso central. Esse fato é compreensível, uma vez que os hormônios podem influenciar direta ou indiretamente a função sexual feminina.

Os estrogênios são particularmente importantes na função sexual. Embora o papel dos esteroides sexuais não esteja bem definido, a reposição estrogênica sistêmica favorece a resposta sexual feminina no climatério por melhorar sintomas como fogachos, irritabilidade, insônia, diminuição da lubrificação vaginal e dispareunia. No entanto, em mulheres na pós-menopausa sem sintomas climatéricos e com queixa de DSF, a terapia de reposição hormonal da menopausa (THM) não se mostrou eficaz.

Algumas das manifestações, como diminuição da libido, fadiga e redução da atividade sexual, podem ser atribuídas ao declínio nos níveis de testosterona na mulher, que começa aos 20 anos de idade. Quando ela chega à idade de 45 anos, seus níveis de testosterona podem ter se reduzido em 50%. Desse modo, a queda hormonal relacionada com a menopausa tem consequências irreversíveis na função sexual, a menos que ocorra o tratamento.

Vários neurotransmissores também influenciam a função sexual. Esse fato é evidenciado pelo número de medicamentos centralmente ativos que produzem efeitos colaterais na função sexual. A dopamina parece mediar o desejo sexual e o sentimento subjetivo de excitação, bem como o impulso para continuar a atividade sexual uma vez iniciada. Tanto no cérebro como na genitália, a noradrenalina é o principal neurotransmissor que regula a excitação sexual. Esse neurotransmissor depende de estímulo do sistema nervoso central, uma vez que o hipotálamo é impactado pela maior presença de noradrenalina.

Por outro lado, a maior transmissão serotoninérgica modula a dopamina e a noradrenalina e diminui os efeitos excitatórios de ambas. A serotonina parece afetar a excitação sexual em tecidos periféricos por meio de efeitos sobre o tônus vascular e o fluxo sanguíneo. Pode também mediar as contrações uterinas durante o orgasmo e interferir no processo de excitação, tendo em vista seu impacto negativo sobre a sensação e a escalada do prazer.

Finalmente, a serotonina prejudica a síntese do óxido nítrico (NO) e ainda estimula os receptores de serotonina (5HT2), o que pode inibir o orgasmo. Essa influência é evidenciada pelos efeitos colaterais dos inibidores seletivos da recaptação de serotonina (ISRS), que podem induzir a anorgasmia e outros problemas associados ao orgasmo.

Uma vez que a estimulação sexual começa, a vasocongestão do tecido do clitóris durante a excitação é mediada positivamente pelo NO e pelos peptídeos vasoativos (PVA). No entanto, o NO apenas inicia a vasocongestão sanguínea para a consequente estimulação sexual, caso haja níveis suficientes de testosterona livre. Fibras nervosas colinérgicas inervam o músculo liso vascular da vagina que, sob a ação do neurotransmissor acetilcolina, permite a congestão vaginal durante a excitação com a consequente lubrificação.

Vários neurotransmissores agem em sintonia para que aconteça o adequado funcionamento sexual. Acredita-se que a função sexual normal é obtida com o balanceamento entre a atividade excitatória da dopamina e noradrenalina e a atividade inibitória da serotonina. Já o NO, outro neurotransmissor que promove o relaxamento do músculo liso, pode estar indiretamente envolvido na excitação em ambos os sexos. Nesse contexto, a estimulação parassimpática responde pela congestão do tecido genital durante a excitação, enquanto o sistema simpático (adrenérgico) é responsável pela contração da vagina, uretra e útero durante o orgasmo feminino.

Sob o ponto de vista clínico, inúmeras condições podem afetar os domínios da função sexual. São exemplos problemas de saúde, como *diabetes mellitus*, doença cardiovascular, doença neurológica, hipertrigliceridemia, hipertensão, doenças geniturinárias e transtornos psiquiátricos.

Os fatores psicológicos mais comuns que podem desencadear ou amplificar a disfunção sexual feminina são depressão, ansiedade, imagem corporal negativa e abuso sexual. Fatores contextuais ou socioculturais, como estressores em determinados estágios da vida, devem ser considerados. A síndrome do ninho vazio é um exemplo do que pode ocorrer nessa fase. Além disso, valores culturais ou religiosos que suprimem a sexualidade também precisam ser levados em conta.

Compreender a patogênese da disfunção sexual é fundamental para gerenciar sua abordagem. Como a disfunção sexual feminina, principalmente no climatério, é uma condição complexa, tratamentos devem ser empregados sempre considerando a etiologia multifatorial que pode estar presente. Estratégias tanto farmacológicas como não farmacológicas devem ser utilizadas. A abordagem, quando multidisciplinar, deve sempre levar em conta a disfunção sexual primária para tornar mais eficaz o tratamento.

EXAMES FÍSICO E LABORATORIAL

O exame físico envolverá inicialmente a tomada dos dados vitais e a avaliação abdominal. A seguir deverá ser realizado o exame pélvico externo, que se inicia com a inspeção visual da vulva, dos grandes lábios e dos pequenos lábios. Essa inspeção pode indicar mudanças na distribuição de pelos pubianos, desordens vulvares da pele, lesões, massas e rachaduras ou fissuras. A inspeção também pode revelar vermelhidão e atestar a dor típica de vestibulite, além de evidenciar o achatamento e a palidez dos lábios, que sugerem deficiência de estrogênio ou prolapso de órgão pélvico.

Uma vulvoscopia deverá ser realizada. As lesões dermatológicas detectadas deverão ser biopsiadas sempre que necessário. Ainda é recomendado verificar o pH vaginal para avaliar vaginite atrófica e realizar o teste de microscopia/KOH para análise das células indicativas de vaginose bacteriana e células parabasais.

Já o exame pélvico interno inclui a avaliação manual dos músculos do assoalho pélvico, bem como do útero, da bexiga, da uretra, do ânus e dos anexos.

Exames de mensuração do hormônio tireoestimulante (TSH) e da prolactina deverão ser solicitados.

TRATAMENTO DAS PRINCIPAIS DISFUNÇÕES SEXUAIS NO CLIMATÉRIO

Disfunções de interesse/excitação sexual

Disfunção do interesse ou desejo sexual feminino/baixo desejo

A disfunção do interesse-excitação sexual é caracterizada pela presença de pelo menos uma das seguintes manifestações: motivação para o ato sexual ausente ou diminuída; pensamentos ou fantasias sexuais ou eróticas diminuídas ou ausentes; ausência ou diminuição da iniciativa para começar a atividade sexual ou a ausência típica de receptividade às tentativas de um parceiro.

Basson, em 2001, observou que o impulso sexual feminino espontâneo não ocorre com frequência (especialmente em relacionamentos de longo prazo) e não é essencial. Em geral, segundo a autora, o desejo sexual espontâneo feminino ocorre somente em situações específicas, como no início de uma nova relação ou na longa ausência física de um parceiro. Assim, o desejo sexual nas mulheres não costuma ser o primeiro passo no ciclo sexual. Na maioria das vezes, o desejo aparece após a excitação.

Existe, portanto, a necessidade de intimidade emocional e estímulo sexual por parte do parceiro, evidenciando-se assim o papel dos fatores psicológicos na resposta sexual. Experiências sexuais positivas conduzem, por outro lado, a uma maior intimidade emocional entre uma mulher e seu parceiro. Desse modo, a falta de desejo sexual espontâneo isoladamente não é considerada uma disfunção sexual, se existe responsividade. No entanto, existem lacunas sobre o que constituem os estímulos sexuais eficazes para as mulheres. Assim, devem ser questionados outros gatilhos de estímulo sexual, que podem ser total ou parcialmente não relacionais.

O desejo sexual é fluido durante toda a vida, mas em vários momentos da existência o baixo desejo sexual pode causar sofrimento significativo. Assim, avaliar e tratar mulheres com baixo desejo ou ainda com sexo doloroso, por exemplo, exige uma abordagem multidisciplinar que tenha entre seus instrumentos avaliações médicas e psicossociais. Qualquer que seja o caso, sempre será fundamental conhecer, como parte da história médica completa, os fatores psicossociais que podem afetar o desejo sexual. É importante tentar verificar se o baixo desejo é adquirido ou se perdura ao longo da vida. Uma revisão de uso de medicamentos relevantes faz-se necessária, pois certos medicamentos podem ocasionar a diminuição do desejo sexual (Quadro 17.1). A avaliação hormonal deve incluir prolactina e TSH.

Com relação à mensuração da testosterona para diagnóstico da disfunção do desejo sexual hipoativo, é preciso reconhecer que essa prática não leva ao diagnóstico e não é recomendada. Os exames plasmáticos para mensuração da testosterona não refletem com precisão as concentrações e os efeitos nos tecidos em virtude do metabolismo androgênico extragonadal. Como a testosterona é um precursor obrigatório para a produção estrogênica, torna-se difícil avaliar seus efeitos independentes em relação ao estrogênio para resultados fisiopatológicos. A decisão de tratar as mulheres climatéricas com sinais/sintomas de insuficiência androgênica baseia-se no julgamento clínico e deve ser direcionada às mulheres estrogenizadas.

Quadro 17.1 Medicamentos que afetam a função sexual feminina

Classe	Exemplos
Psico/Neuro	Inibidores seletivos da recaptação de serotonina (ISRS) Benzodiazepínicos Lítio Antipsicóticos Fenitoína
Hormonal	Contracepção hormonal Antiandrogênios Tamoxifeno Inibidores de aromatase Cetoconazol
Dor	Opioides Antidepressivos tricíclicos Indometacina
Cardiovascular	Espironolactona Digoxina Metildopa Betabloqueadores Clonidina Estatina

Tratamento da disfunção do desejo (Quadro 17.2)

Uma abordagem multidisciplinar do baixo desejo, na maioria das vezes, é fundamental. Há evidências de alguns tratamentos médicos com resultados favoráveis em pacientes com baixo desejo. Nos EUA, a flibanserina (Addyi®) foi aprovada para o tratamento de baixo desejo generalizado e adquirido, havendo indícios de sua eficácia e segurança em mulheres na pós-menopausa. No entanto, não é recomendável o uso do medicamento concomitantemente ao consumo de bebidas alcoólicas.

Em pacientes que apresentam disfunção do desejo sexual decorrente da utilização de ISRS existe a alternativa de se usarem medicamentos com efeito pró-dopamina no sistema nervoso central. A dose de 150mg de bupropiona, uma a duas vezes ao dia, tem se mostrado eficaz para as pacientes com disfunção sexual relacionada com os ISRS.

A Endocrine Society recomenda terapia de prova com testosterona por 3 a 6 meses em mulheres na pós-menopausa, sintomáticas, que se sentem confortáveis com o uso *off label* e o monitoramento rigoroso.

Uma metanálise de 2017 de mulheres na pós-menopausa com baixo desejo tratado com testosterona sistêmica (n = 3.035) constatou melhora estatisticamente significativa no desejo sexual, no orgasmo e na satisfação sexual. O painel do consenso da International Society for the Study of Women's Sexual Health (ISSWSH) sugere que mulheres na pós-menopausa com baixo desejo podem se beneficiar da aplicação da terapia de prova com testosterona sistêmica.

Outra possibilidade é a tibolona, um esteroide sintético que tem efeitos estrogênicos, progestogênicos e androgênicos combinados. Esse medicamento tem impacto positivo na resposta sexual, particularmente no desejo e na excitação, e parece ser bem mais efetivo do que a terapia de reposição hormonal tradicional. A tibolona pode reverter a AVV e melhorar o muco cervical, resultando em melhor lubrificação e em menos dispareunia e sintomas urinários. Esse medicamento pode ser utilizado nas doses de 1,25 ou 2,5mg diariamente em mulheres na pós-menopausa.

Disfunção da excitação

Os sintomas relacionados com a baixa excitação podem se manifestar pela menor lubrificação vaginal e pela redução do turgor genital associada ao fluxo sanguíneo diminuído. Mais uma vez, são fundamentais as histórias médica e sexual completas, assim como o exame físico. Convém verificar e documentar a existência de comorbidades que podem afetar a excitação, bem como listar os medicamentos utilizados pela paciente. Hipertensão, hiperlipidemia e diabetes foram todos correlacionados à presença de DSF e à baixa excitação.

Tratamento da disfunção da excitação (Quadro 17.2)

Uma equipe multidisciplinar para avaliar a paciente com baixa excitação deve incluir, em muitos casos, ginecologista, suporte psicossocial e fisioterapia pélvica.

Quadro 17.2 Diagnóstico e tratamento da disfunção sexual feminina

Diagnóstico	Tratamento
Dispareunia	Terapia hormonal Aconselhamento Fisioterapia pélvica Lubrificantes/hidratantes *Laser* vaginal Dilatadores vaginais/vibradores e outros dispositivos
Disfunção do desejo/baixo desejo	Terapia hormonal Aconselhamento do casal Bupropiona Flibanserina
Disfunção da excitação/baixa excitação	Terapia hormonal Aconselhamento do casal Inibidores da PDE5 (p. ex., sildenafila)
Disfunção orgástica/baixo orgasmo	Controle da mente, terapia sexual Terapia hormonal Bupropiona Inibidores da PDE5 (p. ex., sildenafila) Hidrocloreto de ioimbina

O manejo de comorbidades, como diabetes e hipertensão, deve ser otimizado.

Os medicamentos (Quadro 17.1) que interferem na excitação podem ser reduzidos e/ou substituídos, se possível, por alternativas com menos efeitos adversos para a função sexual.

Há dados controversos a respeito dos benefícios dos inibidores da fosfodiesterase (PDE5) em mulheres com baixa excitação mediante a melhora do fluxo sanguíneo pélvico. Assim, uma terapia de prova com os PDE5 pode ser benéfica para algumas mulheres. Um ensaio clínico aleatório de 2016 com 86 mulheres favoreceu a terapia cognitivo-comportamental na comparação com o uso de PDE5 para o tratamento da baixa excitação. A evidência conflitante sobre o papel dos PDE5 em mulheres com baixa excitação parece sugerir que as pacientes com distúrbio de excitação constituem um grupo heterogêneo e algumas podem se beneficiar de seu uso.

Distúrbio orgástico feminino (disfunção orgásmica)

O distúrbio orgástico envolve atraso ou ausência de orgasmo e/ou intensidade das sensações do orgasmo marcadamente diminuída em 75% a 100% das relações sexuais.

Nas mulheres que se queixam de angústias relacionadas com orgasmos atrasados e/ou ausentes é necessário avaliar detalhadamente o histórico médico e psicossocial e identificar o uso de medicamentos que possam interferir com o orgasmo (Quadro 17.1). Compreender se o problema é vitalício ou adquirido e distinguir entre orgasmos completamente ausentes e orgasmos atrasados ou menos intensos são pontos importantes na história sexual, já que as informações guiarão o tratamento médico e psicossocial. À semelhança da abordagem da disfunção do interesse sexual, os clínicos também devem identificar se o problema é situacional ou adquirido, além de determinar se as dificuldades no orgasmo ocorrem apenas com alguns tipos de estimulação ou parceiro. Todas essas distinções elucidadas pela história sexual completa, muitas vezes associadas a outras formas de disfunção sexual, ajudam tanto o tratamento psicossocial como o tratamento médico do distúrbio orgástico. Pacientes com dispareunia e baixa excitação muitas vezes têm dificuldade em atingir o orgasmo. Em quadros como esse, a avaliação deve, portanto, colocar a disfunção orgásmica no contexto de uma disfunção sexual mais ampla.

Cabe ressaltar que o exame físico abrangendo a vulvoscopia deve incluir uma avaliação do clitóris. Algumas mulheres podem apresentar fimose (cobertura) do clitóris com ou sem uma etiologia subjacente (como líquen escleroso atrófico), o que interfere com o orgasmo.

Tratamento (Quadro 17.2)

O tratamento médico dos problemas orgásticos é um desafio, embora haja relatos de sucesso com terapia de controle da mente, ioga, uso de brinquedos sexuais e terapia sexual. A masturbação dirigida demonstrou eficácia em mulheres com anorgasmia vitalícia.

Como observado previamente, os ISRS têm sido associados a orgasmos atrasados ou ausentes. Nesses casos, essa medicação deve ser, se possível, reduzida ou substituída por outros medicamentos psiquiátricos ou pela combinação de ISRS com bupropiona.

O uso de testosterona, agonistas dopaminérgicos e cloridrato de ioimbina apresenta resultados encorajadores, embora não haja ensaios clínicos para apoiar seu uso. Um estudo randomizado controlado publicado no *JAMA* demonstrou que a sildenafila melhora o orgasmo em mulheres que usam ISRS quando comparado com o placebo.

Estudos de coorte pequenos mostraram altas taxas de satisfação em pacientes com fimose clitoridiana que se submeteram a cirurgia ou tratamento com *laser* de CO_2.

Transtorno de dor/penetração genitopélvica

Os transtornos de dor sexual (dor/penetração genitopélvica) são definidos como medo ou ansiedade, contração/tensão dos músculos abdominopélvicos ou dor associada à penetração vaginal persistente e/ou recorrente. Essa disfunção pode ser primária ou secundária. O médico deve determinar se a dor ocorre no início da penetração vaginal, com a penetração profunda, ou em ambas. O vaginismo e a dispareunia estão incluídos na dor genitopélvica/disfunção associada à penetração.

A dispareunia é definida como dor genital recorrente ou persistente associada ao coito. Essa dor sexual é geralmente secundária à AVV da menopausa, que faz parte do conjunto da síndrome geniturinária (SGU). Níveis decrescentes de estrogênio na circulação após a menopausa podem causar alterações fisiológicas, biológicas e clínicas nos tecidos urogenitais, como diminuição da elastina, afinamento do epitélio, redução do fluxo sanguíneo vaginal, lubrificação diminuída e redução da flexibilidade e elasticidade da vagina. A AVV aparece geralmente entre 1 e 6 anos após a menopausa e ocasiona secura vaginal. Esses sintomas geniturinários relacionados com a menopausa afetam em torno de 50% a 81% das mulheres de meia-idade ou mais velhas.

A AVV tem impacto significativo sobre o funcionamento sexual e pode afetar todos os domínios dessa função, incluindo a disfunção do desejo sexual, que foi observada em quase metade das mulheres. Houve também diminuição do desejo em 43% dos parceiros. A evasão de intimidade foi atribuída ao sexo doloroso em mais da metade das mulheres e dos homens. Quase um terço das mulheres não relatou a seus parceiros quando começou a ter desconforto vaginal, principalmente porque elas sentiam que "isso era apenas uma parte natural do envelhecimento" (52%) ou por causa do "constrangimento" (21%). Fazer sexo com menos frequência (mulheres: 58%, homens: 61%), sexo menos satisfatório (mulheres: 49%, homens: 28%) e adiar fazer sexo (mulheres: 35%, homens: 14%) foram os principais efeitos da AVV.

Tratamento (Quadro 17.2)

O tratamento da AVV pode ser hormonal ou não hormonal, sendo descrito com detalhes no Capítulo 12.

"CASAL EM PAUSA" (*COUPLEPAUSE*) – UM NOVO PARADIGMA NO TRATAMENTO DE DISFUNÇÃO SEXUAL DURANTE A MENOPAUSA E A ANDROPAUSA

"Casal em pausa" é uma expressão e uma abordagem com perspectiva holística aplicada a casais estáveis em que ambos os parceiros estão experimentando as alterações relacionadas com a menopausa e a andropausa. Na meia-idade e após, homens e mulheres enfrentam alterações orgânicas que podem afetar o funcionamento sexual. Para as mulheres, como visto anteriormente, a falência ovariana provoca deficiência de estrogênio, levando à síndrome geniturinária da menopausa, que pode incluir secura vaginal, irritação/coceira, lubrificação inadequada e dispareunia. O desejo sexual hipoativo também pode resultar de fatores biopsicossociais. Para os homens, a prevalência de disfunção erétil aumenta com a idade, e alguns desenvolvem deficiência de testosterona (Quadro 17.3).

Note-se que uma abordagem orientada para o casal para avaliar e gerir a *couplepause* na segunda metade da vida pode ajudar os dois membros do casal a melhorarem simultaneamente a intimidade e a satisfação sexual. Se as preocupações com a saúde sexual se manifestam em um casal estável, recomenda-se agendar uma consulta com a presença de ambos os parceiros, sempre que possível (Figura 17.2) É importante notar que nem todas as pacientes ou seus parceiros se interessarão em participar desse tipo de aconselhamento. Portanto, a proteção da privacidade da paciente terá de ser considerada, incluindo também sua história médica e sexual, avaliação física e laboratorial e intervenções farmacológicas. A consulta com o parceiro deve ser agendada e as informações de saúde compartilhadas apenas com o aval da paciente, com o cuidado de evitar a coerção médica.

Quadro 17.3 Efeitos da menopausa e da andropausa na saúde sexual

Menopausa	Andropausa
Lubrificação insuficiente durante a atividade sexual	Frequência reduzida de ereções matinais
Sangramento pós-coito	Libido diminuída
Estreitamento/encurtamento da abóbada vaginal	Comprometimento da função ejaculatória e do orgasmo
Perda de pelos pubianos	Perda de pelos pubianos e outros pelos do corpo
Atrofia dos grandes lábios e perda de gordura vulvar; desenvolvimento da fissura vulvar	Diminuição da resistência, maior fadiga
Outras alterações vaginais (afinamento do epitélio vaginal, desenvolvimento de petéquias ou ulcerações, perda do enrugamento da mucosa, aumento do pH, elasticidade diminuída, diminuição do colágeno, redução do fluxo sanguíneo, mudança nas populações bacterianas nativas)	
Retração, fimose ou excessiva exposição do clitóris	
Desejo sexual hipoativo	
Dispareunia	

Fonte: adaptado de Jannini EA, Nappi RE, 2018.

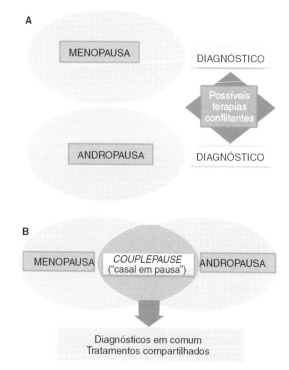

Figura 17.2 Abordagem atual (**A**) para gerenciar a menopausa e a andropausa. *Couplepause* (**B**) é o novo paradigma diagnóstico e terapêutico em que os riscos das terapias conflitantes são minimizados com maior sucesso terapêutico. (Adaptada de Jannini EA, Nappi RE, 2018.)

CONSIDERAÇÕES FINAIS

O tratamento da DSF é multifatorial e, além do tratamento medicamentoso, devem ser considerados o componente psicológico do processo e os aspectos relacionados com o contexto e o parceiro sexual.

A dispareunia decorrente da AVV, quando tratada, melhora, além da dor na relação sexual, os outros domínios da função sexual.

A abordagem holística tendo como paradigma o "casal em pausa" (couplepause), metodologia para avaliação e conduta na disfunção sexual dos casais de meia-idade e mais velhos, pode melhorar a intimidade e a qualidade da sexualidade individual e de ambos os parceiros.

Leitura complementar

Achilli C, Pundir J, Ramanathan P, Sabatini L, Hamoda H, Panay N. Efficacy and safety of transdermal testosterone in postmenopausal women with hypoactive sexual desire disorder: a systematic review and meta-analysis. Fertil Steril 2017;107 (2):475-82.

AlAwlaqi A, Amor H, Hammadeh ME. Role of hormones in hypoactive sexual desire disorder and current treatment. J Turk Ger Gynecol Assoc 2017 Dec 15; 18(4):210-21.

Allen MS, Walter EE. Health-related lifestyle factors and sexual dysfunction: A meta-analysis of population-based research. J Sex Med 2018 Apr; 15(4):458-75.

Althof SE. Psychological and Interpersonal dimensions of sexual function and dysfunction. In: Montorsi F, Basson R, Adaikan G, Becher E, Clayton A, Giuliano F, Khory S. Sexual medicine: Sexual dysfunctions. in men and women. 2010.

Bachmann GA, Leiblum SR. The impact of hormones on menopausal sexuality: a literature review. Menopause 2004 Jan-Feb; 11(1):120-30.

Basson R. Female sexual response: the role of drugs in the management of sexual dysfunction. Obstet Gynecol 2001 Aug; 98(2):350-3.

Blümel JE, Chedraui P, Baron G et al. Collaborative Group for Research of the Climacteric in Latin America (REDLINC). Sexual dysfunction in middle-aged women: A multicenter Latin American study using the Female Sexual Function Index. Menopause 2009; 16:1139-48.

Caruso S, Rapisarda AM, Cianci S. Sexuality in menopausal women. Curr Opin Psychiatry 2016 Nov; 29(6):323-30.

Chivers ML, Rosen RC. Phosphodiesterase type 5 inhibitors and female sexual response: faulty protocols or paradigms? J Sex Med 2010; 7(2 Pt 2):858-72.

Conaglen HM, Conaglen JV. Drug-induced sexual dysfunction in men and women. Aust Prescr 2013; 36:42-5.

Cortelazzi D, Marconi A, Guazzi M et al. Sexual dysfunction in premenopausal diabetic women: clinical, metabolic, psychological, cardiovascular, and neurophysiologic correlates. Acta Diabetol 2013; 50(6):911-7.

Davis SR, Worsley R, Miller KK, Parish SJ, Santoro N. Androgens and female sexual function and dysfunction: Findings from the Fourth International Consultation of Sexual Medicine. J Sex Med 2016 Feb; 13(2):168-78.

Dawson ML, Shah NM, Rinko RC, Veselis C, Whitmore KE. The evaluation and management of female sexual dysfunction. J Fam Pract 2017 Dec; 66(12):722-8. Review.

Fisher WA, Donahue KL, Long JS et al. Individual and partner correlates of sexual satisfaction and relationship happiness in midlife couples: dyadic analysis of the international survey of relationships. Arch Sex Behav 2015; 44:1609-1620.

Gandhi J, Chen A, Dagur G, Suh Y, Smith N, Cali B, Khan SA. Genitourinary syndrome of menopause: an overview of clinical manifestations, pathophysiology, etiology, evaluation, and management. Am J Obstet Gynecol 2016 Dec; 215(6):704-11.

Garcia-Segura LM, Diz-Chaves Y, Perez-Martin M, Darnaudéry M. Estradiol, insulin-like growth factor-I and brain aging. Psychoneuroendocrinology 2007; 32 Suppl 1:S57-61.

Goldstein AT, Burrows LJ. Surgical treatment of clitoral phimosis caused by lichen sclerosus. Am J Obstet Gynecol 2007; 196(2):126.e1-.e4.

Goldstein I, Kim NN, Clayton AH et al. Hypoactive sexual desire disorder: International Society for the Study of Women's Sexual Health (ISSWSH) Expert Consensus Panel Review. Mayo Clin Proc 2017; 92(1):114-28.

Goldstein I, Traish A, Kim N, Munarriz R. The role of sex steroid hormones in female sexual function and dysfunction. Clin Obstet Gynecol 2004; 47(2):471-84.

Halaris A. Neurochemical aspects of the sexual response cycle. CNS Spectr 2003 Mar; 8(3):211.

Hashemi S, Ramezani Tehrani F, Simbar M, Abedini M, Bahreinian H, Gholami R. Evaluation of sexual attitude and sexual function in menopausal age; a population based cross- sectional study. Iranian Journal of Reproductive Medicine 2013; 11(8):631-6.

Hucker A, McCabe MP. Incorporating mindfulness and chat groups into an online cognitive behavioral therapy for mixed female sexual problems. J Sex Res 2015; 52(6):627-39.

Jannini EA. SM 1/4 SM: The interface of systems medicine and sexual medicine for facing non-communicable diseases in a gender-dependent manner. Sex Med Rev 2017; 5:349-64.

Jannini EA, Nappi RE. Couplepause: A new paradigm in treating sexual dysfunction during menopause and andropause. Sex Med Rev 2018 Jul; 6(3):384-95.

Jing E, Straw-Wilson K. Sexual dysfunction in selective serotonin reuptake inhibitors (SSRIs) and potential solutions: A narrative literature review. Ment Health Clin 2016 Jun 29; 6(4):191-6.

Krakowsky Y, Grober ED. A practical guide to female sexual dysfunction: An evidence-based review for physicians in Canada. Can Urol Assoc J 2018 Feb 23; Epub ahead of print.

Kroft J, Shier M. A novel approach to the surgical management of clitoral phimosis. J Obstet Gynaecol Can 2012; 34(5):465-71.

Krysiak R, Drosdzol-Cop A, Skrzypulec-Plinta V, Okopień B. Sexual functioning and depressive symptoms in women with diabetes and prediabetes receiving metformin therapy: A pilot study. Exp Clin Endocrinol Diabetes 2017; 125(1):42-8.

Marin R, Escrig A, Abreu P et al. Androgen-dependent nitric oxide release in rat penis correlates with levels of constitutive nitric oxide synthetase isoenzymes. Biol Reprod 2002; 61:1012-6.

McCabe MP, Sharlip ID, Atalla E et al. Definitions of sexual dysfunctions in women and men: a consensus statement from the Fourth International Consultation on Sexual Medicine 2015. J Sex Med 2016 Feb; 13(2):135-43.

Meana M. Elucidating women's (hetero)sexual desire: definitional challenges and content expansion. J Sex Res 2010 Mar; 47(2):104-22.

Meston CM, Hull E, Levin RJ, Sipski M. Disorders of orgasm in women. J Sex Med 2004; 1(1):66-8.

Nappi RE, Kingsberg S, Maamari R et al. The CLOSER (CLarifying Vaginal Atrophy's Impact On SEx and Relationships) survey: Implications of vaginal discomfort in postmenopausal women and in male partners. J Sex Med 2013; 10:2232-41.

Nijland EA, Weijmar Schultz WC, Nathorst-Boös J et al. LISA study investigators. Tibolone and transdermal E2/NETA for the treatment of female sexual dysfunction in naturally menopausal women: Results of a randomized active-controlled trial. J Sex Med 2008; 5(3):646-56.

Nurnberg HG, Hensley PL, Heiman JR, Croft HA, Debattista C, Paine S. Sildenafil treatment of women with antidepressant-associated sexual dysfunction: A randomized controlled trial. JAMA 2008; 300(4):395-404.

Omidi A, Ahmadvand A, Najarzadegan MR, Mehrzad F. Comparing the effects of treatment with sildenafil and cognitive-behavioral therapy on treatment of sexual dysfunction in women: a randomized controlled clinical trial. Electron Physician 2016; 8(5):2315-24.

Palacios S, Cancelo MJ, Castelo Branco C, Llaneza P, Molero F, Borrego RS. Vulvar and vaginal atrophy as viewed by the Spanish REVIVE participants: symptoms, management and treatment perceptions. Climacteric 2017; 20(1):55-61.

Parish SJ, Nappi RE, Krychman ML et al. Impact of vulvovaginal health on postmenopausal women: A review of surveys on symptoms of vulvovaginal atrophy. Int J Womens Health 2013; 5: 437-47.

Pfaus JG. Reviews pathways of sexual desire. J Sex Med 2009; 6(6):1506-33.

Pinto Neto AM, Valadares AL, Costa-Paiva L. Climacteric and sexuality. Rev Bras Ginecol Obstet 2013 Mar; 35(3):93-6.

Polland A, Davis M, Zeymo A, Venkatesan K. Comparison of correlated comorbidities in male and female sexual dysfunction: Findings from the Third National Survey of Sexual Attitudes and Lifestyles (Natsal-3). J Sex Med. 2018 Apr 6. pii: S1743-6095(18)30146-2.

Pontiroli AE, Cortelazzi D, Morabito A. Female sexual dysfunction and diabetes: A systematic review and meta-analysis. J Sex Med 2013; 10(4):1044-51.

Rosa e Silva ACJS, Sá MFS. Efeitos dos esteróides sexuais sobre o humor e a cognição. Rev Psiquiatr Clin (São Paulo) 2006; 33(2): 60-7.

Rosen RC, Heiman JR, Long JS et al. Men with sexual problems and their partners: findings from the international survey of relationships. Arch Sex Behav 2016; 45:159-173.

Somboonporn W, Davis S, Seif MW, Bell R. Testosterone for peri and postmenopausal women. Cochrane Database Syst Rev 2005 Oct 19; (4):CD004509.

Taylor MJ, Rudkin L, Bullemor-Day P, Lubin J, Chukwujekwu C, Hawton K. Strategies for managing sexual dysfunction induced by antidepressant medication. In: Taylor MJ, ed. Cochrane Database Syst Rev 2013; 22(5):CD003382.

Valadares AL, Pinto-Neto AM, Conde DM, Osis MJ, Sousa MH, Costa-Paiva L. The sexuality of middle-aged women with a sexual partner: a population-based study. Menopause 2008 Jul-Aug; 15(4 Pt 1):706-13.

Valadares AL, Pinto-Neto AM, de Souza MH, Osis MJ, da Costa Paiva LH. The prevalence of the components of low sexual function and associated factors in middle-aged women. J Sex Med 2011 Oct; 8(10):2851-8.

Wierman ME, Arlt W, Basson R et al. Androgen therapy in women: a reappraisal: an Endocrine Society Clinical Practice Guideline 2014; 99:3489-510.

Worsley R, Santoro N, Miller KK, Parish SJ, Davis SR. Hormones and female sexual dysfunction: Beyond estrogens and androgens-findings from the Fourth International Consultation on Sexual Medicine. J Sex Med 2016 Mar; 13(3):283-90. Review.

O Parceiro Sexual da Paciente Climatérica

Capítulo 18

Carmita H. N. Abdo

INTRODUÇÃO

Para a população geral, a transição menopáusica é um conceito impreciso que denota mudança física e psíquica, envelhecimento e perda da fertilidade feminina.

Em termos de bem-estar físico e psicológico, há consenso entre as pesquisas de que padrões de sintomatologia e necessidades médicas variam nos diferentes grupos sociais e de acordo com as dimensões culturais e de gerações, tornando difícil estabelecer uma estrutura exclusiva para expressar e entender essa experiência da mulher.

Cientistas comportamentais e sociais têm contribuído com estudos que objetivam contestar alguns mitos patologizantes sobre a menopausa, especialmente a construção social da "síndrome menopausal".

Na atualidade, ondas de calor, suor noturno, alterações do sono e secura vaginal, entre outros sintomas, são reconhecidos como comuns e contornáveis por meio dos recursos médicos disponíveis. Por outro lado, uma importante parcela dessa população apresenta comprometimentos psicológico e sexual próprios dessa fase da vida ou que nessa fase se exacerbam.

Relações estatísticas preditivas entre atitudes estigmatizantes com o climatério, maiores índices de notificação de sintomas e busca de ajuda médica têm sido demonstrados. Mais recentemente, foram identificadas e graduadas atitudes negativas em relação à transição menopáusica em mulheres e homens, especialmente entre as mulheres mais jovens.

Em contrapartida, pouco se tem aprofundado sobre as perspectivas masculinas referentes ao climatério, embora publicações preliminares (metodologicamente mais limitadas) indiquem diferenças potencialmente significativas entre as crenças masculinas e femininas sobre os vários aspectos dessa condição. A investigação de atitudes relacionadas com a terapia de reposição hormonal (TRH), por exemplo, investigação essa realizada entre 500 indivíduos (mulheres e homens), mostrou que elas são mais propensas do que eles a considerar a menopausa um problema médico e não um processo de desenvolvimento. Assim, as ideias e os comportamentos dos próprios parceiros constituem uma linha adicional de pesquisa muito instigante.

PERCEPÇÃO E CONHECIMENTO MASCULINO SOBRE O CLIMATÉRIO

O maior desafio dos profissionais para melhorar a qualidade dos cuidados com a saúde dos casais que atravessam a fase de mudanças relacionadas com o climatério é o reconhecimento de crenças, valores e práticas masculinas em relação às experiências das mulheres climatéricas. Torna-se necessário saber como os parceiros lidam com as mudanças experimentadas por elas e de que tipo de apoio social e médico eles necessitam.

Esse conhecimento mais amplo das percepções e atitudes dos homens em relação às experiências de suas parceiras é fundamental, também, para entender como as mudanças experimentadas por mulheres podem afetar as relações conjugais.

Estudos preliminares sugerem que as relações de gênero desempenham um papel muito importante na incidência e na prevalência de várias patologias com impacto no bem-estar feminino. Os homens foram considerados uma importante fonte de apoio emocional para as mulheres, especialmente durante esse período, razão pela qual os profissionais de saúde também devem reconhecer as necessidades masculinas como parte do atendimento às mulheres. Se a falta de conhecimento dos homens sobre o climatério e sua influência na subjetividade feminina pode prejudicar fortemente o relacionamento conjugal, por outro lado, quando os homens estão interessados em dar suporte, suas parceiras se sentem mais motivadas a lidar com os sintomas climatéricos e o relacionamento conjugal pode ser mantido ou até reconstituído de maneira mais gratificante para ambos. A saúde das mulheres e o respectivo bem-estar emocional são aprimorados, os conflitos no relacionamento são evitados e são minimizadas as atitudes defensivas ou conformistas.

Nos últimos anos foi crescente o interesse dos pesquisadores em estudar a qualidade de vida das mulheres durante o estágio climatérico. No entanto, escassa tem sido a preocupação com o estudo desse fenômeno em um contexto de casais, sendo pequeno o número de pesquisadores preocupados em abordá-lo pela perspectiva dos parceiros dessas mulheres. Há indícios de que o conhecimento que mulheres e homens têm dos fatores que afetam esse processo e seu enfrentamento pode suprimir estereótipos e fortalecer a relação do casal e o autocuidado mútuo com importantes repercussões sobre a saúde do relacionamento. Além disso, é sabido que existe associação entre saúde psicológica durante o climatério, satisfação conjugal e relações familiares. Vínculos positivos e a presença efetiva de um parceiro promovem comportamentos saudáveis e previnem os prejudiciais.

Uma recente pesquisa verificou que em todos os domínios as mulheres climatéricas tendem a apresentar alteração moderada da qualidade de vida. Sobre a percepção dos respectivos parceiros, os domínios vasomotor e psicossocial são os mais afetados, seguidos dos domínios físico e sexual. Ao se comparar a percepção das mulheres em relação ao impacto dos sintomas com a percepção de seus parceiros, diferenças significativas foram encontradas entre ambas as percepções em diversos domínios.

Quanto à concordância entre a percepção das mulheres e a de seus parceiros sobre a presença de manifestações/sintomas climatéricos, foram obtidos resultados variados para cada domínio. Assim, no caso do domínio vasomotor, encontrou-se um grau moderado de concordância para "ondas de calor", uma vez que esta é uma manifestação observável pelo casal, em contraposição ao "suor noturno", que a mulher percebe com mais intensidade. No domínio psicossocial, a baixa concordância para a maioria das manifestações é marcante, enquanto no domínio físico uma concordância substancial foi encontrada apenas para duas manifestações: dor lombar e micções frequentes.

As diferenças nos domínios podem fazer presumir falta de comunicação do casal, uma vez que os autores relatam que a maioria das mulheres não compartilha a experiência do climatério com seus parceiros, identificando o processo como próprio delas, o que justifica que apenas conversem entre si. Com relação às manifestações/sintomas do domínio sexual, um grau moderado de concordância foi encontrado para "mudanças no desejo sexual" e substancial concordância para "secura vaginal" e "evitação da relação sexual". Essa substancial concordância entre as percepções de ambos nesses domínios coincide com os resultados obtidos ao comparar a percepção das mulheres sobre o impacto dos sintomas na qualidade de vida com a percepção de seus parceiros, uma vez que o único domínio onde nenhuma diferença significativa foi encontrada foi no domínio sexo.

Esse achado exige atenção especial, visto que ambos os membros do casal concordam quanto à presença de sintomas e quanto ao impacto que eles exercem sobre a qualidade de vida relacionada com a saúde das mulheres. Isso mostra que somente nesse domínio os homens percebem o que realmente acontece com suas parceiras.

A atividade sexual é, portanto, um aspecto altamente valorizado da qualidade de vida, e o prejuízo nessa área pode conduzir à desarmonia entre o casal. Também foi relatado que, além dos efeitos físicos e psicológicos dessa etapa sobre as mulheres, a dispareunia pode afetar os parceiros como resultado de sua ansiedade quanto ao medo de machucá-las.

Pode-se concluir, portanto, que os homens cujas mulheres estão no climatério não são capazes de identificar mais ampla e acuradamente a sintomatologia e o impacto que essa condição tem na qualidade de vida de suas parceiras, exceto na área sexual. O Quadro 18.1 esquematiza as percepções, experiências e atitudes dos homens em relação às parceiras que experienciam a transição menopáusica.

ASPECTOS DO DOMÍNIO SEXUAL A SEREM TRABALHADOS COM O PARCEIRO

O domínio sexual foi, dentre vários, o que as pesquisas apresentaram como aquele de maior impacto e percepção coincidente do casal cuja mulher atravessa o climatério.

O comportamento sexual da mulher costuma se modificar na transição menopáusica, denotando desejo sexual e capacidade de excitação menos intensos. Em consequência, as preliminares devem ser mais elaboradas, antecedendo a penetração peniana e evitando, assim, que a lubrificação da vagina e o respectivo relaxamento sejam insuficientes, ocasionando dor. Esse quadro resulta da não produção de estrogênios e da consequente atrofia da mucosa vaginal, além de menor produção de testosterona pelos ovários e pelas suprarrenais.

A partir do final da quarta década da vida, a mulher começa a apresentar menor tensão muscular e menor ingurgitamento das mamas ao estímulo sexual, reação erétil clitoridiana mais lenta e menores lubrificação e expansão da vagina, além de alterações na estimulação sensorial e no fluxo sanguíneo genital. Essas condições

Quadro 18.1 Sumário das percepções, experiências e atitudes dos homens em relação às parceiras que experienciam a transição menopáusica

Conceitos errôneos sobre menopausa superados pela convivência e pelo reconhecimento das perspectivas das mulheres
Equívocos em relação à menopausa
A menopausa não afeta o bem-estar das mulheres
A demonstração do sofrimento pela mulher é um pretexto para queixar-se da vida
Mudanças na percepção em relação à menopausa
Compartilhar as experiências vividas pelas mulheres
Melhor compreensão do impacto da menopausa sobre o comportamento e as atitudes das mulheres
Buscar informações sobre a menopausa
Gravidade dos sintomas e seus efeitos sobre as mulheres
Identificação e conhecimento da variabilidade dos sintomas de acordo com cada mulher
Reconhecimento dos sintomas da menopausa
Ondas de calor, instabilidade emocional, irritabilidade, estresse, mudanças de humor
Reconhecimento das necessidades das mulheres e empenho para fornecer apoio
Identificação das necessidades das mulheres
Necessidade de ser respeitada, protegida e receber cuidados
Falta de conhecimento sobre menopausa
Dificuldade para enfrentar as mudanças físicas e emocionais das mulheres
Limitação para fornecer suporte emocional
Sentimentos de desconforto e desorientação
Tentar compreender as mudanças comportamentais como parte de um período difícil da vida das mulheres
Aceitação de mudanças e tentativa de adaptação a novas situações
Dar suporte às mulheres para preservar as relações conjugais
Ser tolerante em relação às mudanças vividas pelas mulheres
Lidar com as mudanças nas relações conjugais: necessidade de iniciar uma nova etapa na vida do casal
Ajustes nas relações conjugais
Manter distância para respeitar a necessidade das mulheres de ficarem sozinhas
Ser tolerante com as mudanças de humor
Evitar conflitos
Alterações na abordagem sexual
Diminuição do desejo sexual
Modificação das práticas sexuais em razão da menopausa e do tempo de convivência
Amor e intimidade como formas de experimentar relações conjugais na menopausa
Esforços para preservar a qualidade e a estabilidade das relações conjugais
Lidar com as mudanças físicas e emocionais das mulheres
Necessidades dos parceiros de mulheres que experimentam menopausa
Melhor conhecimento sobre menopausa
Formas de lidar com as mudanças na sexualidade e nas relações conjugais
Formas de prover suporte às mulheres
Dificuldade para compartilhar experiências pessoais e íntimas com terceiros
Suporte emocional por meio de terapia de casal

Fonte: adaptada de Rodolpho et al., 2016.

estão mais preservadas em mulheres que mantiveram uma vida sexual ativa, quando comparadas àquelas sem atividade sexual.

Também respondem pelo surgimento e pela manutenção da disfunção sexual feminina fatores psíquicos ou físicos de diferentes tipos e que independem da condição hormonal: autoimagem negativa, baixa autoestima, sentimento de rejeição ao/do parceiro, problemas geniturinários e saúde geral deficitária. O desinteresse sexual da mulher pode se agravar, particularmente a partir da quinta década de vida, em consequência da dor durante a relação, da insuficiente habilidade sexual de um(a) ou de ambos(as) os(as) componentes do casal, da disfunção sexual do(a) parceiro(a) e dos efeitos de medicamentos que inibem o desejo sexual (antidepressivos e hipotensores, especialmente), os quais são mais utilizados durante o envelhecimento.

Quando não tratadas, as disfunções sexuais femininas evoluem para cronicidade, comprometendo a autoimagem, o trabalho e o relacionamento familiar e social, podendo ocasionar quadros depressivos e/ou ansiosos e resultar em um ciclo vicioso.

Um parceiro disfuncional, a presença de disfunção primária (ao longo da vida) e de longa evolução, relações conflituosas e má qualidade de vida, além de comorbidades físicas e psiquiátricas, agravam esse panorama.

Os cuidados com a educação e a saúde geral são fundamentais para a prevenção das disfunções sexuais femininas, mas também para as masculinas. Hábitos e estilo de vida saudáveis, evitando sono insuficiente, sedentarismo, obesidade, estresse, tabagismo, consumo excessivo de bebidas alcoólicas e uso de drogas ilícitas, preservam o tecido endotelial do sistema vascular e com isso, indiretamente, a lubrificação e o ingurgitamento/relaxamento dos genitais, o que favorecerá o intercurso sexual.

Os quadros psiquiátricos (depressão, ansiedade, pânico, fobia, entre outros) e as endocrinopatias devem ser investigados e tratados com precocidade, prevenindo, assim, a repercussão sobre a função sexual feminina e sobre a qualidade de vida de maneira geral.

Problemas sexuais femininos, ainda que prevalentes na população, muitas vezes não são diagnosticados em função tanto das dificuldades das pacientes como dos profissionais da saúde para lidar com aspectos da intimidade sexual, particularmente da mulher. O parceiro, se devidamente informado, pode estimular que ela converse com seu médico e encontre alternativas para minimizar esse impacto.

Conflitos no relacionamento podem resultar das disfunções sexuais, acarretando sensação de fracasso e constrangimento. Quando associadas a outros transtornos psiquiátricos (como depressão e ansiedade) ou físicos (p. ex., alterações hormonais e doenças sistêmicas), as disfunções sexuais exigem tratamento não só sintomatológico, mas das doenças a elas associadas.

A preocupação da mulher climatérica com o desempenho e a satisfação sexual é crescente, especialmente após o advento dos fármacos eretogênicos que prolongam o bom desempenho de seus parceiros. O médico deve se preparar para esse atendimento ou pelo menos saber identificar as dificuldades sexuais de sua paciente e encaminhá-la ao especialista.

Os homens procuram informação e apoio em relação ao climatério, acessando recursos da Internet e solicitando a pessoas próximas, especialmente parentes e amigos, que compartilhem suas experiências. Alguns se sentem desconfortáveis para falar de sua intimidade com outras pessoas, embora reconheçam a importância dessas informações e do suporte.

Dado que as mulheres têm uma vivência direta com as mudanças biológicas e psicológicas associadas à transição para a menopausa, seria ideal que relatassem os sintomas dessa transição mais do que seus parceiros percebem. Os homens em particular parecem não ter informações críticas sobre a transição menopáusica como um processo biopsicossocial e, portanto, são mais suscetíveis aos estereótipos culturais sobre essa condição.

O PARCEIRO TAMBÉM ENVELHECE

Quando ambos os parceiros pertencem à mesma geração, o que é mais frequente mesmo na atualidade, o casal envelhece a dois, ou seja, cada um dos membros do casal estará envelhecendo juntamente com seu par.

Com o envelhecimento masculino, a função sexual apresenta características específicas, as quais são entendidas como próprias da idade e não devem ser patológicas: o início da ereção é mais lento (muitas vezes necessitando de estímulo tátil), a congestão escrotal é menos intensa, a secreção pré-ejaculatória e a ejaculatória são menos profusas, a ejaculação é mais demorada e o jato ejaculatório é menor, as contrações prostáticas e uretrais são mais fracas, o orgasmo é breve, a detumescência peniana é rápida e o período refratário (entre um ato sexual e o próximo) é mais longo.

Entre as queixas masculinas de dificuldades sexuais que aumentam com a idade, a disfunção erétil e a diminuição do desejo sexual são as mais comuns. A prevalência de ejaculação precoce, por sua vez, não aumenta com o envelhecimento, mantendo-se estável em todas as faixas etárias.

As falhas frequentes de ereção decorrem especialmente de doenças ou cirurgia da próstata, diabetes, doenças cardiovasculares, hipertensão, depressão e uso de medicamentos. A diminuição do desejo sexual, por sua vez, está associada a menor interesse por sexo com consequentes falhas repetitivas de ereção, dificuldade orgásmica e diminuição do volume ejaculatório.

A partir da quarta década da vida do homem, desencadeia-se o comprometimento lento e progressivo da função gonadal masculina, resultando em menor produção de testosterona. Essa redução, quando excede 1% a cada ano, alcança níveis < 300ng/dL de testosterona circulante em 6% dos homens entre 40 e 60 anos, em 20% daqueles entre 60 e 80 anos e em 35% dos com mais de 80 anos de idade. A deficiência androgênica pode se tornar clinicamente significativa para a saúde masculina (física, sexual e cognitiva), especialmente quando associada a outras condições, como doenças crônicas, alterações endócrinas, obesidade, efeitos adversos de medicamentos e consumo excessivo de álcool. Esse quadro de déficit, conhecido como distúrbio androgênico do envelhecimento masculino (DAEM), apresenta sintomatologia característica: menor desejo sexual, disfunção erétil, oscilação do humor, depressão, redução da atividade intelectual, alterações no padrão do sono, diminuição da massa muscular e da densidade mineral óssea, aumento da gordura visceral, fadiga, sudorese e rarefação dos pelos corporais.

Portanto, as mudanças hormonais anômalas associadas ao envelhecimento masculino podem ter papel relevante na fisiopatologia das disfunções sexuais nessa fase da vida. Se a parceira desconhece esses aspectos, pode interpretar erroneamente a falta de interesse sexual do homem, o que resultará em desarmonia do casal. Por outro lado, o homem, não sabendo o significado da sintomatologia do DAEM e as causas da disfunção erétil, não as identifica como sinais de doenças e não busca tratamento.

EFEITO DA EDUCAÇÃO DO PARCEIRO SOBRE A SATISFAÇÃO CONJUGAL

Há sintomas da transição menopáusica que, segundo alguns autores, podem ser prevenidos, disponibilizando às mulheres e seus familiares conhecimento a respeito dessa fase e como manejá-la. Por outro lado, mulheres com menos suporte familiar apresentam problemas mais graves de ordem emocional.

A habilitação do parceiro reduz os índices de ansiedade e depressão da mulher, uma vez que geralmente ele representa o suporte emocional mais importante para ela. Um estudo recente avaliou 100 mulheres saudáveis com idades entre 45 e 60 anos. Os parceiros de metade dessa amostra tiveram três sessões de treinamento sobre transição menopáusica, enquanto o grupo de controle (a outra metade) nada recebeu. A diferença na qualidade de vida desses dois grupos foi notória. A falta de informação mostrou ser a maior barreira para o apoio masculino oferecido a essas mulheres.

Para se tornar uma fonte de apoio efetiva, o parceiro deve estar habilitado a fazer exercícios com ela, conhecer técnicas de relaxamento, ter conhecimento sobre alimentos adequados e proporcionar acompanhamento e intimidade.

Os resultados desse estudo demonstram que um programa educacional sobre manejo da transição menopáusica com a participação do cônjuge é um dos recursos mais importantes para que nessa fase da vida a mulher desfrute de qualidade de vida. Por isso, deve ser encorajado.

Entretanto, como efeito adverso desse cuidado o homem pode muitas vezes se sentir desamparado e redundante em virtude de sua perceptível inabilidade em prover adequadamente esse suporte.

Além disso, há mudanças que os parceiros referem neles próprios, ocorridas em anos recentes, como sinais de envelhecimento. Essas mudanças podem interferir negativamente na disponibilidade de oferecer suporte à parceira climatérica.

A Tabela 18.1 traz um resumo dos tópicos discutidos, apresentando as principais mudanças masculinas e suas respectivas frequências.

O impacto experimentado por esses homens (doenças, dificuldades sexuais, problemas emocionais) pode se tornar uma barreira à efetiva interação do casal em uma fase em que a intimidade poderia beneficiar ambos. O inverso também é verdadeiro: parceiras impactadas pelo climatério podem se tornar inábeis para oferecer o apoio que seus pares também necessitam.

É conhecido e significativo o papel do parceiro no suporte diante de situações críticas do período reprodutivo da mulher (gravidez, amamentação, período puerperal), em contraste com o que ocorre no período de transição menopáusica.

Tabela 18.1 Mudanças nos parceiros ocorridas nos últimos anos referidas por eles próprios (n = 76)

Mudanças	%*
Aumento de doenças	47,4
Decréscimo da resposta sexual (desejo, intensidade, prazer)	46,0
Melhora emocional	15,8
Problemas emocionais	14,5
Aumento da resposta sexual (desejo, intensidade, prazer)	13,2
Outras mudanças	10,5
Melhora física	2,0

*Os parceiros deram mais de uma resposta; por isso, o total é > 100%.
(Fonte: adaptada de Mansfield et al., 2003.)

Em um estudo qualitativo recente que explorou a perspectiva masculina sobre esse tema (Liao e cols., 2015), a menopausa foi referida como "nebulosa", "uma área cinza que parece conhecida de todos, mas não o é".

Os efeitos da educação dos parceiros sobre assuntos relacionados com o climatério e a transição menopáusica apontam para maior satisfação de suas respectivas parceiras, mas é recomendável que os programas educacionais se iniciem alguns anos antes dessa ocorrência e que tenham continuidade, a partir de então.

O início mais precoce desses programas tem a vantagem de preparar o casal antes que a transição menopáusica aconteça. Contudo, também é mais interessante porque incide em uma fase em que o parceiro é mais jovem e apresenta menos problemas de saúde,

CONSIDERAÇÕES FINAIS

Um terço dos parceiros acredita que não dá apoio, mas a maioria afirma fornecer suporte, principalmente emocional, à mulher climatérica. A maioria detém alguma informação sobre climatério e recebe informação de suas parceiras, mas um em cada quatro pouco ou nada sabe.

Os homens relatam numerosos estressores em suas vidas, incluindo problemas de trabalho e financeiros e declínio da saúde e da resposta sexual. A falta de informação, os efeitos negativos da transição menopáusica de suas parceiras e seu próprio estresse podem interferir na habilidade masculina de prover suporte emocional, sendo recomendadas pesquisas futuras com amostras amplas e diversificadas, incluindo homens e mulheres.

A idade é melhor preditor do que o *status* menopáusico para a frequência de relações sexuais, e as mulheres mais jovens provavelmente terão relações sexuais mais frequentes do que as mais velhas. A mulher com disfunção sexual foi melhor predita pelo *status* menopáusico do que pela idade. Mulheres menopáusicas são mais propensas a relatar uma dificuldade sexual, como falta de interesse sexual, pouca lubrificação e anorgasmia. No entanto, a idade parece ser melhor preditor para disfunção sexual do parceiro. Homens mais velhos são mais propensos a ter falhas de ereção, por exemplo. Portanto, idade e função sexual do parceiro são fatores importantes a serem levados em consideração na investigação da função sexual da mulher climatérica.

Leitura complementar

Abdo CH. Descobrimento sexual do Brasil: para curiosos e estudiosos. São Paulo: Summus, 2004.

Abdo CHN, Fleury HJ. Aspectos diagnósticos e terapêuticos das disfunções sexuais femininas. Rev Psiq Clín 2006; 33:162-7.

Abdo CHN, Oliveira Jr. WM. O ginecologista brasileiro frente às queixas sexuais femininas: um estudo preliminar. Rev Bras Med 2002; 59(3):179-86.

Avis N, Stellato R, Crawford S et al. Is there a menopausal syndrome? Menopausal status and symptoms across racial/ethnic groups. Soc Sci Med 2010; 52:345-56.

Ayers B, Forshaw M, Hunter MS. The impact of attitudes towards the menopause on women's symptom experience: a systematic review. Maturitas 2010; 65(1):28-36.

Bahri N, Yoshany N, Morowatisharifabad MA, Noghabi AD, Sajjadi M. The effects of menopausal health training for spouses on women's quality of life during menopause transitional period. Menopause 2016; 23(2):183-8.

Bancroft J. Human sexuality and its problems. 3rd ed. Edinburgh: Churchill Livingstone-Elsevier, 2009.

Basson R, Wierman ME, van Lankveld J, Brotto L. Summary of the recommendations on sexual dysfunctions in women. J Sex Med 2010; 7(1 Pt 2):314-26.

Bloch A. Self-awareness during the menopause. Maturitas 2002; 41:61-8.

Blumel JE, Castelo-Branco C, Cancelo MJ, Romero H, Aprikian D, Sarra S. Impairment of sexual activity in middle-aged women in Chile. Menopause 2004; 11:78-81.

Caçapava Rodolpho JR, Cid Quirino B, Komura Hoga LA, Lima Ferreira Santa Rosa P. Men's perceptions and attitudes toward their wives experiencing menopause. J Women Aging 2016; 28(4):322-33.

Calderon M, Naranjo I. Climacteric and sexuality: Their repercussions on the quality of life of middle-aged females. Rev Cubana Med Gen Integral 2008; 24(2):1-9.

Campodónico I, Valdivia I, Hamel P. Sexualidad en la postmenopausia. In: Arteaga E, Contreras P, González O, (eds.), Consenso en Climaterio. Santiago, Chile: Sociedad Chilena de Climaterio, 2001:85-99.

Chedraui P, San Miguel G, Avila C. Quality of life impairment during the female menopausal transition is related to personal and partner factors. Gynecol Endocrinol 2009; 25:130-5.

Cifcili SY, Akman M, Demirkol A, Unalan PC, Vermeire E. "I should live and finish it": A qualitative inquiry into Turkish women's menopause experience. BMC Fam Pract 2009; 10:2-11.

Clayton A, Ramamurthy S. The impact of physical illness on sexual dysfunction. Adv Psychosom Med 2008; 29:70-88.

Cohen LS, Soares CN, Joffe H. Diagnosis and management of mood disorders during the menopausal transition. Am J Med 2005; 118(Suppl 12B):93-7.

Dege K, Gretzinger J. Attitudes of families toward menopause. In: Voda AM, Dinnerstein M, O'Donnell S (eds.), Changing perspectives on menopause Austin, TX: University of Texas Press, 1982:60-9.

Delshad Noghabi A, Bahri N, Hadizadeh F. The effect of menopausal instruction for husbands on perceived social support by perimenopausal women. Payesh 2009; 8:343-8.

Ehsanpour S, Eivazi M, Davazdah-Emami S. Quality of life after the menopause and its relation with marital status. Iranian J Nurs Midwifery Res 2007; 12:130-5.

Elcastre-Villafuerte B, Ruelas G, Rojas J, Martínez LM. "Todo muere ya...": significados de la menopausia en un grupo de mujeres de Morelos, México. Rev Chil Salud Pública 2008; 12:73-82.

European Commission. Directorate-General for Employment. Access to healthcare and long-term care equal for women and men? Luxembourg: Publications Office of the European Union, 2009. Disponível em: https://publications.europa.eu/en/publication-detail/-/publication/10c340fd-249c-455b-875b-ca8243f58767. Acesso em: 26 de janeiro de 2018.

Favarato ME, Aldrighi JM. The post menopausal climacteric woman with coronary artery disease: implications to quality of life. Rev Assoc Med Bras (1992) 2001; 47(4):339-45.

Feldman HA, Goldstein I, Hatzichristou DG, Krane RJ, McKinlay JB. Impotence and its medical and psychosocial correlates: results of the Massachusetts Male Aging Study. J Urol 1994; 151(1):54-61.

Graham CA, Bancroft J. The sexual dysfunctions. In: Andreasen N, Gelder M, Lopez-Ibor J, Geddes J (eds.), New Oxford textbook of psychiatry. 2nd ed., Oxford: Oxford University Press, 2009: 472-83.

Graziottin A, Leiblum S. Biological and psychosocial pathophysiology of female sexual dysfunction during the menopause transition. J Sex Med 2005; 2(3 suppl):S133-45.

Heinemann LAJ, Potthoff P, Heinemann K, Pauls A, Ahlers CJ, Saad F. Scale for Quality of Sexual Function (QSF) as an outcome measure for both genders? J Sex Med 2005; 2:82-95.

Hodson P. Male sexual function and its problems. In: Tomlinson JM (ed.), Sexual health and the menopause. London: Royal Society of Medicine Press, 2005:63-74.

Jiann BP, Su CC, Yu CC, Wu TT, Huang JK. Risk factors for individual domains of female sexual function. J Sex Med 2009; 6(12):3364-75.

Kahana E, Kiyak A, Liang J. Menopause in the context of other life events. In: Dan A, Beecher C (eds.). The menstrual cycle. New York, NY: Springer, 1980:167-79.

Kottmel A, Ruether-Wolf KV, Bitzer J. Do gynecologists talk about sexual dysfunction with their patients? J Sex Med 2014; 11(8):2048-54.

Kurpius SER, Nicpon MF, Maresh SE. Mood, marriage and menopause. J Couns Psychol 2001; 48(1):77-84.

Leiblum S, Bachmann G, Kemmann E, Colburn D, Swartzman L. Vaginal atrophy in the postmenopausal woman. The importance of sexual activity and hormones. JAMA 1983; 249:2195-8.

Lewis RW, Fugl-Meyer KS, Corona G et al. Definitions/epidemiology/risk factors for sexual dysfunction. J Sex Med 2010; 7(4 Pt 2):1598-607.

Liao LM, Lunn S, Baker B. Midlife menopause: Male partners talking. Sex Relation Ther 2015; 30:167-80.

Lomranz J, Becker D, Eyal N, Pines A, Mester R. Attitudes towards hormone replacement therapy among middle-aged women and men. Eur J Obstet Gynecol Reprod Biol 2000; 93(2):199-203.

López F, Lorenzi DRS, Tanaka ACA. Quality of life of women in climacteric phase assessed by The Menopause Rating Scale (MRS). Rev Chil Obstet Ginecol 2010; 75(6):375-82.

Mansfield PK, Koch PB, Gierach G. Husbands' support of their perimenopausal wives. Women Health 2003; 38:97-112.

Metz ME, Epstein N. Assessing the role of relationship conflict in sexual dysfunction. J Sex Marital Ther 2002; 28(2):139-64.

Mimoun S. Menopause, andropause et fonction sexuelle. Gynecol Obstet Fertil 2003; 31(2):141-6.

Mooradian AD, Korenman SG. Management of the cardinal features of andropause. Am J Ther 2006; 13(2):145-60.

Nappi RE, Albani F, Santamaria V, et al. Hormonal and psycho-relational aspects of sexual function during menopausal transition and at early menopause. Maturitas 2010; 67(1):78-83.

Peters K, Jackson D, Rudge T. Research on couples: are feminist approaches useful? J Adv Nurs 2008 May; 62(3):373-80.

Qazi RA. Age, pattern of menopause, climacteric symptoms and associated problems among urban population of Hyderabad, Pakistan. J Coll Phys Surg Pak 2006; 16:700-3.

Reis SL, Abdo CH. Benefits and risks of testosterone treatment for hypoactive sexual desire disorder in women: a critical review of studies published in the decades preceding and succeeding the advent of phosphodiesterase type 5 inhibitors. Clinics (Sao Paulo) 2014; 69(4):294-303.

Rhoden EL, Morgentaler A. Risks of testosterone-replacement therapy and recommendations for monitoring. N Engl J Med 2004; 350:482-92.

Sadovsky R, Nusbaum M. Sexual health inquiry and support is a primary care priority. J Sex Med 2006;3(1):3-11.

Salazar MA, Paravic KT, Barriga OA. Percepción de las mujeres y sus parejas sobre la calidad de vida en el climaterio. Rev Chil Obstet Ginecol 2011; 76(2):64-70.

Schatzl G, Madersbacher S, Temml C et al. Serum androgen levels in men: impact of health status and age. Urology 2003; 61(3):629-33.

Smith MJ, Mann E, Mirza A, Hunter MS. Men and women's perceptions of hot flushes within social situations: are menopausal women's negative beliefs valid? Maturitas 2011; 69(1):57-62.

Theisen S, Mansfield P, Seery B, Voda A. Predictors of midlife women's attitudes toward menopause. Health Values 1995; 19:22-31.

Travison TG, Morley JE, Araujo AB, O'Donnell AB, McKinlay JB. The relationship between libido and testosterone levels in aging men. J Clin Endrocrinol Metab 2006; 91:2509-13.

Vermeulen A, Kaufman JM. Ageing of the hypothalamic-pituitary-testicular axis in men. Horm Res 1995; 43(1-3):25-28.

Wang C, Nieschlag E, Swerdloff R et al. Investigation, treatment and monitoring of late-onset hypogonadism in males: ISA, ISSAM, EAU, EAA and ASA recommendations. Eur J Endocrinol 2008; 159(5):507-14.

Wylie K, Kenney G. Sexual dysfunction and the ageing male. Maturitas 2010; 65(1):23-7.

Yanikkerem E, Göker A, Çakır Ö, Esmeray N. Effects of physical and depressive symptoms on the sexual life of Turkish women in the climacteric period. Climacteric 2018:1-7. doi: 10.1080/13697137.2017.1417374.

Yoshany N, Morowatisharifabad MA, Mihanpour H, Bahri N, Jadgal KM. The effect of husbands' education regarding menopausal health on marital satisfaction of their wives. J Menopausal Med 2017; 23(1):15-24.

Zemishlany Z, Weizman A. The impact of mental illness on sexual dysfunction. Adv Psychosom Med 2008; 29:89-106.

Zitzmann M, Faber S, Nieschlag E. Association of specific symptoms and metabolic risks with serum testosterone in older men. J Clin Endrocrinol Metab 2006; 91:4335-43.

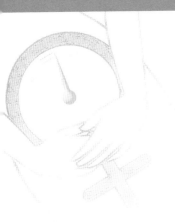

Terapêutica Androgênica no Climatério

Capítulo 19

Cesar Eduardo Fernandes
Rodolfo Strufaldi
Marcelo Luis Steiner
Luciano de Melo Pompei

INTRODUÇÃO

Os androgênios são esteroides sexuais com 19 átomos de carbono, precursores obrigatórios para a síntese dos estrogênios, e estão associados às características sexuais masculinas. Os principais androgênios produzidos pelas mulheres incluem a testosterona (T), a androstenediona (Δ_4A), o sulfato de deidroepiandrosterona (S-DHEA) e a deidrotestosterona (DHT). Nas mulheres, o S-DHEA é o androgênio quantitativamente mais abundante, e a testosterona, por sua potência biológica, é o androgênio de maior importância.

Em mulheres jovens, 25% da testosterona circulante são originários da glândula suprarrenal e 25% são sintetizados nas células da teca e no estroma ovariano sob controle do hormônio luteinizante. A partir da conversão periférica de outros androgênios ocorre a produção de aproximadamente 50% de testosterona, que nos tecidos-alvo sofre posterior redução através da 5α-redutase à DHT. Através da aromatase, os androgênios também podem ser convertidos em estrogênios. Cabe também considerar que a quantidade de testosterona plasmática observada nas mulheres representa cerca de 5% a 10% da concentração plasmática de testosterona verificada nos homens.

O estado de deficiência androgênica se manifesta insidiosamente, podendo ser expresso pela diminuição da função sexual, do bem-estar, com a energia, através de fadiga, emagrecimento, instabilidade vasomotora, de alterações na composição corporal e da perda de massa óssea. Os níveis plasmáticos dos androgênios, particularmente da testosterona, declinam lenta e progressivamente ao longo do período reprodutivo feminino, sendo esse decréscimo ainda maior no período pós-menopausa.

Os androgênios nas mulheres exercem função relevante na sexualidade e na qualidade de vida, influenciando o desejo, o humor, a energia e o bem-estar. Além dos efeitos genitais e sobre a sexualidade, os androgênios atuam também no sistema nervoso central, no córtex (sistema límbico) e no hipotálamo, influenciando a liberação de neurotransmissores e, assim, modulando importantes funções relacionadas com a sensibilidade, a percepção e o prazer.

PRODUÇÃO ANDROGÊNICA NO PERÍODO REPRODUTIVO E NO CLIMATÉRIO

A testosterona tem sido referida habitualmente como a principal representante da androgenicidade plasmática em mulheres. Considera-se biologicamente ativa a testosterona biodisponível que circula livre ou ligada à albumina e indisponível para ação metabólica a fração aderida à globulina ligadora dos hormônios sexuais (SHBG), sendo maior a afinidade da SHBG pelos androgênios do que pelos estrogênios, o que faz com que as variações nas concentrações de SHBG influenciem de maneira significativa as ações androgênicas. A forte correlação entre testosterona e SHBG possibilita a utilização da SHBG como marcador indireto de androgenismo feminino.

O declínio dos níveis plasmáticos de androgênios precede o estrogênico. Observa-se um decréscimo linear da produção de S-DHEA e deidroepiandrosterona pelas suprarrenais. A partir da quarta década de vida e em direção à perimenopausa, observa-se também um decréscimo, ainda que tênue, da produção androgênica pelos ovários. Estudos que avaliaram as concentrações plasmáticas de testosterona total em mulheres com função menstrual normal demonstram uma queda importante em consonância com o avançar da idade durante o extremo do período reprodutivo.

O ovário pós-menopáusico, em decorrência de sua exaustão folicular, é menor do que seu equivalente na menacme. Essa diminuição, mais evidente no volume do córtex (aproximadamente 30%), é consequência da acentuada diminuição de folículos primordiais, da esclerose arteriolar obliterativa e da fibrose cortical decorrente do próprio envelhecimento. Essas alterações acarretam mudanças na esteroidogênese dos ovários e, por consequência, em sua produção androgênica. Observa-se, por conta desse processo, elevação na atividade das células estromais ovarianas em resposta ao hormônio luteinizante (LH) aumentado, próprio do período peri e pós-menopáusico, que proporciona um efeito compensatório temporário na produção androgênica, que de outra parte serve também como insumo a ser aromatizado em estrogênios em alguns sítios extragonadais periféricos.

A ooforectomia realizada no período pós-menopáusico se faz acompanhar de redução de cerca de 50% dos níveis plasmáticos de testosterona. Igualmente, nessas circunstâncias, observa-se declínio significativo das concentrações plasmáticas de androstenediona (Figura 19.1). Do mesmo modo, em mulheres pós-menopáusicas, quando comparados os níveis de testosterona e de androstenediona em veia ovariana e periférica, observa-se um gradiente profundo, demonstrando a produção ovariana desses androgênios.

Em realidade, a diferença entre as concentrações de testosterona em veia ovariana e periférica é mais alta na pós-menopausa do que entre as mulheres na menacme. O gradiente de concentração para androstenediona existe também na pós-menopausa, porém, ao contrário do que se verifica com a testosterona, não é maior do que o observado em mulheres na menacme. A DHEA continua a ser produzida pelos ovários pós-menopáusicos, porém em quantidades diminuídas. Por sua vez, a produção da androstenediona pela glândula suprarrenal também mostra declínio com a progressão da idade.

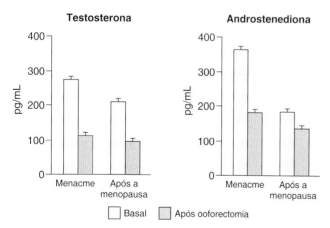

Figura 19.1 Comportamento dos níveis plasmáticos de testosterona e androstenediona em mulheres na menacme e após a menopausa submetidas à ooforectomia bilateral. Observe que os ovários produzem aproximadamente metade da testosterona na mulher e que a testosterona diminui dramaticamente após a ooforectomia. Os níveis de androstenediona também diminuem, porém de maneira mais discreta, especialmente no período pós-menopáusico.

SÍNDROME DE INSUFICIÊNCIA ANDROGÊNICA FEMININA (SIA)

Não existe na atualidade um consenso claro sobre a definição clínica da SIA em mulheres e tampouco se conhece a respeito de sua real prevalência. Além disso, a maioria dos ensaios laboratoriais utilizados para a dosagem das concentrações plasmáticas de testosterona em mulheres não atende adequadamente a aferição de seus níveis, principalmente quando se encontram abaixo da faixa de normalidade ou em seus limites inferiores.

O melhor conceito expresso a respeito vem do que se convencionou denominar de Consenso de Princeton com base em sua elaboração que ocorreu na cidade de mesmo nome nos EUA. Nesse encontro de especialistas, com base em ampla revisão da literatura, a SIA foi definida como um conjunto de sintomas clínicos imputáveis ao hipoandrogenismo na presença de biodisponibilidade diminuída de testosterona e de níveis plasmáticos normais de estrogênios. Os sintomas atribuíveis à insuficiência androgênica podem ser observados no Quadro 19.1.

Esses sintomas em muitos casos são escamoteados ou mesmo não referidos por boa parte das pacientes. De outra parte, e para tornar o diagnóstico clínico mais difícil, os mesmos sintomas podem, potencialmente, também ser atribuíveis a outras diferentes etiologias.

Diagnóstico da insuficiência androgênica

Os principais sintomas da SIA em mulheres são: redução da sensação de bem-estar, humor disfórico, fadiga persistente de causa desconhecida, diminuição da libido, da receptividade sexual e do prazer, presença de sintomas vasomotores, diminuição da lubrificação vaginal ainda que em terapêutica estrogênica no período pós-menopáusico, perda da massa óssea, comprometimento da força muscular, rarefação e afinamento dos pelos pubianos. Cabe lembrar que o avanço da idade é a causa mais comum de redução dos níveis plasmáticos de testosterona

Quadro 19.1 Sintomas da deficiência androgênica feminina

Diminuição da sensação de bem-estar
Humor disfórico
Fadiga persistente sem causa estabelecida
Alteração da função sexual, incluindo diminuição da libido, do prazer e da receptividade sexual
Perda de massa óssea e massa muscular
Persistência de sintomas vasomotores, diminuição da lubrificação vaginal pós-menopausal sob adequada terapêutica estrogênica
Rarefação ou afinamento dos pelos pubianos
Alterações na memória e na cognição

nas mulheres. Outras situações, como ooforectomia, insuficiência suprarrenal e ovariana, hipopituitarismo, corticoterapia e a terapia estrogênica oral em si, em razão do aumento dos níveis de SHBG e da redução dos níveis plasmáticos de testosterona livre, são também, ainda que menos frequentes, causas de insuficiência androgênica.

Feitas essas considerações sobre os sintomas mais comuns na SIA, parece importante considerar também que a proposição que advoga a favor de que o diagnóstico da SIA prescinda de dosagens laboratoriais é bastante razoável. Isso porque existem as dificuldades já mencionadas para a mensuração de níveis plasmáticos androgênicos baixos por meio dos *kits* comerciais disponíveis. Assim, a maioria das diretrizes recomenda que o diagnóstico da SIA se baseie exclusivamente na avaliação clínica. Na tentativa de racionalizar e facilitar a abordagem diagnóstica em caso de suspeita de SIA, o Consenso de Princeton propôs o fluxograma semiótico mostrado na Figura 19.2.

Tratamento com androgênios

O tratamento androgênico, particularmente com a testosterona, está indicado sempre que se considera o diagnóstico de SAI, mostrando eficácia no tratamento da disfunção sexual feminina, ainda mais quando associada à redução da libido na pós-menopausa. Registre-se, no entanto, que existem dúvidas a respeito de sua eficácia quando empregado com as mesmas indicações em mulheres no período da menacme. Igualmente, existem evidências de que o uso de androgênios na pós-menopausa, mormente quando associados à terapêutica estrogênica ou estroprogestativa, proporciona benefícios no desejo, na responsividade e na frequência da atividade sexual. Ainda que o tratamento da dispareunia secundária à secura vaginal após a menopausa deva ser realizado com o emprego de estrogênios que restauram o pH e o epitélio vaginal, a terapêutica estrogênica isolada pode não ser suficiente quando o problema envolve a esfera sexual, como o desejo e a libido.

Como regra geral, a terapia androgênica não deve ser oferecida para mulheres na pós-menopausa sem que essas pacientes estejam com terapêutica estrogênica em curso. É imperioso ainda lembrar que, em mulheres pós-menopáusicas sob terapêutica estrogênica, a adição de androgênios não garante a proteção endometrial, havendo a necessidade também, nesses casos, da associação de progestogênios.

Diferentes preparações são propostas para a terapêutica androgênica. A testosterona administrada por via oral tem absorção intestinal e passa por metabolização e inativação hepática antes de atingir os órgãos-alvo. Essa primeira passagem hepática pode exercer influência negativa no perfil lipídico e lipoproteico, em particular, reduzindo os níveis de HDL-colesterol. A forma

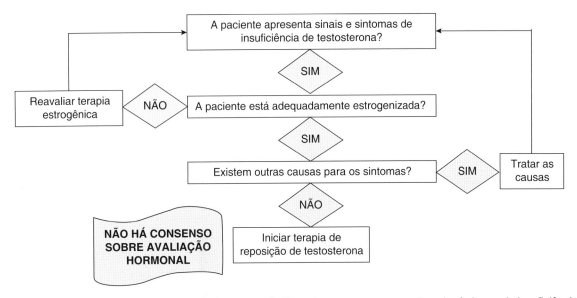

Figura 19.2 Fluxograma semiótico proposto pelo Consenso de Princeton para casos suspeitos de síndrome de insuficiência androgênica. Note que a suspeita diagnóstica se faz pela presença de sintomas imputáveis à deficiência estrogênica. Quando presentes, inicialmente é recomendável verificar se a paciente está adequadamente estrogenizada. Quando não está, recomenda-se que seja preliminarmente tratada com estrogênios para averiguar a manutenção ou o desaparecimento dos sintomas após cumprida essa etapa, visto que as situações de hipoestrogenismo podem cursar com quadro clínico semelhante. Caso os sintomas se mantenham após adequada estrogenização e antes de considerar a hipótese de SIA como diagnóstico final, é imperioso afastar outras causas identificáveis que possam cursar com os mesmos sintomas. Observe também que não há consenso sobre a necessidade de aferição dos níveis plasmáticos de androgênios, em particular da testosterona, razão pela qual muitos autores acreditam que, cumprido este fluxograma, o diagnóstico está bem estabelecido e já existe indicação para o tratamento com androgênios.

micronizada oral não é bem absorvida e resulta em níveis plasmáticos insuficientes para promover efeito terapêutico. A forma alquilada (a metiltestosterona), nas doses de 1,25 a 2,5mg/dia, é a que acumula maior experiência clínica. Ainda entre as formas de administração oral, o undecanoato de testosterona, aprovado para redução da libido em homens e com efeito hepático menor do que a metiltestosterona, tem recebido empiricamente indicação para o tratamento de mulheres com SIA. Não se conhece, no entanto, sua dose eficaz e segura, tampouco existem estudos que avaliem seus riscos e benefícios de longo prazo. Por esses motivos, não existe indicação formal para seu emprego no tratamento da SIA feminina.

Em que pesem os benefícios da terapêutica com androgênios, a exemplo da clara melhoria do bem-estar geral, sobre a massa óssea e principalmente na sexualidade, sempre se teve receio de que pudesse acarretar riscos cardiovasculares a suas usuárias. No entanto, uma explicação definitiva sobre como os androgênios impactam a saúde cardiovascular em mulheres na pós-menopausa e a possibilidade de empregar essa modalidade de tratamento hormonal em mulheres com risco cardiovascular subjacente ainda não se encontra estabelecida.

Uma revisão sistemática dos estudos existentes analisou o vínculo entre androgênios e os efeitos da terapia de testosterona sobre as doenças cardiovasculares em mulheres pós-menopáusicas. Os poucos estudos existentes sobre os desfechos cardiovasculares em mulheres pós-menopáusicas indicam nenhum efeito ou efeito deletério do aumento de androgênios e risco cardiovascular. De outra parte, foi observado entre os marcadores intermediários de doenças cardiovasculares um efeito favorável sobre o HDL-colesterol, o colesterol total, a massa gorda corporal e os triglicerídeos, particularmente quando se emprega a via transdérmica. Entretanto, os autores consideram ser necessários estudos adicionais para esclarecer o impacto do tratamento com androgênios sobre a saúde cardiovascular de mulheres na pós-menopausa. O efeito cardiovascular da terapêutica androgênica em associação ou não aos estrogênios e progestogênios também precisa ser esclarecido.

Entretanto, mister se faz registrar que, nas doses atualmente recomendadas, a utilização de androgênios parece determinar claros benefícios no bem-estar geral, na massa óssea e principalmente na sexualidade, sem efeitos colaterais evidentes. Entretanto, os conhecimentos atuais impõem restrições ao uso de androgênios a longo prazo, particularmente porque o verdadeiro papel na aterosclerose e na doença cardiovascular ainda é incerto e não está completamente estabelecido.

Entre as formas propostas para a administração de androgênios na mulher, a DHEA tem sido considerada para uso intravaginal diário, sendo avaliada com essa via de administração, em diferentes concentrações, pelo período de 12 semanas em mulheres pós-menopáusicas com idades entre 42 e 74 anos. A DHEA e seus metabólitos no plasma foram medidos ao longo do ensaio clínico. Ao final do período de observação, não se encontraram variações significativas em seus níveis plasmáticos, levando à conclusão de que essa via de administração não se presta ao tratamento de pacientes com SIA.

À luz dos conhecimentos atuais, a via parenteral de administração de testosterona é preferida em relação à via oral. A via de administração parenteral de testosterona com seus efeitos mais estudados tem sido a transdérmica, uma vez que a pele absorve rapidamente a testosterona. A administração por meio de adesivos ou em gel transdérmico nas doses com liberação diária de 150 a 300µg tem demonstrado bons resultados sobre a sexualidade feminina na pós-menopausa. O Quadro 19.2 mostra as diferentes preparações propostas para a terapêutica androgênica, as vias de administração, as doses e suas principais características.

Em 2005, a Sociedade Norte-Americana de Menopausa (NAMS) publicou recomendações a respeito da terapêutica androgênica (TA), que, em sua maioria, continuam muito apropriadas para os dias atuais (Quadro 19.3).

Segurança, efeitos colaterais e contraindicações

Existem poucas preparações androgênicas aprovadas pelos órgãos regulatórios em praticamente todos os países do mundo. Essa situação se deve à paucidade dos dados de segurança de longo prazo com base em desfechos clínicos. O argumento considerado a favor da segurança do tratamento com androgênios é o de que as doses preconizadas para o tratamento da SIA objetivam prover uma quantidade de hormônios que propicie concentrações plasmáticas normais ou próximas ao limite superior da normalidade. Acredita-se, com base nessa premissa, que com a restauração dos níveis androgênicos plasmáticos aos fisiologicamente encontrados em mulheres no período reprodutivo a possibilidade de eventos adversos sérios seja pouco provável, ainda que, como referido, inexistam dados de segurança em usuárias sob reposição androgênica por longos períodos.

O risco de eventos adversos em terapêutica androgênica pode estar relacionado tanto com as vias de administração como com as doses empregadas e a sensibilidade individual. Os efeitos desfavoráveis sobre o perfil lipídico e lipoproteico estão restritos à via oral, praticamente não ocorrendo com as vias não orais de administração de testosterona. Sinais de virilização, como aprofundamento do tom de voz, clitoromegalia e alopecia frontal, são extre-

Quadro 19.2 Preparações propostas para a terapêutica androgênica em caso de síndrome de insuficiência androgênica feminina

Fármaco	Via de administração	Dose	Características
Undecanoato de testosterona	Oral	40mg	Meia-vida curta; 3 doses/dia; prejudica parâmetros lipídicos e lipoproteicos; promove níveis plasmáticos variáveis de testosterona
Metiltestosterona	Oral	1,25 a 2,5mg	Meia-vida curta; 3 a 5 doses/dia; hepatotóxica; níveis plasmáticos suprafisiológicos de testosterona após absorção
Oxandrolona	Oral	2,5mg	Administração diária; análogo sintético da testosterona; não sofre aromatização
DHEA	Oral	25 a 50mg	Farmacocinética favorável; precursor de androgênios; não aprovado pela FDA
Cipionato/enantato de testosterona	Injetável	200mg	Intramuscular; induz níveis plasmáticos de testosterona suprafisiológicos
Implante de testosterona	Subcutâneo	50 a 100mg	Longa duração; inserção a cada 6 meses; não aprovado por órgãos regulatórios; risco de níveis plasmáticos excessivos e suprafisiológicos
Adesivo/gel de testosterona	Transdérmico (gel; adesivo; sachê)	1,25 a 2,5mg/dose; 150 a 300µg/dose	Preparação preferencial; farmacocinética mais favorável; meia-vida variável com o tipo de preparação; uso diário ou 2 a 3 vezes/semana; melhor perfil metabólico

Quadro 19.3 Recomendações da Sociedade Norte-Americana de Menopausa (NAMS) para a terapêutica androgênica em mulheres no período pós-menopáusico

Mulheres na pós-menopausa com sintomas de insuficiência androgênica, excluídas outras causas, são candidatas à TA
Não se recomenda TA desacompanhada de terapêutica estrogênica (TE)
Não devem ser utilizados testes laboratoriais para o diagnóstico da SIA
Antecedendo à TA, é obrigatória a avaliação inicial de lipídios e da função hepática
A TA deve ser administrada em baixas doses e por curto período
A via transdérmica (adesivos, creme e gel) parece ser preferível à via oral
Implantes e formulações intramusculares apresentam risco de dosagens excessivas
Não existem dados de segurança sobre a TA em usuárias a longo prazo
Deve haver a monitorização dos resultados com base na melhora da sexualidade, no bem-estar e no aparecimento de eventos adversos
Deve-se individualizar a terapêutica e respeitar inicialmente as mesmas contraindicações da terapêutica estrogênica
A TA não deve ser indicada para pacientes com câncer de mama ou endométrio, doença cardiovascular e doença hepática

mamente raros e se devem claramente à administração de doses excessivas de androgênios. O mesmo pode ser dito com relação à resposta na esfera da sexualidade. Quando existe mudança exagerada e inesperada do comportamento sexual, a exemplo do excesso de pensamentos e fantasias sexuais, pode-se, em princípio, em pacientes sob terapêutica androgênica, considerar a necessidade de redução das doses empregadas. Esses eventos adversos sérios tendem a ocorrer apenas quando os níveis séricos de testosterona aumentam significativamente acima do intervalo de normalidade observado em mulheres no período reprodutivo. Os potenciais efeitos colaterais da terapêutica androgênica estão sumarizados no Quadro 19.4.

Cabe assegurar, no entanto, que os eventos adversos associados à administração de androgênios são em sua maioria reversíveis com as reduções de doses ou mesmo com a suspensão do tratamento.

Com relação aos eventos adversos sérios, a possível associação entre a terapêutica e o câncer de mama tem sido lembrada com frequência, ainda que não esteja demonstrada de maneira clara e tampouco definitiva. Receptores androgênicos são encontrados em cerca de 50% dos tumores de mama, estando associados à sobre-

Quadro 19.4 Efeitos colaterais da terapia androgênica feminina

Hirsutismo
Alopecia
Virilização (clitoromegalia, aprofundamento da voz)
Acne e aumento da oleosidade da pele e do cabelo
Agressividade
Redução dos níveis de HDL-colesterol (via oral)
Resistência à insulina e aumento da gordura abdominal
Hepatotoxicidade
Retenção hídrica
Câncer de mama
Câncer de endométrio

vida maior em pacientes operadas de câncer de mama e com respostas mais favoráveis à hormonoterapia em doença avançada. A depleção estrogênica e a atividade da aromatase observadas na menopausa determinam aumento nos níveis de testosterona livre e isso poderia, em princípio, concorrer para o aumento do risco de câncer de mama. Estudo de coorte prospectivo com mulheres na pós-menopausa usando diferentes formulações contendo testosterona no *Nurses' Health Study*, após seguimento de 2 anos, mostrou consistente elevação no risco de câncer de mama invasivo em usuárias de estrogênio combinado à testosterona. Entretanto, os estudos clínicos com a terapia exógena de testosterona apresentam limitações significativas e ainda são inconclusivos para relacioná-la ou não com o risco de câncer de mama.

Por outro lado, existem evidências que parecem tranquilizar quanto à segurança da terapêutica estrogênica em relação ao risco de câncer de mama. No estudo observacional do WHI (n = 71.964), após 10 anos de seguimento, foram identificados 2.832 casos de câncer de mama entre as mulheres nessa investigação clínica. Entre as mulheres que se identificaram como usuárias de estrogênios equinos conjugados (EEC) e metiltestosterona (MT) não se observou aumento do risco de câncer de mama. Esses achados permitiram que os autores concluíssem com base no maior estudo prospectivo disponível a respeito que não houve associação significativa entre a suplementação de EEC com MT e o risco de câncer de mama.

De outra parte, diante das evidências atuais, não se recomenda o uso de androgênios em mulheres com antecedentes pessoais de câncer de mama. Além dessa contraindicação, ainda devem ser considerados como contraindicação os antecedentes pessoais de câncer de endométrio, a hipertensão arterial e o *diabetes mellitus* de difícil controle, a doença cardíaca coronariana estabelecida, as hepatopatias com comprometimento da função hepática, as trombofilias acompanhadas de episódios tromboembólicos importantes fora do ciclo gravídico puerperal, a policitemia e as porfirias.

CONSIDERAÇÕES FINAIS

A SIA desperta, mesmo nos dias atuais, muitas discussões e encerra muitas controvérsias. Sabe-se, no entanto, que os níveis plasmáticos de testosterona declinam progressivamente ao longo do período reprodutivo. Conceitua-se a SIA como um conjunto de sintomas clínicos, presença de biodisponibilidade diminuída de testosterona e níveis normais de estrogênios. Entre os principais sintomas, citam-se o comprometimento do bem-estar, o humor disfórico, a fadiga sem causa aparente, o comprometimento do desejo sexual, o emagrecimento e a instabilidade vasomotora em mulheres pós-menopáusicas sob terapêutica estrogênica. Esses sintomas, no entanto, são potencialmente atribuíveis a diferentes etiologias e dificultam o correto diagnóstico na maioria dos casos, ainda que este seja lembrado com frequência em pacientes que se submetem à ooforectomia bilateral.

O diagnóstico da SIA parece ser essencialmente clínico, não havendo a necessidade de dosagens laboratoriais para sua comprovação. Não se deve indicar a TA em pacientes que não estejam adequadamente estrogenizadas. Considera-se a testosterona o hormônio ideal para a TA. As pacientes com sintomas sugestivos de SIA, excluídas outras causas identificáveis, especialmente se pós-menopáusicas, são candidatas à TA. É aconselhável avaliar os níveis de hemoglobina, as enzimas hepáticas e os níveis séricos dos lipídios. Não existem dados de segurança sobre a TA em usuárias de longo prazo. A via transdérmica, por meio de adesivos, cremes e gel, parece ser preferível à via oral.

Leitura complementar

Bachmann G, Bancroft J, Braunstein G et al. Female androgen insufficiency: the Princeton consensus statement on definition,classification, and assessment. Fertil Steril 2002; 77:660-5.

Braunstein GD, Sundwall DA, Katz M et al. Safety and efficacy of a testosterone patch for the treatment of hypoactive sexual desire disorder in surgically menopausal women: A randomized, placebo-controlled trial. Arch Intern Med 2005; 165(14):1582-9.

Braunstein GD. Androgen insufficiency in women: summary of critical issues. Fertil Steril 2002; 77(4):94-9.

Cloke B, Christian M. The role of androgens and the androgen receptor in cycling endometrium. Mol Cell Endocrinol 2012; 358(2):166-75.

Davis SR, Burger H. Androgen and postmenopausal women. J Clin Endocrinol Metab 1996; 81:2759-63.

Dimitrakakis C. Androgens and breast cancer in men and women. Endocrinol Metab Clin North Am 2011; 40(3):533-47.

Fernandes CE, Rennó Jr. J, Nahas EAP, Melo NR et al. Síndrome de insuficiência androgênica – critérios diagnósticos e terapêuticos. Rev Psiq Clin 2006, 33(3);152-61.

Judd HL, Lucas We, Yen SSC. Effect of oophorectomy on circulating testosterone and androstenedione levels in patients with endometrial cancer. Am J Obstet Gynecol 1974; 118:793-8.

Kabat GC, Kamensky V, Heo M et al. Combined conjugated esterified estrogen plus methyltestosterone supplementation and risk of breast cancer in postmenopausal women. Maturitas 2014; 79: 70-6.

Labrie F, Archer D, Bouchard C et al. Serum steroid levels during 12-week intravaginal dehydroepiandrosterone administration. Menopause 2009; 16(5):897-906.

Labrie F, Bélanger A, Cusan L et al. Marked decline in serum concentrations of adrenal C19 sex steroid precursors and conjugated androgen metabolites during aging. Clin Endocrinol Metab 1997; 82(8):2396-402.

Leão LMC, Duarte MP, Silva DM et al. Influence of methyltestosterone postmenopausal therapy on plasma lipids, inflammatory factors, glucose metabolism and visceral fat: A randomized study. Eur J Endocrinol 2006; 154(1):131-9.

Lobo RA, Rosen RC, Yang HM et al. Comparative effects of oral esterified estrogens with and without methyltestosterone on endocrine profiles and dimensions of sexual function in postmenopausal women with hypoactive sexual desire. Fertil Steril 2003; 79(6):1341-52.

Longcope C, Jaffee W, Griffing G. Production rates of androgens and estrogens in post-menopausal women. Maturitas 1981; 3(3-4):215-23.

Longcope C. Adrenal and gonadal androgen secretion in normal females. J Clin Endocrinol Metab 1986; 15:213-28.

Maclaran K, Panay N. The safety of postmenopausal testosterone therapy. Women's Health 2012; 8(3):263-75.

Mushayandebvu T, Castracane DV, Gimpel T. Evidence for diminished midcycle ovarian androgen production in older reproductive aged women. Fertil Steril 1996; 65:721-3.

NAMS. The role of testosterone therapy in postmenopausal women: position statement of The North American Menopause Society. Menopause 2005; 12(5):496-511.

Shifren JL, Braunstein GD, Simon JA et al. Transdermal testosterone treatment in women with impaired sexual function after oophorectomy. N Engl J Med. 2000; 343:682-8.

Somboonporn W, Davis SR. Postmenopausal testosterone therapy and breast cancer risk. Maturitas 2004; 49(4):267-75.

Spoletini I, Vitale C, Pelliccia F et al. Androgens and cardiovascular disease in postmenopausal women: a systematic review. Climacteric 2014; (6):625-34.

Tamimi RM, Hankinson SE, Chen WY, Rosner B, Colditz GA. Combined estrogen and testosterone use and risk of breast cancer in postmenopausal women. Arch Intern Med 2006; 166(14):1483-9.

Tchernof A, Toth MJ, Poechlman ET. Sex hormone-binding globulin levels in middle-age premenopausal women. Diabetes Care 1999; 22:1875-81.

Vermeulen A. The hormonal activity of the postmenopausal ovary. J Clin Endocrinol Metab 1976; 42:247-53.

Wheba S, Fernandes CE, Ferreira JA et al. Transvaginal ultrasonography assessment of ovarian volumes in postmenopausal women. Rev Paul Med 1996; 114(3):1152-5.

Zumoff B, Strain GW, Miller LK, Rosner W. Twenty-four hour mean plasma testosterone concentration declines with age in normal premenopausal women. J Clin Endocrinol Metab 1995; 80:1429-30.

APÊNDICE

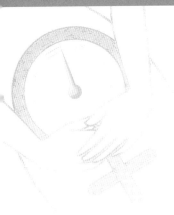

La Contraception après 40 Ans

Capítulo 2

Geneviève Plu-Bureau
Amand Gaelle
Justine Hugon-Rodin
Márcio Alexandre Hipólito Rodrigues

RESUME

La fertilité diminue de façon importante dans la période de périménopause. Néanmoins il est nécessaire de proposer une contraception efficace aux patientes ayant une vie sexuelle active. En effet, le risque de grossesse, bien que faible, persiste pendant cette période. Le choix de la méthode contraceptive doit être adapté au souhait de la femme après analyse des différents facteurs de risques. Les molécules permettant d'agir également sur les éventuelles pathologies, fréquentes à cette période, doivent être favorisées. Les contraceptions par progestatifs à doses anti-gonadotropes, le DIU au cuivre ou au lévonorgestrel ainsi que les contraceptions définitives offrent un large panel contraceptif pour les femmes à cette période de leur vie. La contraception estroprogestative pourra cependant être discutée en cas de mauvaise tolérance des autres méthodes contraceptives et en l'absence de facteurs de risque vasculaires.

INTRODUCTION

La contraception des femmes en périménopause impose une certaine réflexion. En effet, malgré le net déclin de la fertilité, le risque de grossesse persiste. Une contraception efficace doit alors être proposée aux patientes sexuellement actives. Elle doit être adaptée à leur symptomatologie éventuelle et doit tenir compte des facteurs de risques inhérents à cette tranche d'âge, notamment vasculaires.

PERIMENOPAUSE: DEFINITION ET EPIDEMIOLOGIE

La périménopause est une période de bouleversements hormonaux précédant la ménopause. Elle résulte de l'altération de la fonction exocrine et endocrine ovarienne responsable de grandes fluctuations hormonales. Son diagnostic est avant tout clinique. Elle est évoquée devant l'association d'un raccourcissement ou d'une irrégularité des cycles associé à des signes cliniques d'hyper puis d'hypoestrogénie.

En raison de l'importante fluctuation des taux hormonaux, il n'y a que peu d'indication à réaliser des dosages hormonaux à visée diagnostic dans ce contexte. En se basant sur la survenue des premiers troubles du cycle, l'âge médian du début de la périménopause se situe autour de 47 ans (1). Néanmoins, il existe une grande variabilité inter-individuelle sur sa durée et son expression. En effet, la durée de la périménopause est largement influencée par l'âge de survenue, l'ethnie et l'Indice de Masse Corporelle (IMC) des patientes. Elle peut alors osciller entre 4.37 et 8.57 ans (2).

DE LA PHYSIOPATHOLOGIE A LA CLINIQUE

La périménopause se compose schématiquement de deux grandes phases responsables de symptômes d'hyperestrogénie puis d'hypoestrogénie qui lorsqu'elle est définitive signe la ménopause. Ces différentes phases peuvent cependant être fluctuantes.

Première phase: raccourcissement des cycles

Cette première phase résulte de la diminution du capital folliculaire ovarien et de l'altération de la qualité ovocytaire. Ceci engendre une altération du recrutement et de la dominance folliculaire. La sensibilité des cellules de la granulosa à répondre à la Follicule Stimulating Hormone (FSH) va diminuer progressivement Dans un premier temps une baisse de la sécrétion d'inhibine B et d'AMH vont survenir puis dans un second temps une augmentation de libération de la FSH (3,4)being inversely correlated with the rising FSH level. When alterations in menstrual cyclicity or flow commence, signalling the onset of the menopausal transition, FSH levels may change abruptly, rising into the normal postmeno-

157

pausal range and falling again into the range normally seen in young fertile women. Oestradiol and inhibin generally fluctuate in parallel with each other but inversely to FSH, although at times oestradiol in particular may be increased markedly. Postmenopausal FSH levels may be followed by endocrine evidence compatible with normal ovulation. After the menopause, FSH levels rise 10-15-fold, with low oestradiol and undetectable inhibin levels. It is concluded that FSH measurement is of little value, if any in the assessment of women during the menopausal transition because it cannot be interpreted reliably and because, apparently, ovulatory (and, presumably, potentially fertile.

Cliniquement, cette maturation folliculaire accélérée provoque un raccourcissement progressif des cycles principalement par réduction de la phase folliculaire. Ce phénomène peut être responsable de la formation de kystes fonctionnels.

Secondairement, une maturation multi-folliculaire et une augmentation de l'activité de l'aromatase peuvent être responsables d'une hyperestrogénie. Elle se caractérise par l'apparition de différents symptômes tels que : des mastodynies, des troubles de l'humeur (irritabilité, angoisse), des troubles neurovégétatifs (troubles du transit, nausées, asthénie), des céphalées ou encore une prise de poids.

Par ailleurs, cette hyperestrogénie peut également révéler ou aggraver des pathologies mammaires et/ou utérines estrogéno-dépendantes comme une pathologie mammaire (mastopathie fibrokystique), une hyperplasie endométriale, des myomes, une adénomyose, une endométriose ou une pathologie néoplasique.

De plus, lors de cette première phase, la diminution du capital folliculaire entraine des ovulations de moins bonne qualité, responsable de la baisse de la fertilité. Le corps jaune devient inadéquat caractérisé par une sécrétion moindre de progestérone. Cette insuffisance lutéale va conduire secondairement à un allongement des cycles.

Seconde phase: allongement des cycles

Lors de cette seconde phase, les cycles deviennent de plus en plus irréguliers. En effet, les follicules deviennent progressivement résistants à la FSH, ne permettant pas une maturation folliculaire complète à chaque cycle. De façon aléatoire, une maturation folliculaire aura lieu avec éventuellement une ovulation. Ces cycles deviendront de plus en plus rares. Une alternance de phases d'hyperestrogénie et d'hypoestrogénie peut survenir puis une hypoestrogénie complète traduisant la phase de ménopause. Elle pourra se traduire cliniquement par un syndrome climatérique : bouffées de chaleur, sueurs nocturnes, troubles de l'humeur et du sommeil, baisse de la libido, sècheresse vaginale... Ces symptômes peuvent exister bien avant la phase de ménopause chez certaines femmes comme l'ont montré plusieurs études longitudinales ayant suivies des femmes dans cette période de transition de la périménopause vers la ménopause (5-7). Ces observations sont importantes à prendre en compte car la contraception devra être adaptée aux signes fonctionnels de chaque femme sans bien sur l'interrompre. En effet, la publication récente de N. Santoro et al éclaire un peu plus cette vision classique, montrant que les ovulations persistent jusqu'à 4-5 ans avant la dernière menstruation, diminuent ensuite jusqu'à ne plus concerner « que » 26% des femmes à un an des dernières règles (8). La ménopause est toujours un diagnostic rétrospectif et sachant qu'il persiste encore environ un quart des femmes ayant des ovulations, ceci confirme l'importance de la contraception jusqu'à la ménopause confirmée.

LES ENJEUX DE LA CONTRACEPTION
Fertilité et périménopause

Une accélération de la perte du capital folliculaire débute dès 35 ans, conduisant à une baisse de la fertilité (9).

La probabilité pour une femme d'obtenir une grossesse spontanée aboutissant à une naissance vivante après 12 mois de rapports réguliers est de 75% à 30 ans, 44% à 40 ans et 15% après 45 ans (9-10). Il est donc souhaitable de proposer une contraception aux patientes ayant une vie sexuelle active pour limiter les grossesses non désirées

En effet, pour la tranche d'âge de 40 à 49 ans, le recours à l'Interruption Volontaire de Grossesse (IVG) en France en 2015 était de 6.9‰ dont 6.2‰ pour la tranche d'âge 40 - 44 ans (11). Ce taux reste relativement stable depuis quelques années mais reste supérieur à celui des années 1990 à 2000 (*Figure 1*). Au Brésil, entre 300 et 400 grossesses sont dénombrées après 50 ans. En 2016 environ 71 208 grossesses sont survenues chez les femmes âgées de 40 à 44 ans et 4 265 chez les femmes âgées de 45 à 49 ans.

Par ailleurs, les grossesses après 40 ans sont associées à une plus grande morbidité. Les principales complications sont les fausses couches précoces passant de 10 % à l'âge de 20 ans à 50% entre 40 et 44 ans et plus de 90% après 45 ans (12). Ces grossesses sont également plus fréquemment associées à des complications obstétricales telles que la pré-éclampsie, le diabète gestationnel, la prématurité ou le retard de croissance intra-utérin.

Figure 2.1 Evolution du recours à l'IVG en France entre 1990 et 2015 chez les femmes âgées de plus de 40 ans (source DRESS)

Risque vasculaire

La recherche de facteurs de risques vasculaires est l'un des éléments clés de l'interrogatoire avant la prescription d'une contraception (*Tableau 1*).

La pathologie thrombotique constitue le principal effet délétère des contraceptions hormonales combinés (CHC). La maladie veineuse thromboembolique (MVTE) est plus fréquente que la pathologie artérielle. Néanmoins, Il s'agit de pathologies rares puisque l'incidence de MVTE est de 1 à 3 pour 1000 femmes dans les pays occidentaux (13).

Les CHC augmentent le risque de MVTE par 3 à 6 par rapport aux femmes non-utilisatrices (14-15). Ce risque dépend du type de CHC utilisé, de la durée d'utilisation de la CHC mais également des facteurs de risque thrombotiques associés. Les CHC sont contre-indiquées en présence d'un antécédent personnel de MVTE ou artériel.

La contraception progestative seule à l'exception des injections trimestrielles d'acétate de médroxyprogestérone (DMPA) n'est pas associée à une augmentation du risque de MVTE quelle que soit la voie d'administration, ces contraceptions ne modifient pas les marqueurs de la coagulation liés au risque thrombotique (16,17). Les contraceptions progestatives à l'exception du DMPA sont autorisées en présence d'un antécédent de MVTE. Les contraceptions microprogestatives sont autorisées par l'OMS après un accident artériel même s'il n'existe que peu d'études ayant évalué leur innocuité (18). Les thérapeutiques macroprogestatives à doses antigonadotropes n'ont pas été évaluées.

L'incidence de ces évènements veineux ou artériel augmente avec l'âge ce qui impose d'adapter les méthodes contraceptives après 35-40 ans (19). En période de périménopause, l'âge de la patiente constitue à lui seul un premier facteur de risque vasculaire. La présence d'un diabète, d'une dyslipidémie, d'une hypertension artérielle, d'un surpoids ou d'un tabagisme limitent souvent le choix du contraceptif et contre indiqueront d'emblée dans cette tranche d'âge les CHC (15,20-21).

Tableau 2.1 Facteurs de risque vasculaires (FRCV)

Age > 35 ans
Antécédents familiaux de maladie cardiovasculaire chez un parent au 1er degré <55 ans (sexe masculin) et <65 ans (féminin)
Tabagisme actif ou sevré depuis moins de 3 ans
HTA ou traitement antihypertenseur
Diabète traité ou non
Dyslipidémie
Obésité
Migraine simple ou avec aura

Pathologies mammaires

Le déséquilibre hormonal en faveur de l'hyperestrogénie lors de la périménopause peut être à l'origine de pathologies mammaires le plus souvent bénignes affectant environ 50% des femmes. Les mastodynies liées ou non à des mastopathies telles que la mastopathie fibro-kystique constituent les principales pathologies mammaires. La progestérone micronisée et les progestatifs permettent de diminuer l'activité mitotique de l'épithélium galactophorique normal (22). Par ailleurs, plusieurs études épidémiologiques ont montré que les mastodynies intenses ou durant plus de 3 ans étaient associées à une augmentation du risque de cancer du sein (23,24) Chez ses patientes symptomatiques, l'utilisation de progestatifs à doses anti-gonadotropes permet principalement de soulager les douleurs mammaires mais pourraient potentiellement également diminuer le risque de survenue de cancer du sein (25). Ainsi la présence de symptômes mammaires, de pathologies mammaires bénignes tout comme celle de facteurs de risque vasculaires guidera le choix de la méthode contraceptive.

Pathologies utérines et ovariennes

Les modifications hormonales lors de la périménopause peuvent également être à l'origine de l'apparition de pathologies utérines comme les hyperplasies ou les polypes endométriaux. Ils peuvent être responsables de méno-métrorragies (26). De même, la symptomatologie utérine liée à la présence de myomes, d'adénomyose ou d'endométriose peut être plus marquée lors de cette période.

Par ailleurs, dans ce contexte de possible spanioménorrhée secondaire, témoin du dysfonctionnement ovarien, des ménorragies et kystes fonctionnels peuvent survenir.

L'ensemble de ces pathologies doivent être dans un premier temps explorée afin d'établir un diagnostic précis. Un traitement chirurgical sera à privilégier en cas de polypes muqueux ou de myomes. En revanche un traitement hormonal pourra se discuter devant une hyperplasie endométriale ou une adénomyose. La présence de ces pathologies guidera également le choix du contraceptif (27)the commonest pathology was simple endometrial hyperplasia without atypia (31%.

LES CONTRACEPTIONS DISPONIBLES
Les contraceptions hormonales combinées

Les CHC contiennent un estrogène (soit l'ethinyl-estradiol soit l'estradiol) et un progestatif. La molécule d'estrogène est dans la majorité des pilules toujours la même depuis plus de 50 ans (ethinyl-estradiol [EE]), mais les doses utilisées ont nettement diminué, passant de 150 µg à 15 µg

(Tableau 1). Les CHC les plus récentes contiennent 20 µg d'EE.

Par ailleurs, deux associations contenant de l'estradiol sont actuellement disponibles. La première contient du valérate d'estradiol à doses variables (1 à 3 mg) sur les 28 jours d'utilisation combiné à un nouveau progestatif le dienogest (2 à 3 mg). Le dienogest est un dérivé de la 19-nortestostérone ayant perdu la plupart des propriétés androgéniques des norstéroides (progestatif dérivé de la testostérone) en raison de sa conformation moléculaire (groupe 17 α-cyanomethyl). La deuxième associe 17-β-estradiol (1,5 mg) à l'acétate de nomégestrol (2,5 mg, progestatif dérivé norpregnane ne possédant pas, en théorie, de propriété androgénique (4).

Les molécules progestatives dérivées de la testostérone sont classées en fonction de leur mise sur le marché en génération :

- 1ère génération : acétate de noréthistérone
- 2ème génération : lévonorgestrel
- 3ème génération : désogestrel et gestodène. Cette catégorie contient aussi le norgestimate qui est probablement assez différent des deux molécules précédentes.
- Autres générations : drospirénone, acétate de cyprotérone. Des contraceptifs oraux contenant des molécules progestatives non dérivés de la testostérone sont aussi disponibles de façon plus récente et notamment la drospirénone. C'est un progestatif dérivé de la spironolactone. Il exerce une action antiandrogène, plus faible que l'acétate de cyprotérone. Ce dernier, est contenu dans une pilule (n'ayant pas l'AMM en contraception dans certains pays) initialement commercialisé pour le traitement de l'acné.

Enfin, il existe d'autres voies d'administration de la contraception combinée : la voie vaginale (anneau) délivrant par jour, 20 mg d'EE et 150 mg d'étonogestrel, métabolite actif du désogestrel et la voie transdermique (patch) délivrant par jour, pour le premier environ 30 mg d'EE et 200 mg de norelgestromine, métabolite actif du norgestimate. Le deuxième patch, plus récemment commercialisé, contient 13 mg d'EE et 60 mg de gestodène.

Les contraceptions progestatives seules

La contraception progestative seule peut être administrée selon plusieurs voies d'administration :

Par voie orale

- *La contraception dite micro progestative* délivre de petites doses de progestatifs : Deux molécules sont à notre disposition. Il s'agit du Levonorgestrel à petites doses (Microval^R) et du désogestrel (Cerazette^R, Antigone^R et autres génériques). Ce dernier progestatif ayant un faible pouvoir antigonadotrope lorsqu'il est utilisé à petites doses, a reçu l'autorisation de mise sur le marché (AMM) permettant une prise décalée de 12 heures contrairement aux autres microprogestatifs ou la prise ne doit pas excéder un décalage de 3 heures. Globalement, la tolérance clinique de cette catégorie de contraceptif semble identique quelle que soit la molécule utilisée. Leur principal inconvénient est un moindre contrôle du cycle menstruel par rapport aux CHC.
- *La contraception macroprogestative* délivre de plus fortes doses sur un schéma d'administration de 21 jours sur 28 jours. Cette contraception n'a pas d'AMM et n'existe pas dans tous les pays du Monde. Les mo-

Tableau 2.2 Recommandations internationales d'utilisation de la contraception après 40 ans. (18, 34, 35, 36)

	OMS – 2015		HAS – 2013 a 2015		CDC – 2016		UK – 2016
	40 a 45 ans	> 45 ans	40 a 45 ans	> 45 ans	40 a 45 ans	> 45 ans	> 40 ans
Contraception estroprogestative	2	2	/	/	2	2	2
Contraception progestative orale	1	1	/	/	1	1	1
Implant progestatif	1	2	/	/	1	2	1
DIU Lévonorgestrel	1	1	/	/	1	1	1
DIU Cuivre	1	1	1	/	1	1	1

Définition des recommandations :
1. Etat où l'utilisation de la méthode contraceptive n'appelle aucune restriction.
2. Etat où les avantages de la méthode contraceptive l'emportent en général sur les risques théoriques ou avérés
3. Etat où les risques théoriques ou avérés l'emportent généralement sur les avantages procurés par l'emploi de la méthode.
4. Etat équivalent à un risque inacceptable pour la santé en cas d'utilisation de la méthode contraceptive.

/: Non renseigné ; OMS : organisation mondiale de la santé ; HAS : haute autorité de santé ; CDC : control disease center.

lécules, telles que les dérivés pregnanes ou norpregnanes (acétate de chlormadinone, acétate de cyprotérone, acétate de nomégestrol) sont utilisés hors AMM par certaines équipes, chez des femmes présentant des pathologies particulières, notamment veineuses (acétate de chlormadinone, acétate de cyprotérone) ou mammaires (acétate de nomégestrol), en raison de leur action antigonadotrope.

Par voie sous-cutanée

Une nouvelle voie d'administration a été développée pour ce type de contraception, il s'agit de l'implant contenant de l'etonogestrel (Nexplanon[R]). Cet implant est mis en place au niveau sous cutané de la face interne du bras. Son efficacité dure 3 ans. L'avantage de cette voie d'administration est bien sur son observance optimale. La tolérance clinique est identique à la contraception orale microprogestative. Il existe aussi des implants contraceptifs délivrant du Lévonorgestrel non disponibles dans tous les pays.

Par voie intra-utérine

La contraception par DIU délivre directement en intra-utérin de faibles doses de lévonorgestrel. Il existe deux types de DIU dépendant de la taille de l'utérus. Le premier, indiqué le plus souvent chez les femmes ayant déjà un ou plusieurs enfants, a une durée de 5 ans d'utilisation (Mirena[R]) et le deuxième (Jaydess[R]) plus récemment commercialisé a une durée d'efficacité de 3 ans et est recommandé pour les femmes ayant un petit utérus (nullipares par exemple).

Par voie intra-musculaire

Cette contraception délivre de l'acétate de médroxyprogesterone. Elle est très rarement utilisée en France car ce progestatif a des effets délétères glucocorticoïdes et augmente le risque de thrombose veineuse.

Les contraceptions non hormonales

Le dispositif intra-utérin au cuivre a la meilleure efficacité dans cette catégorie de contraception non hormonale. Il fait partie des contraceptions les plus efficaces et a toute sa place après 40 ans. Son efficacité dure 5 à 10 ans (pour certaines formes). Son utilisation est possible pour la plupart des femmes en dehors de celles qui ont eu des problèmes d'infection de l'utérus. Même pour les femmes qui n'ont pas encore eu d'enfants et qui ne sont pas à risque d'infection sexuellement transmissible (plusieurs partenaires par exemple), ce type de contraception est possible et est très efficace. La pose du dispositif intra-utérin chez la femme n'ayant jamais accouché s'effectue facilement, mais nécessite une certaine expérience.

Les préservatifs sont bien sûr recommandés lors des premiers rapports sexuels mais ils ne constituent pas une contraception très efficace au long cours en dehors d'une utilisation parfaite et à chaque rapport. Ils peuvent être masculins ou féminins. Ces derniers sont beaucoup moins utilisés.

Le diaphragme et la cape cervicale sont des contraceptions peu utilisés en France à l'inverse des femmes nord-américaines. Mais il faut avoir une certaine expérience pour les utiliser, c'est donc parfois plus compliqué de les utiliser chez la jeune femme. Leur efficacité n'est pas optimale.

Les méthodes dites naturelles (contrôle de la température, détection de l'ovulation par exemple) ainsi que le retrait ont une médiocre efficacité.

QUELLE CONTRACEPTION APRES 40 ANS?

Une étude portant sur la répartition des différentes méthodes contraceptives en France en fonction de l'âge a été conduite récemment par l'équipe de N. Bajos (28). Cette étude montre que la contraception la plus utilisée en France après 40 ans est le Dispositif Intra Utérin (DIU) avec près de 37% d'utilisatrices dans cette tranche d'âge. De même, le recours à une contraception définitive s'observe le plus fréquemment lors de cette période. Enfin, uniquement 5% des femmes n'utilisent pas de méthode contraceptive après 45 ans (*Figure 2*).

Contraceptions hormonales

Contraception estroprogestative

L'ensemble des contraceptions estroprogestatives quelle que soit leur voie d'administration sont le plus souvent contre-indiquées après 40 ans. En effet leur utilisation augmente le risque de survenue d'accidents vasculaires (20-21). Cependant, ce type de contraception peut être discuté chez les patientes ne tolérant pas d'autres méthodes contraceptives, en l'absence de facteurs de risques cardio-vasculaires et avec un suivi clinique et biologique régulier (29). Les contraceptions combinées dont le risque vasculaire est le plus faible seront privilégiées. La place des contraceptions contenant de l'estradiol pourrait dans ce contexte être intéressante si le niveau de risque vasculaire équivalent aux contraceptions de 2ème génération se confirmerait.

Contraception progestative

L'utilisation de progestatifs à doses anti-gonadotropes est un traitement de choix lors de la périménopause. Ces molécules, notamment les dérivés prégnanes, ont une efficacité contraceptive (hors AMM) mais également une action sur les signes cliniques liés au dérèglement hormonal par leurs propriétés anti-gonadotropes. De plus, elles ne semblent pas modifier le profil métabolique ni les facteurs de coagulation (16). Les dérivés norprégnanes seront à privilégier en cas de mastopathies bénignes.

Les microprogestatifs par voie orale ou par voie sous cutanée ne sont pas à privilégier chez les femmes en périménopause en raison de leur faible pouvoir anti-gonadotrope à l'origine d'une mauvaise tolérance gynécologique et mammaire.

En revanche, le DIU au Lévonorgestrel trouve sa place dans le choix contraceptif pour son efficacité sur les méno-métrorragies liées à une pathologie utérine bénigne qu'il sera nécessaire de documenter avant l'instauration de la contraception (30). Il s'agit de la méthode contraceptive à privilégier chez les patientes ayant une adénomyose (31-32). En revanche s'il existe un syndrome prémenstruel, des mastodynies ou une mastopathie, il peut aggraver la situation clinique tout comme les microprogestatifs ou l'implant.

La contraception par injection DMPA n'est pas recommandée après 40 ans en raison de l'augmentation du risque thromboembolique veineux liée à son utilisation (17, 33).

Figure 2.2 Méthodes contraceptives utilisées en France selon l'âge des femmes (adapté de référence 28)

Contraceptions non hormonales

Le DIU au cuivre est l'une des contraceptions les plus utilisées dans cette tranche d'âge (29). Néanmoins il ne permet pas d'avoir une action sur les symptômes liés au dérèglement hormonal. De plus, il peut être responsable d'une majoration des ménorragies déjà fréquemment rencontrées lors de cette période. En revanche il reste la contraception idéale des patientes ayant une contre-indication ou qui ne souhaitent pas utiliser de contraceptions hormonales.

Les méthodes de contraceptions définitives représentent une très bonne option chez les femmes de plus de 40 ans n'ayant plus de désir de grossesse. La contraception masculine définitive peut également y trouver sa place mais reste encore peu utilisée en France.

Une contraception locale par préservatif, diaphragme + spermicides peut tout à fait être envisagée dans cette tranche d'âge du fait d'une fertilité diminuée et notamment chez les femmes ayant une vie sexuelle irrégulière.

L'algorithme suivant propose une conduite à tenir des contraceptions à proposer en fonction des différents symptômes cliniques de chaque femme (Figure 2.3).

Figura 2.3 Algorithme. (*à privilégier si présence d'une adénomyose)

Références bibliographiques

1. McKinlay SM, Brambilla DJ, Posner JG. The normal menopause transition. Maturitas. 1992;14:103-15.
2. Paramsothy P, Harlow SD, Nan B, et al. Duration of the menopausal transition is longer in women with young age at onset: the multiethnic Study of Women's Health Across the Nation. Menopause N Y N. 2017;24:142-9.
3. Burger HG. Diagnostic role of follicle-stimulating hormone (FSH) measurements during the menopausal transition--an analysis of FSH, oestradiol and inhibin. Eur J Endocrinol. 1994;130:38-42.
4. Burger HG, Dudley EC, Robertson DM, Dennerstein L. Hormonal changes in the menopause transition. Recent Prog Horm Res. 2002;57:257-75.
5. Tepper PG, Brooks MM, Randolph JF, Crawford SL, El Khoudary SR, Gold EB, et al. Characterizing the trajectories of vasomotor symptoms across the menopausal transition. Menopause N Y N. 2016 ;23: 1067–74.
6. Mishra GD, Dobson AJ. Using longitudinal profiles to characterize women's symptoms through midlife: results from a large prospective study. Menopause N Y N. 2012; 19: 549–55.
7. Khan UI, Wang D, Karvonen-Gutierrez CA, Khalil N, Ylitalo KR, Santoro N. Progression from metabolically benign to at-risk obesity in perimenopausal women: a longitudinal analysis of study of women across the nation (SWAN). J Clin Endocrinol Metab. 2014; 99: 2516–25.
8. Santoro N, Crawford SL, El Khoudary SR, Allshouse AA, Burnett-Bowie S-A, Finkelstein J, et al. Menstrual Cycle Hormone Changes in Women Traversing the Menopause: Study Of Women's Health Across the Nation. J Clin Endocrinol Metab. 2017 ; 102: 2218-29
9. Catteau-Jonard S, Roux M, Dumont A, Delesalle A-S, Robin G, Dewailly D. Anti-Müllerian hormone concentrations and parity in fertile women: the model of oocyte donors. Reprod Biomed Online. 2017;34:541-5.
10. Leridon H. Can assisted reproduction technology compensate for the natural decline in fertility with age? A model assessment. Hum Reprod Oxf Engl. 2004;19:1548-53.
11. Ministère des Affaires sociales et de la Santé. IVG : état des lieux et perspectives d'évolution du système d'information. Rapport juillet 2016.
12. Nybo Andersen AM, Wohlfahrt J, Christens P, Olsen J, Melbye M. Maternal age and fetal loss: population based register linkage study. BMJ. 2000;320:1708-12.
13. Oger E. Incidence of venous thromboembolism: a community-based study in Western France. EPI-GETBP Study Group. Groupe d'Etude de la Thrombose de Bretagne Occidentale. Thromb Haemost. 2000;83:657-60.
14. Plu-Bureau G, Maitrot-Mantelet L, Hugon-Rodin J, Canonico M. Hormonal contraceptives and venous thromboembolism: an epidemiological update. Best Pract Res Clin Endocrinol Metab. 2013;27:25-34.
15. Stegeman BH, de Bastos M, Rosendaal FR, van Hylckama Vlieg A, Helmerhorst FM, Stijnen T, et al. Different combined oral contraceptives and the risk of venous thrombosis: systematic review and network meta-analysis. BMJ. 2013;347:5298.
16. Alhenc-Gelas M, Plu-Bureau G, Guillonneau S, Kirzin J-M, Aiach M, Ochat N, et al. Impact of progestagens on activated protein C (APC) resistance among users of oral contraceptives. J Thromb Haemost JTH. 2004;2:1594-600.
17. Tepper NK, Whiteman MK, Marchbanks PA, James AH, Curtis KM. Progestin-only contraception and thromboembolism: A systematic review. Contraception. 2016 ;94:678-700.
18. World Health Organization. Medical eligibility criteria for contraception use (5th edition). Geneva: WHO Press 2015.

19. Lidegaard Ø, Nielsen LH, Skovlund CW, Skjeldestad FE, Løkkegaard E. Risk of venous thromboembolism from use of oral contraceptives containing different progestogens and oestrogen doses: Danish cohort study, 2001-9. BMJ. 2011;343:d6423.
20. Lidegaard Ø, Løkkegaard E, Svendsen AL, Agger C. Hormonal contraception and risk of venous thromboembolism: national follow-up study. BMJ. 2009;339:b2890.
21. van Hylckama Vlieg A, Helmerhorst FM, Vandenbroucke JP, Doggen CJM, Rosendaal FR. The venous thrombotic risk of oral contraceptives, effects of oestrogen dose and progestogen type: results of the MEGA case-control study. BMJ. 2009;339:b2921.
22. Gompel A, Malet C, Spritzer P, Lalardrie JP, Kuttenn F, Mauvais-Jarvis P. Progestin effect on cell proliferation and 17 beta-hydroxysteroid dehydrogenase activity in normal human breast cells in culture. J Clin Endocrinol Metab. 1986;63:1174-80.
23. Goodwin PJ, DeBoer G, Clark RM, Catton P, Redwood S, Hood N, et al. Cyclical mastopathy and premenopausal breast cancer risk. Results of a case-control study. Breast Cancer Res Treat. 1995;33:63-73.
24. Plu-Bureau G, Lê MG, Sitruk-Ware R, Thalabard J-C. Cyclical mastalgia and breast cancer risk: results of a French cohort study. Cancer Epidemiol Biomark Prev 2006;15:1229-31.
25. Plu-Bureau G, Lê MG, Sitruk-Ware R, Thalabard JC, Mauvais-Jarvis P. Progestogen use and decreased risk of breast cancer in a cohort study of premenopausal women with benign breast disease. Br J Cancer. 1994;70:270-7.
26. Jetley S, Rana S, Jairajpuri ZS. Morphological spectrum of endometrial pathology in middle-aged women with atypical uterine bleeding: A study of 219 cases. J -Life Health. 2013;4:216-20.
27. Rezk M, Masood A, Dawood R. Perimenopausal bleeding: Patterns, pathology, response to progestins and clinical outcome. J Obstet Gynaecol J Inst Obstet Gynaecol. 2015; 35: 517-21.
28. Bajos N, Bohet A, Le Guen M, Moreau C et l'équipe de l'enquête FECOND. La contraception en France: nouveau contexte, nouvelles pratiques? Population et Sociétés 2012.
29. Mendoza N, Soto E, Sánchez-Borrego R. Do women aged over 40 need different counseling on combined hormonal contraception? Maturitas. 2016;87:79-83.
30. Milsom I, Andersson K, Andersch B, Rybo G. A comparison of flurbiprofen, tranexamic acid, and a levonorgestrel-releasing intrauterine contraceptive device in the treatment of idiopathic menorrhagia. Am J Obstet Gynecol. 1991;164:879-83.
31. Vercellini P, Somigliana E, Viganò P, Abbiati A, Daguati R, Crosignani PG. Endometriosis: current and future medical therapies. Best Pract Res Clin Obstet Gynaecol. 2008;22:275-306.
32. Pelage L, Fenomanana S, Brun J-L, Levaillant J-M, Fernandez H. [Treatment of adenomyosis (excluding pregnancy project)]. Gynecol Obstet Fertil. 2015;43:404-11.
33. van Hylckama Vlieg A, Helmerhorst FM, Rosendaal FR. The risk of deep venous thrombosis associated with injectable depot-medroxyprogesterone acetate contraceptives or a levonorgestrel intrauterine device. Arterioscler Thromb Vasc Biol. 2010;30:2297-300.
34. Curtis KM, Tepper NK, Jatlaoui TC, Berry-Bibee E, Horton LG, Zapata LB, et al. U.S. Medical Eligibility Criteria for Contraceptive Use, 2016. MMWR Recomm Rep. 2016;65(3):1–103.
35. Faculty of Sexual and Reproductive Healthcare. Royal College of Obstetricians and Gynecologists. Faculty of Sexual and Reproductive Healthcare Statement. Venous thromboembolism and hormonal contraception [Internet]. 2014. Available from: http://www.fsrh.org/pdfs/FSRHstatementVTEandhormonalcontraception.pdf
36. Haute autorité de santé. Contraception chez l'homme et la femme [Internet]. 2013. Available from: http://www.has-sante.fr/portail/upload/docs/application/pdf/2015-02/contraception_fiches_memo_rapport_delaboration.pdf

Índice Remissivo

A
Ablação endometrial, 23
Actaea racemosa L, 83
Acupuntura, 80
Adenomiose, 17
Andrógenos, 149
- produção no período reprodutivo e no climatério, 149
- síndrome de insuficiência androgênica feminina, 150
Antidepressivos, 80
Aterosclerose, patogênese, 30
Atrofia vulvovaginal, 83

B
Bazedoxifeno associado a estrogênio, 102
Bexiga hiperativa, 107
Bisfosfonato, 91

C
Cálcio, 89
Câncer e terapia hormonal, 69
- endométrio, 129
- - evidências, 130
- - hormônios, 130
- mama, 121
- - considerações, 125
- - manejo dos sintomas climatéricos, 124
- ovário, 127
- - evidências, 128
- - hormônios, 128
Casal em pausa, 138
Cimicífuga racemosa, 83
Citalopram, 81
Climatério, 2
- avaliação cognitiva, 39
- - considerações, 43
- - estrogênio e cérebro, 39
- - transição menopausal, 41, 42

- concepção, 1
- - alternativas terapêuticas, 3
- - - congelamento de óvulos, 5
- - - congelamento de tecido ovariano, 6
- - - doação de óvulos, 3
- - - fertilização *in vitro*, 4-6
- - aspectos éticos, 7
- - métodos de avaliação da reserva ovariana, 2
- - perspectivas, 7
- - propedêutica clínica, 3
- - propedêutica de infertilidade, 3
- distúrbios
- - humor, 57
- - - diagnóstico, 58, 60
- - - fisiopatologia, 58
- - - psicologia, 58
- - - tratamento, 61
- - sono, 45
- - - estadiamento do sono, 46
- - - etiologia, 45
- - - insônia, 47
- - - métodos diagnósticos, 46
- - - movimento periódico dos membros, 52
- - - síndrome da resistência das vias aéreas superiores, 50
- - - síndrome das pernas inquietas, 51
- - - transtornos respiratórios, 48
- ganho de peso, 116
- obesidade, 115
- risco cardiovascular, avaliação, 29
- - aterosclerose, patogênese, 30
- - considerações, 36
- - estrogênio, tipo e dose, 33
- - janela de oportunidade, 31
- - menopausa, fisiologia, 30
- - terapia hormonal da menopausa, 35
- - via de administração, 32
- terapêutica androgênica, 149

- terapia hormonal, 75
- tratamento não hormonal, 79
- - *actaea racemosa L*, 83
- - acupuntura, 80
- - antidepressivos, 80
- - citalopram, 81
- - clonidina, 81
- - considerações, 84
- - desvenlafaxina, 80
- - fitomedicamentos, 82
- - fluoxetina, 81
- - gabapentina, 81
- - isoflavonas, 82
- - mudanças no estilo de vida e dieta, 79
- - paroxetina, 80
- - sertralina, 81
- - síndrome geniturinária, 83
- - técnicas psicocorporais, 80
- - venlafaxina, 80
Clinidina, 81
Congelamento
- óvulos, 5
- tecido ovariano, 6
Contracepção após os 40 anos de idade, 9
- contraceptivos
- - hormonais combinados, 11
- - hormonais, 13
- - não hormonais, 13, 14
- - progestacionais isolados, 12
- patologias
- - mamárias, 11
- - ovarianas, 11
- - uterinas, 11
- risco vascular, 11

D
Deidroepiandrosterona (DHEA), 101
- benefícios, 101
- indicações, 101
- tratamento, 101

165

Denosumabe, 93
Densitometria óssea, 88
Desejo sexual feminino baixo, 135
Desvenlafaxina, 80
Diabetes mellitus e terapia hormonal da menopausa, 34
Dilatadores vaginais, 101
Disfunção sexual no climatério, 133
- baixo desejo, 135
- casal em pausa, 138
- exames físico e laboratorial, 135
- excitação, 136
- fatores psicológicos e biológicos, 134
- orgásmica, 137
- transtornos de dor, 137
- tratamento, 135
Distúrbios do sono no climatério, 45
- estadiamento do sono, 46
- etiologia, 45
- insônia, 47
- métodos de diagnóstico, 46
- movimento periódico dos membros, 52
- síndromes
- - pernas inquietas, 51
- - resistência das vias aéreas superiores, 50
- transtornos respiratórios, 48
Doação de óvulos, 3
Doença cardiovascular, 29
- estrogênio, tipo e dose, 33
- terapia hormonal, 69
- via de administração, 32
Dor sexual, transtornos, 137

E
Embolização de artérias uterinas, 23
Endométrio, câncer, 129
Estrogênio
- benefícios, 99
- cérebro, 39
- conduta, 100
- doença cardiovascular, 33
- indicações, 100
- sistêmico, 99
- terapia hormonal, 98
- via vaginal, 99
Excitação sexual, disfunção, 136

F
Fertilidade e perimenopausa, 10
Fertilização *in vitro*, 4
- congelamento de oócitos para acúmulo, 5
- transferência de embriões, 4
Fisioterapia do assoalho pélvico, 101
Fitomedicamentos, 82

Fluoxetina, 81
Fogachos, 66

G
Gabapentina, 81

H
Hidratante vaginal, 100
- benefícios, 100
- indicações, 101
Histerectomia, 24
Humor, 57
- distúrbios no climatério, 57
- - considerações, 62
- - diagnóstico, 58, 60
- - fisiopatologia, 58
- - psicologia, 58
- - tratamento, 61
- terapia hormonal, 67

I
Imagem vertebral, 89
Incontinência urinária, 107
- considerações, 112
- diagnóstico, 108
- fatores de risco, 107
- rastreamento, 108
- tratamento, 110
Infertilidade, 3
Insônia, 47
- tipos, 47
Insuficiência ovariana prematura, 73
- consequências, 75
- considerações, 77
- diagnóstico, 76
- etiologia, 73
- etiopatogenia, 73
- tratamento, 76
Isoflavonas, 82
- derivadas do *glycine max*, 84

J
Janela de oportunidade, doença cardiovascular, 31

L
Laser, 83, 103
Lasofoxifeno, 103
Leiomiomatose uterina, 18
Lubrificante vaginal, 100
- benefícios, 100
- indicações, 100

M
Mama, câncer, 121
Marcadores bioquímicos ósseos, 93

Menopausa, fisiologia, 30
Miomectomia, 22
- por via abdominal, 23
Moduladores seletivos do receptor estrogênico (SERM), 92, 101
Movimento periódico dos membros durante o sono, 52
- diagnóstico, 53
- tratamento, 53

N
Norfloxetina, 81

O
Obesidade no climatério, 115
- classificação, 115
- considerações, 118
- definição, 115
- tratamento, 117
Onabotulinumtoxina, 111
Ospemifeno, 102
Osteoporose, 66, 87
- considerações, 94
- diagnóstico, 88
- - densitometria óssea, 88
- - imagem vertebral, 89
- - laboratorial, 88
- - exame físico, 88
- fatores de risco
- - clínicos, 87
- - para quedas, 88
- - propedêutica, 87
- tratamento, 89
- - cálcio, 89
- - medicamentoso, 90
- - monitorização, 93
- - prevenção de quedas, 89
- - terapia hormonal com estrogênio, 92
- - vitamina D, 89
Ovário, câncer, 127
Óvulos, congelamento, 5

P
Parceiro sexual da paciente climatérica, 141
Paroxetina, 80
Perimenopausa, 9
- fertilidade, 10
- primeira fase: encurtamento dos ciclos, 9
- segunda fase: alongamento dos ciclos, 10
Polipectomia, 22
Pólipos endometriais, 17
Progestogênios e terapia hormonal da menopausa, 34

Q
Qualidade oocitária, avaliação, 2
Quedas, 88
- prevenção, 89

R
Radiofrequência vaginal, 103
Ranelato de estrôncio, 93
Reserva ovariana, avaliação, 2

S
Sangramento uterino anormal, 17
- adenomiose, 17
- causas
- - ainda não definidas, 19
- - endometriais, 18
- - iatrogênicas, 19
- coagulopatias, 18
- considerações, 25
- distúrbios ovulatórios, 18
- etiologia, 17
- exames complementares, 20
- história clínica, 19
- investigação histológica, 21
- leiomiomatose uterina, 18
- malignidades, 18
- pólipos endometriais, 17
- propedêutica, 19
- sintomas, 19
- tratamento, 21
- - ablação endometrial, 23
- - ácido tranexâmico, 21
- - anti-inflamatórios não esteroides, 21
- - contraceptivos orais combinados, 21
- - embolização de artérias uterinas, 23
- - histerectomia, 24
- - histeroscopia cirúrgica, 22
- - miomectomia por via abdominal, 23
- - progestogênios isolados, 22
Sertralina, 81
Sexualidade feminina, 133
Síndromes
- geniturinária da menopausa, 66
- - considerações, 104
- - definição, 97
- - diagnóstico, 97
- - etiologia, 97
- - prevalência, 97
- - tratamento, 98
- - - bazedoxifeno associado a estrogênio, 102
- - - deidroepiandrosterona (DHEA), 101
- - - dilatadores vaginais, 101
- - - fisioterapia do assoalho pélvico, 101
- - - hormonal, 98
- - - *laser*, 103
- - - lasofoxifeno, 103
- - - moduladores seletivos do receptor estrogênico, 101
- - - não hormonal, 100
- - - ospemifeno, 102
- - - radiofrequência vaginal, 103
- - - testosterona, 101
- insuficiência androgênica feminina, 150
- pernas inquietas, 51
- resistência das vias aéreas superiores, 50
- - diagnóstico, 50
Sono, 45
- estadiamento, 46
- terapia hormonal, 67
- transtornos respiratórios, 48
Sudorese noturna, 66

T
Tecido ovariano, congelamento, 6
Teriparatida, 93
Terapia hormonal
- câncer
- - endométrio, 127
- - mama, 121
- - - considerações, 125
- - - manejo dos sintomas climatéricos, 124
- - ovário, 127
- menopausa, 65
- - benefícios, 67
- - câncer, 69
- - considerações, 70
- - contraindicações, 67
- - *diabetes mellitus*, 34
- - indicações, 66
- - osteoporose, 92
- - princípios gerais, 65
- - quando usar, 67
- - regimes terapêuticos, 68
- - risco cardiovascular, 69
- - segurança, 69
- - tibolona, 36
- - tipos de progestogênios, 34
Testosterona, 101
- benefícios, 101
- indicações, 101
- tratamento, 101
Tibolona na terapia hormonal da menopausa, 35
Transição menopausal, avaliação cognitiva, 41, 42
Transtornos respiratórios durante o sono, 48

U
Urgeincontinência, 107

V
Venlafaxina, 80
Vitamina D, 89